STRONG IS SEXY

Für Vuttana, Dieter, Arno, Rob und Mik

STRONG IS SEXY

IN 60 TAGEN ZUR FORM DEINES LEBENS

MINTRA ★ MATTISON

MARTINA STEINBACH

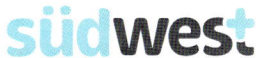

Liebe Leserin,

wie schön, dass du dir mit diesem Buch etwas richtig Gutes tun möchtest!

Bevor du losliest und -legst, würde ich dir gern noch kurz etwas über mich erzählen. Schließlich solltest du wissen, mit wem du es in den nächsten 60 Tagen zu tun hast.

Ich bin Strength and Conditioning Coach oder kurz Fitness-Coach – und damit tue ich genau das, wofür ich brenne und was mich glücklich und zufrieden macht. Das klingt jetzt ganz straight und entspannt, doch der Weg dahin war es nicht immer. Allein schon, weil ich Quereinsteigerin bin, ursprünglich habe ich ein Wirtschaftsstudium absolviert und zunächst viele Jahre im Marketing gearbeitet. Aber ich will mich gar nicht beschweren, umzusatteln war zweifellos eine der besten Entscheidungen meines Lebens. An den entscheidenden Stellen hatte ich immer eine gute Portion Glück, aber ich musste manches Mal auch gegen Vorurteile ankämpfen. Viele irritiert eben mein Äußeres (ich habe thailändische Wurzeln), andere mein Frausein (ich habe im Job hauptsächlich männliche Kollegen) und wieder anderen fallen noch weitere wenig geistreiche Gründe („Du siehst gar nicht aus wie eine Trainerin!") ein, an mir zu zweifeln. Zu Unrecht, denn inzwischen habe ich etliche US-Army-Soldaten auf die Special-Forces-Ausbildung vorbereitet, trainiere Eishockeyprofis in der besten Liga Deutschlands … und sitze heute hier und schreibe das Vorwort für mein erstes eigenes Buch – Wahnsinn!

Diese Ehre habe ich neben Fleiß vermutlich gutem Karma, aber vor allem wohl dem Sport zu verdanken. Denn mittlerweile weiß ich: Wer ernsthaft Sport betreibt, erfährt eine ganze Menge über sich selbst. Ja, dieses „Ich kann nicht mehr!", „Das schaffe ich nicht!" oder „Ich breche gleich zusammen!" kenne ich auch, absolut. Aber ich habe zwei Sachen durch das Training gelernt: Mich nicht von negativen Gedanken runterziehen zu lassen, einfach über den Dingen zu stehen und durchzuziehen, was ich mir vorgenommen habe, ist die eine. Auf meinen Körper zu hören, meine Stärken und Schwächen zu akzeptieren und täglich an ihnen zu arbeiten die wichtige andere Sache. Und dabei wurde mir schnell klar, dass ich mich allein auf MICH konzentrieren muss, wenn ich weiterkommen möchte. Es gibt immer jemanden, der stärker, besser oder schneller ist als ich – aber diese Person steckt nun mal nicht in meinen Schuhen.

Mein Körper, meine Veranlagung und wie ich auf das Training reagiere, diese Eigenschaften sind einzigartig.

Ein Zitat, das mich in meiner Trainingslaufbahn von Anfang an begleitet hat, stammt von dem amerikanischen Philosophen Ralph Waldo Emerson und lautet: „Make the most of yourself, for that is all there is of you" – Mache das Beste aus dir, denn das ist alles, was von dir da ist. Und genau das wollte und will ich immer: das Beste und Meiste aus mir rausholen, nicht nur das Nötigste oder das Mindeste. Ich gebe immer alles und freue mich anschließend über jedes Training und jeden noch so kleinen Erfolg – weil beides mich stärker macht, körperlich und geistig. Und mit dieser Stärke konnte ich schließlich auch unbeeindruckt meinen Weg gehen, Vorurteilen oder Voreingenommenheit selbstbewusst begegnen und den einen oder anderen vom Gegenteil überzeugen.

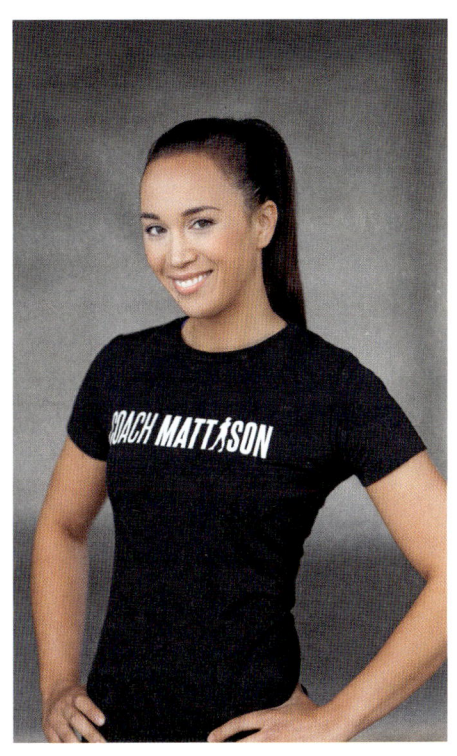

Mit diesem Buch möchte ich etwas von meiner Erfahrung weitergeben und auch dich stärker machen. Ein starker Body ist nämlich nicht nur cool und sexy (ohne Frage!), die Erfahrung, den eigenen Schweinehund überwunden und sich durch ein hartes Training gekämpft zu haben, pusht auch deine Psyche ganz wesentlich. Wobei ich nichts schönreden will: Der Erfolg wird sich nicht über Nacht einstellen und er wird dich viel Schweiß und Kraft kosten, aber: Deine Mühen werden sich lohnen, das verspreche ich dir!

Alles, was du tun musst, ist anfangen – und zwar heute! Vergiss nicht: Du kannst das Beste aus dir machen. DU bist diejenige, die die Ziele setzt, und du bestimmst, was du in deinem Leben erreichen willst und wie dein Körper aussehen soll. Auf geht's!

Viel Erfolg

DER MATTISON-SPIRIT: DU KANNST MEHR, ALS DU DENKST

Aller Anfang ist – wichtig! Daher liegt mir so viel daran, dass ihr von Beginn an Freunde werdet, du und dein Training. Und ich habe noch ein Anliegen: Ich möchte dir die Angst vor Muskeln nehmen. Muskeln sind sehr nette Kollegen, denn sie verbrennen praktischerweise sogar im Ruhezustand viele Kalorien. Zudem machen sie dich schlanker (ja, du hast richtig gelesen) und stärker, als du dir je hättest vorstellen können. Aber das ist noch lange nicht alles: Damit du jeden (Muskel-)Effekt in vollen Zügen genießen kannst, ist eine Menge Motivation gefragt. Darum findest du in diesem Kapitel nicht nur alles Wissen rund um das Krafttraining und seine positiven Effekte, sondern auch unzählige Tipps, wie du den inneren Schweinehund zum Auszug bewegst.

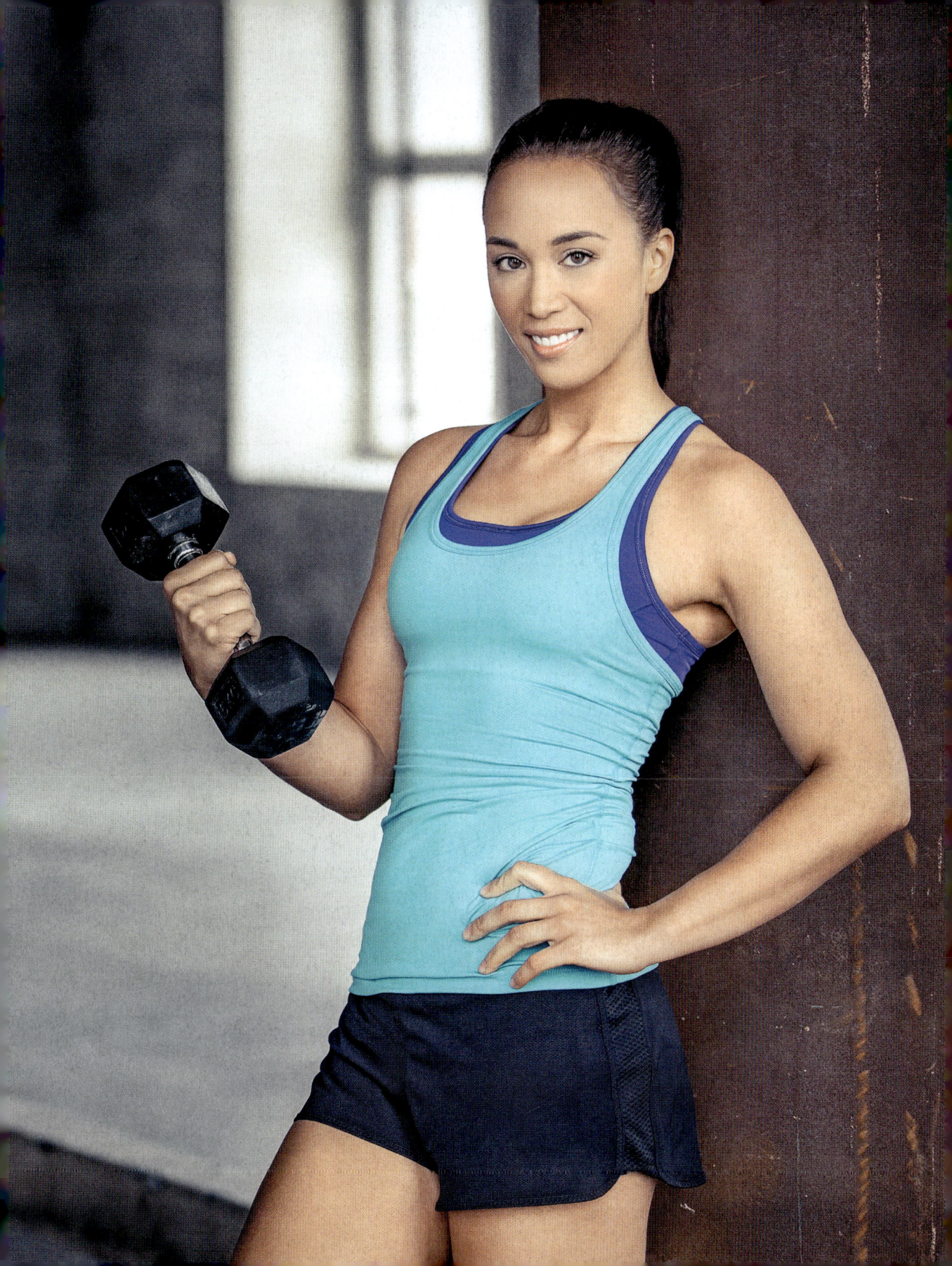

AB JETZT BEGINNT EINE NEUE ZEITRECHNUNG

Oft genügt ein einziger Blick, schon kriecht die gute Laune wieder unter die Bettdecke, obwohl wir eigentlich gerade erst aufgestanden sind. Gemeint ist der Blick in den Spiegel. „Hilfe, was sind denn das für Oberschenkel? Und was machen Bauch und Hüfte da über dem Pyjamabund?", schießt es uns durch den Kopf. Von den Armen will erst recht niemand reden. „Die dürfen niemals ein Taxi heranwinken!", beschließen wir ernüchtert. Und zu schlechter Letzt fällt uns sicher noch auf, dass wir irgendwie dastehen wie ein Schluck Wasser in der Kurve …

Stopp! Solche Gedanken machen nur unglücklich. Und alt, dieses ganze Stirnrunzeln hinterlässt Spuren. Um beides zu vermeiden, werde ich dir mit diesem Buch zeigen, wie du die mentalen Miesepeter ein für alle Mal gegen reale Glücklichmacher tauschst. In erster Linie mit einem Körper, den du selbst gern anschaust und mit dem du dich auch gern zeigst. Und den zu erreichen, dauert genau zwei Monate. Mit meiner langjährigen Erfahrung als Trainerin und Coach habe ich ein spezielles 60-Tage-Programm für Frauen entwickelt und ich bin mir sicher: Nach diesem Programm wirst du dich kaum noch daran erinnern, dass du jemals schlecht gelaunt aufgestanden bist – und du wirst es auch nicht mehr tun. Im Gegensatz zu vielen anderen Konzepten handelt es sich bei meinem Workout-Programm nämlich nicht um eine strenge Diät mit einem noch strengeren Trainingsplan. Solche Beispiele führen sicherlich schnell zum Erfolg, aber leider auch noch viel schneller zum nächsten Misserfolg.

HERAUSFORDERUNGEN ANNEHMEN

In meinen und damit auch deinen nächsten 60 Tagen geht es um eine Veränderung, die ein Leben lang anhalten kann und soll. Darum schließt mein Programm eben auch sämtliche Aspekte des täglichen Lebens mit ein. Dinge wie Entspannung und Schlaf sind entscheidende Elemente, um mit sich und seinem Körper im Reinen zu sein. Allerdings möchte ich dir auch nichts vormachen. Von nichts kommt nichts. Wenn ein

Training ansteht, steht ein Training an. Eine gute Figur ist nun mal mit Arbeit verbunden. Leider für uns Frauen mit etwas mehr Arbeit als für Männer. Der Grund: Unser Körperfettanteil ist von Natur aus höher. Fürs Kinderkriegen eine super Sache, aber fürs Figur-im-Zaum-Halten – schon eine kleine Herausforderung.

Doch nichts ist schlimmer, als von einer Ungerechtigkeit zu sprechen. Mein erster wichtiger Rat an dich lautet daher: Sieh offensichtliche Nachteile als Chance! Wie heißt es doch so schön: „Mitleid bekommt man geschenkt, Respekt muss man sich erst verdienen." Welches von beidem fühlt sich wertvoller an? Richtig. Gerade der Respekt vor sich selbst ist unverzichtbar. Stell dir vor, du würdest dich von außen betrachten, wärst eine Freundin von dir. Wie würdest du dein heutiges Verhalten bewerten? Wärst du stolz auf deine Freundin? Diese Frage jeden Abend mit Ja beantworten zu können, ist dein Ziel.

Um dort hinzukommen, musst du die Phase hinter der Finisher-Linie noch konkreter formulieren. Wie sieht dein persönliches Ziel aus? Bitte sag jetzt nicht, du möchtest abnehmen oder dich fitter fühlen. Das ist viel zu ungenau und so schwammig wie „Die Reiterhosen sollen weg". Je konkreter ein Vorhaben ist, desto realistischer ist, dass du es umsetzen wirst. Zum Beispiel könnte ein Vorhaben lauten, wieder in die alte Hose von vor zwei Jahren zu passen. Oder 2 Zentimeter Hüftumfang zu verlieren. Oder nicht mehr satte 10 Minuten außer Atem zu sein, nur weil einmal der Fahrstuhl im Büro kaputt ist und du die Treppe nehmen musstest. Schließe kurz die Augen und überlege ganz genau, was du erreichen möchtest. Du musst richtig Lust auf dieses Ziel haben und mit voller Überzeugung dahinterstehen. Sobald du es konkret formuliert hast, schreib es hier auf:

_____

Dieses Ziel erreiche ich mit dem 60-Tage-Programm!

STOLPERSTEINE AUS DEM WEG RÄUMEN

Der Konjunktiv, also die Möglichkeitsform, hat dabei nichts verloren. Tschüss und auf Nimmerwiedersehen hätte, könnte, würde, möchte! Sei lieber ganz konkret, formuliere aktiv und selbstbewusst. Diese Einstellung – auch wenn sie zunächst nur gespielt ist – wird sich auf dein Unterbewusstsein übertragen und damit Schritt für Schritt zur Realität werden. Und noch ein Hinweis: Frauen neigen dazu, sich selbst für weniger wichtig als andere Menschen zu halten. Das zeigt sich zum Beispiel daran, dass sie das Wort „ich" oft aus ihrem Vokabular streichen. Du weißt nicht, was ich meine? Ein Beispiel: Frauen beenden ihre E-Mails gern mit „Wünsche Ihnen einen schönen Tag!", weil sie den Satz nicht mit ich beginnen wollen. Oder sie vergessen das Wort im Gespräch, murmeln „Suche nur gerade meine Unterlagen" statt „Ich suche meine Unterlagen" zu sagen. Natürlich sind das Nuancen, aber genau die machen etwas aus. Was glaubst du, was einen erfolgreichen Menschen von einem richtig erfolgreichen Menschen unterscheidet? Genau, Feinheiten. Darum passe dein Ziel oben noch einmal an, falls nötig – in jedem Fall sollte das Wort „ich" darin auftauchen!

Auf dem Weg zu deinem starken, sexy Ich gibt es einen weiteren großen Stolperstein, an dem viele Frauen scheitern: am Vergleich mit anderen. Natürlich gibt es immer mindestens eine Person, die schöner, schneller, erfolgreicher, schlanker, fitter, reicher, netter, höflicher, motivierter und ausgeglichener ist als man selbst (zumindest wirkt es auf den ersten Blick so – wie diejenige zu Hause drauf ist, weiß ja auch niemand). Neben dieser Person wirkt man selbst wie ein kleiner Tropf, hässlich, dick und erfolglos. So ein Unsinn! **Du bist toll!** Darum konzentriere dich nur auf einen einzigen, wirklich wichtigen Menschen: auf dich selbst. Gedanken wie „Warum habe ich nur so breite Hüften? Sabines sind so schön schmal!" oder „Warum habe ich nur so einen flachen Hintern? Monis ist so schön rund!" sind schlichtweg verschenkte Energie – fokussiere dich darauf, was du erreichen kannst. Du kannst deine Hüftknochenposition nun mal nicht verändern, aber du kannst den Speck darüber reduzieren. Du kannst deine Po-Form (auf natürlichem Weg) nicht komplett verändern, aber du kannst eine Menge dafür tun, dass dein Allerwertester nicht schlapp herunterhängt. Ich sage nur: Squats! Wer nicht mehr vergleicht, hat Energie übrig – und die steckst du einfach in dein Workout.

BEIM SELBSTBEWUSSTSEIN ANKLOPFEN

Und damit du dich schnell magst, hier eine kleine Klopfübung für dich. Klingt vielleicht im ersten (und zweiten) Moment befremdlich, aber sie wird auch von Mentaltrainern empfohlen. Der Clou ist: Du kannst die Übung immer wieder zwischendurch einbauen, wenn die kleinen Zweifel an dir selbst wieder viel zu groß werden. Ohne dass es jemand mitbekommt. Sie funktioniert sogar im Büro, du kannst ja schnell die Toilette oder den Kopierraum aufsuchen, sofern du kein Zimmer für dich allein hast. Such einen Satz aus, der dein Ego aufbaut, zum Beispiel „Ich bin gut in dem, was ich tue" oder „Ich schaffe das". Den Wortlaut kannst du laut aussprechen oder einfach nur denken und dabei klopfst du dir auf den Punkt zwischen den Augenbrauen. Ein paar Momente lang. Dann wiederholst du das Ganze ganz sanft oberhalb der rechten Augenbraue, dort, wo sie ausläuft. Im Anschluss sind der Punkt unter dem rechten Auge, der unter der Nase und das Grübchen unter der Unterlippe dran. Botschaften lassen sich sprichwörtlich ins Gehirn meißeln – je öfter du sie hörst oder denkst, desto fester verankern sie sich.

Und sollte sich doch ein negativer Gedanke einschleichen, hilft ein weiterer Trick, ihn ganz schnell wieder wegzuschicken. Setz Negatives wie „Die anderen sind viel besser als ich" einfach auf eine Wolke und lass die vorbeiziehen. Jaja, klingt mega-eso, ich weiß, aber so kleine Erste-Hilfe-Maßnahmen tun gut, du wirst sehen. Das Schlimmste ist nämlich, sich nicht zu helfen zu wissen. Da darf man sich schon selbst ein wenig überlisten.

GUTES TUN – VOR ALLEM DIR

Wie du zu dir stehst, entscheidet auch darüber, wie du mit dir umgehst. Körper und Seele wollen gut gepflegt werden. Und innere Zufriedenheit kann man sehen. Wer gut zu sich ist, strahlt das auch aus – eigentlich ganz simpel. Die Figur kann noch so perfekt sein, wenn du ständig nur gehetzt, völlig abgespannt und mit herabhängenden Mund-winkeln durch den Tag läufst, bringt dir ein 90-60-90-Format wenig. Um genau zu sein: null. Darum schau, dass du es dir gut gehen lässt. Dass du dich auch mal zurückziehst, wenn dir danach ist, Nein sagst, wenn sich etwas falsch anfühlt, und möglichst nur die Dinge tust, die dir Spaß machen. Klar, im Job gibt es nicht nur Aufgaben, die richtig Freude bereiten. Aber sie sollten in der Unterzahl sein. Wenn du eine Arbeit hast, die dir so gar kein Lächeln auf die Lippen zaubert oder zu der du gar mit Bauchschmerzen gehst, solltet du dich schleunigst nach einem neuen Job umschauen. Die Amerikaner haben dafür einen ganz treffenden Satz gefunden: „**Love it or leave it!**"

Mehr Bewegung in den Alltag zu integrieren, hilft dir bei vielen Herausforderungen des Lebens. Gerade wenn du ein muskelkräftigendes Training machst, worauf mein 60-Tage-Programm basiert, baust du nicht nur muskuläre, sondern auch mentale Stärke auf. Wer eine Hantel stemmen kann, stemmt auch einen Jobwechsel. Oder die Trennung von Freunden, die mehr Energie rauben, als sie geben. Oder die Absage einer Verabredung, die schon im Vorfeld nur Stress bereitet. Und zu guter Letzt sicher auch das Figurproblem, das unglücklich macht. Locker!

Sich aufzuraffen, ist dabei nicht immer einfach, schon klar – aber es lohnt sich immer! Als kleine Motivationshilfe hier noch ein Statement von der Unternehmerin und Moderatorin Dana Schweiger zum Thema Training:

„Ich hasse Mintra! Sie bringt mich buchstäblich an meine Grenzen! Jedes Mal, wenn sie an der Tür klingelt, würde ich am liebsten über den Hinterausgang flüchten, in die nächste Bäckerei laufen und mir ein Schokocroissant mit einem doppelten Latte macchiato reinziehen. Pfff … Aber wenn ich ihr stattdessen öffne und sie mich anlächelt, dann kämpfe ich mich durch diese 40 Minuten und ertrage die unzähligen ‚Los, noch fünf, du kannst das!‘-Zurufe. Und wenn wir fertig sind, aah, dann fühle ich mich so richtig gut! In dem Moment – den ich hasse und liebe zugleich – mag ich Mintra auch wieder. Weil sie mich gepusht hat und ich es geschafft habe."

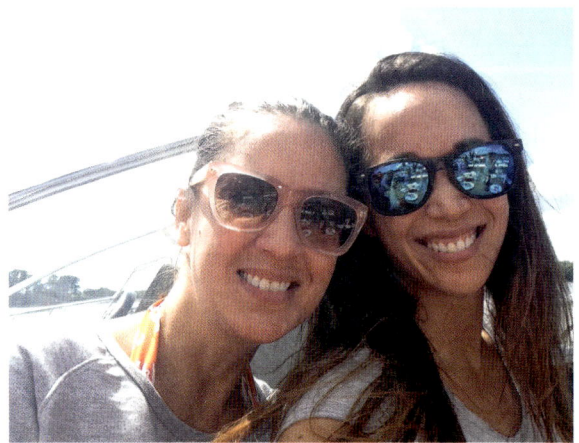

Hassliebe Dana und ich können viel Spaß zusammen haben – sie aber vor allem dann, wenn das Training vorbei ist

STARK ZU SEIN IST EINFACH STARK

Klingt doch wirklich klasse: Du kannst mit einer Workout-Einheit nicht nur an deinem Körper, sondern auch an deinem Selbstbewusstsein arbeiten. Nichts vereint innere und äußere Stärke so perfekt wie Krafttraining. Und wie bei allem ist es auch hier ganz wichtig zu verstehen, was sich genau hinter dem verbirgt, was man da gerade tut. Die Motivation ist erfahrungsgemäß sehr viel höher, wenn dein Tun für dich Sinn macht. Darum entführe ich dich jetzt auf einen kurzen theoretischen Exkurs über Muskeln, Kraft, Training und alle Benefits, die dich erwarten.

DARF ICH VORSTELLEN: DAS KRAFTTRAINING

Einfach gesagt ist Krafttraining Teamwork. Und zwar von den Muskeln und dem Nervensystem. Letzteres muss den Muskel, der aktiv werden soll, zunächst ansteuern und zum Handeln zwingen. Von sich aus sind Muskeln nämlich echt träge Dinger, zu nichts zu bewegen und immer auf ihre Motivatoren, die Nerven, angewiesen. Ziel des Gemeinschaftsprojekts ist einer von drei möglichen Fällen:

▌ Erstens kann es darum gehen, Widerstände zu überwinden – also zum Beispiel den schweren Koffer schon mal selbst aus dem Kofferraum zu heben, während der Liebste noch angestrengt sein Telefon sucht. Wir Trainer sprechen dann von einer konzentrischen Kontraktion, bei der sich der Muskel aktiv verkürzt.

▌ Zweitens kann es auch gerade gefragt sein, einen Widerstand zu halten – in unserem Beispiel etwa den Koffer so lange in der Luft zu halten, bis der Liebste die Zimmertür aufgeschlossen hat, weil der Boden nicht dazu einlädt, den Koffer abzustellen. Diese „Haltearbeit" nennen wir isometrische Kontraktion oder auch statische Arbeit – in diesem Fall wird die Muskelspannung erzeugt, ohne dass der Muskel seine Länge ändert.

▌ Bei der dritten Variante muss eine Last abgefangen, also einem Widerstand nachgegeben werden – wenn der Koffer endlich im Zimmer abgestellt werden soll, ohne ihn einfach runterkrachen zu lassen. Profimäßiger spricht man bei solchen Belastungen von einer exzentrischen Kontraktion, bei der der arbeitende Muskel gedehnt und damit verlängert wird.

Auf allen drei Wegen lassen sich ganz gezielt Muskeln aufbauen und so werden dir all diese Muskel-Moves auch in meinen Übungen ab Seite 130 wieder begegnen. Schließlich wird dir mein Workout helfen, drei grundlegende Kraftfähigkeiten weiterzuentwickeln:

▍ die Maximalkraft (die Power, mit der du ein Gewicht so gerade einmal anheben und wieder senken kannst)
▍ die Schnellkraft (sie hilft dir, kurzzeitig alles zu geben, beispielsweise beim Werfen oder Sprinten)
▍ die Kraftausdauer (sie ist gefragt, wenn es darum geht, einer Belastung über längere Zeit standzuhalten – etwa bei einer Radtour, bei der plötzlich ein nicht mehr enden wollender Berg im Weg steht)

INNERE HEIZÖFEN AKTIVIEREN

Ich kann gut verstehen, wenn du nicht maximal daran interessiert bist, deine Maximalkraft zu verbessern. Darauf zielt mein Programm auch gar nicht ab, keine Sorge. Aber auch wenn dich in den nächsten 60 Tagen keine für das Maximalkrafttraining typischen schweren Hanteln erwarten, kannst du zum Schluss mit mehr Power aufwarten – ein starker Nebeneffekt. Zudem wirst du die Schnellkraft kennen- und lieben lernen. Wir trainieren sie beim Reaktivkrafttraining mit plyometrischen Übungen wie dem Bench Jump (siehe Seite 141) oder dem Jumping Lunge (siehe Seite 137). Dabei ist entscheidend, wie lange deine Füße Kontakt mit dem Boden haben – möglichst kurz ist ideal, aber dazu später mehr. Der Schwerpunkt des Trainings liegt auf der Steigerung der Kraftausdauer, die dir auch im Alltag zugutekommt. Das Kraftausdauertraining funktioniert mit wenig Zusatzgewicht – meist arbeitest du hier nur mit deinem eigenen Körpergewicht – und relativ vielen Wiederholungen, die teilweise auf Zeit gemessen werden.

Mit meinem Programm wirst du deine Muskeln also ganz gezielt aufbauen – und nein, am Schluss nicht wie ein Kerl ausschauen! Muskeln stärken und straffen den Körper und haben zudem eine weitere wunderbare Eigenschaft: Sie wirken wie innere Heizöfen und garantieren einen hohen Grundumsatz, auch in Ruhe. **So verbrennt 1 Kilo Muskelmasse pro Tag 100 Kalorien mehr als 1 Kilo Fett** – Letzteres verbraucht nämlich null Energie, weil es ja nicht durchblutet und mit Nährstoffen versorgt werden muss. Daher können trainierte Frauen schlanker sein und trotzdem viel mehr essen als andere, ohne zuzunehmen.

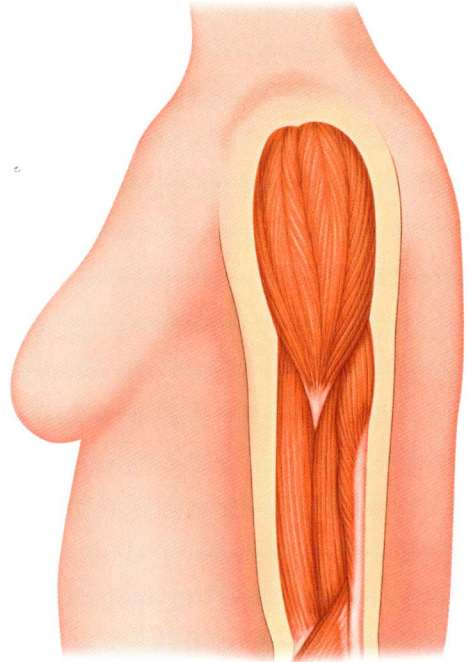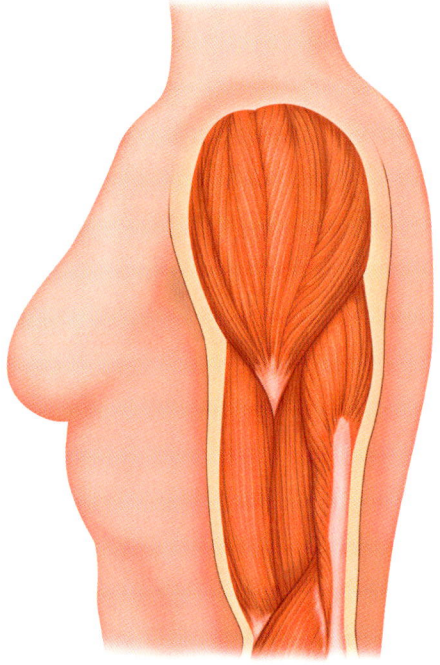

Zeig dich von deiner stärksten Seite Definierte Muskeln sehen nicht nur besser aus als schlaffe, mehr Muskelmasse verbrennt auch mehr Kalorien

KRAFT KICKT

Für viele Frauen ist der Besuch im Fitnessstudio mit einer Einheit auf dem Laufband oder dem Crosstrainer gleichzusetzen. Super, alles ist besser, als auf der Couch zu sitzen! Aber noch viel, viel besser wäre es, wenn du diese Zeit in ein Krafttraining investieren würdest. Und das kannst du sogar zu Hause ausführen. Trau dich, der Effekt ist wesentlich höher! Was genau du damit alles erreichen kannst, erfährst du hier.

Krafttraining kann …

1 … sichtbare Veränderungen schaffen

Regelmäßiges Krafttraining verändert die Körperzusammensetzung. Das Verhältnis von Muskeln und Fett steht bei Trainierten in einer besseren Relation. Der Winkearm wird spätestens nach zwei Monaten Tschüss sagen, die Reiterhose davongaloppieren und der Rettungsring über der Hüfte untergehen. Natürlich wirst du jetzt nicht mit einem Körperfettanteil unter 10 Prozent dastehen. Das wäre auch nicht gesund, alles bis 22 Prozent ist super. Männer hingegen haben oft nur 15 Prozent oder weniger. Keine Sorge, wir brauchen einfach mehr Fettreserven, unser ganzer Organismus ist darauf ausgelegt.

Leider gehört auch Cellulite zu den Launen der Natur. Schwaches Bindegewebe ist genetisch bedingt, jedoch kannst du dagegen angehen, indem du die Muskeln darunter stärkst. Wenn Muskeln von unten gegen die Dellen in der Haut drücken und den ungeliebten Fettzellen nebenbei noch fleißig Futter wegnehmen, verwandelt sich deine Haut nach und nach von einer Orange in eine Aprikose. Juchhu! Schließlich wirken Muskeln so ähnlich wie ein Kompressionsstrumpf, alles zieht sich fester zusammen. Falls du zu den Frauen gehörst, denen die Hosen nicht mehr passen, weil sich die Muskeln am Gesäß schnell ins Knack-Format verwandeln – freu dich darüber, ist doch echt sexy!

Übrigens ist noch ein weiterer Wandel garantiert: Deine Haltung wird sich verbessern. Gerade durch häufige Arbeit am Schreibtisch kann es zu hängenden Schultern und einem kleinen Bauchansatz kommen. Ja richtig, auch die Haltung entscheidet darüber, ob du schlank aussiehst. Häufiges Sitzen lässt die Muskeln im Hüftbeuger verkürzen und das führt zu einem oft schmerzhaften Ungleichgewicht zwischen – Achtung, Fremdwörter! – Agonist und Antagonist. Der Agonist ist der Muskel, der eine Bewegung bewirkt, der Antagonist ist quasi sein Gegenspieler.
Das beste Beispiel für dieses Teamwork sind unsere Gelenke, bei denen es immer einen Muskel gibt, der fürs Strecken zuständig ist, und einen, der sich fürs Beugen verantwortlich zeigt. Sonst müssten wir ja in der einen oder anderen Position verharren. Sinnvollerweise sind beide gleich stark, damit die Bewegung reibungslos verläuft oder du eben gut dastehst. Neben dem Hüftbeuger verkürzt auch gern die Bauch- und tiefe Beckenmuskulatur. Wenn Gesäßmuskulatur und Rückenstrecker dann nicht kräftig dagegenhalten und zudem die Bauchmuskeln zu schwach sind, um die ganze Last der Organe zu halten, hängt prompt alles viel weiter nach vorn, als es müsste. Nicht hübsch anzusehen und vor allem vermeidbar.

2 ... spürbare Veränderungen schaffen

Schon nach wenigen Workouts wirst du merken, mit welcher Leichtigkeit du plötzlich den Wasserkasten in den Kofferraum hebst. Auch beim Laufen wird es besser für dich laufen, denn kräftige Beine (nein, nicht gleichzusetzen mit dicken Beinen) tragen dich lockerer und länger durch die Gegend, du kannst dich leichter vom Boden abdrücken und größere Schritte machen. Zudem wird sich schlicht dein Körpergefühl verändern. Selbst wenn sich die Hüftpolster noch nicht ganz verabschiedet haben, sobald du deine Muskeln wieder richtig spürst, fühlt sich auch diese Stelle gleich „passender" an.

3 ... herzliche Veränderungen schaffen

Krafttraining bringt deinen Stoffwechsel und dein Herz-Kreislauf-System ordentlich auf Touren. Ja, du hast richtig gelesen: Auch das Krafttraining trainiert die Ausdauer und lässt viele Kalorien verpuffen. Indem du zum Beispiel die Bewegungen zügig hintereinander mit wenig Pause ausführst. Völlig außer Atem zu sein, nur weil du den Bus so gerade noch erreicht hast – wie sich das anfühlt, wirst du leider vergessen. Nicht wirklich schade.

4 ... schützende Veränderungen schaffen

Hast du schon mal von Osteoporose gehört? Das ist eine Krankheit, die die Knochen porös werden lässt, sie brechen leicht und heilen schlecht wieder zusammen. Meist tritt Osteoporose im höheren Lebensalter auf, aber eben nicht nur. Daher ist es nie zu früh, diesem Problem vorzubeugen. Und dafür ist Krafttraining bestens geeignet, denn es stärkt nachweislich deine Knochen. Leg am besten noch heute los! Falls du in deinem Bekanntenkreis oder in der Verwandtschaft jemanden hast, bei dem die Stoffwechselkrankheit der Knochen bereits diagnostiziert wurde, sollte die- oder derjenige ebenfalls schleunigst mit einem Krafttraining beginnen. Es ist nie zu spät, den Prozess aufzuhalten. Genauso gut kannst du mit Krafttraining Gelenkprobleme vermeiden, denn nicht nur die Muskeln, auch die Sehnen und Gelenke werden durch ein kraftorientiertes Workout gefordert. Zudem nehmen ihnen starke Muskeln Arbeit ab. Denk beispielsweise an die Knie: Wenn die Oberschenkel sehr schwach sind, müssen die Kniegelenke viel mehr Belastungen abpuffern und können deshalb – voller Empörung über die Zusatzlast – mit Schmerzen reagieren.

5 ... mentale Veränderungen schaffen

Egal wie schlecht gelaunt du in ein Krafttraining gehst, danach wirst du dich besser fühlen. Spannung im Körper zu spüren macht lebendig, du wirst sehen! Ich habe noch einen Tipp für dich: Wenn du dich richtig mies fühlst, die ganze Welt gegen dich ist, es regnet und du gerade deine Tage bekommen hast, stell dich hüftbreit auf, balle die Hände zur Faust und strecke die Arme zur Siegerpose weit nach oben. Danach wirst du dich garantiert besser fühlen. Einfach, weil du deine innere Stärke wieder gespürt hast, die du jetzt mit ins Meeting nehmen kannst.

Glaub mir, Krafttraining verschiebt Grenzen. „**Schaff ich nicht**", **gibt es nicht!** Wir arbeiten in kleinen Schritten und nach den 60 Tagen wirst du selbst überrascht sein, was du alles erreicht hast. Ich stelle dir einen richtig knackigen Po zur Belohnung für deine Mühe in Aussicht. Das ist doch ein guter Deal, oder?!

6 ... gesunde Veränderungen schaffen

Hast du oft Kopfschmerzen? Eine Studie aus Dänemark zeigte: Wer häufig unter einem Brummschädel leidet (der nicht vom Alkohol kommt), dessen Muskeln im Schulter-Nacken-Bereich sind durchschnittlich 26 Prozent schwächer als die der Menschen, die keine nervigen Spannungsgefühle kennen. Statt zur Tablette zu greifen, führe also lieber präventiv ein paar Übungen aus, um den oberen Rücken und den Hals zu stärken. Schließlich müssen beide eine ziemlich schwere Last tragen: dein cleveres Köpfchen.

Das weißt du bereits: Trainierte Muskeln beschleunigen den Abnehmerfolg, weil sie den Grundumsatz erhöhen. Und das ist gut so, denn Übergewicht ist nicht nur ein Risikofaktor für Herz-Kreislauf-Erkrankungen und Diabetes, sondern kann sogar die Entstehung von Krebs begünstigen. Schuld ist das Fettgewebe, das Hormone produziert beziehungsweise sie so verändert, dass sie das Tumorwachstum fördern.

Aber: Auch zu dünn zu sein kann krank machen. Untergewichtige verfügen genauso wie Übergewichtige über zu wenig Muskelmasse. Prof. Dr. Ingo Froböse von der Sporthochschule Köln warnt: „Ich gehe davon aus, dass ein entsprechendes Abhungern der Models durch verringerte Muskelmasse ebenfalls zu erhöhten Blutzuckerspiegeln und schlimmstenfalls Diabetes führen kann. Die Muskeln sind eben einer der großen Zuckerverwerter. Fallen sie aus, steigt der Blutzuckerspiegel an." Also, schütze dich, indem du Muskeln aufbaust und der Stoffwechselkrankheit keine Chance lässt!

DEINE FORTSCHRITTE IM ZEITRAFFER

So, und wie läuft das nun mit den strafferen Muskeln? Zunächst möchte ich ein für alle Mal klarstellen, dass es nicht möglich ist, mehr Muskeln zu bekommen. Es sind und bleiben 656, sie können sich nicht vermehren, aber größer (das gibt den Straff-Effekt, nicht den Arni-Effekt, keine Sorge!), stärker und leistungsfähiger werden. Und wie das wiederum funktioniert, erkläre ich dir an dieser Stelle Schritt für Schritt. Dabei gehe ich jetzt einfach mal davon aus, dass du Neueinsteiger in Sachen Krafttraining bist, du schon lange keinen Sport mehr gemacht oder dich schlicht bisher nie so wirklich mit der (doch gar nicht so grauen) Theorie hinter deinem Workout beschäftigt hast.

Wie du ja schon weißt, besteht jede Bewegung aus einem Teamwork der Nerven und Muskeln. Zunächst bringen neue Reize (alias die ungewohnte Belastung) das zentrale Nervensystem dazu, die Muskeln anders, nämlich besser, anzusteuern. Und das bewirkt gleich zwei Dinge: Erstens arbeiten die Muskeln optimaler zusammen (in der Fachsprache: die intermuskuläre Koordination verbessert sich), wodurch der Bewegungsablauf „geschmeidiger" wird. Zweitens läuft die Arbeit innerhalb des Muskels, genauer zwischen den einzelnen Muskelfasern, reibungsloser ab (ins Besserwisser-Latein übersetzt: die intramuskuläre Koordination profitiert). Und damit wird der einzelne Muskel leistungsfähiger. Wie so ein Muskel im Detail aufgebaut ist, zeigt dir das Schaubild auf Seite 22.

Sobald die Muskeln mehr leisten, müssen sie auch intensiver versorgt werden. Sprich, das Blut erhält durch das kräftiger pumpende Herz einen Stups, schneller zu fließen, um die ganzen Nährstoffe wie den Sauerstoff an ihren Platz zu bringen. Ob es will oder nicht, das gesamte Herz-Kreislauf-System wird beim Training gezwungen, die Schlagzahl zu erhöhen.

Damit die Muskeln Leistung bringen können (das passiert, indem sich der kleinste Muskelbaustein, das Sarkomer (siehe Abbildung auf Seite 45), zusammenzieht und dann wieder entspannt), brauchen sie Sauerstoff und Energie. Letztere stammt aus im Blut umherschwimmender Glukose oder eingelagertem Fett. Für kurze Belastungen reicht der Zucker, dauert die Herausforderung an, sind die Reserven dran. Der Stoffwechsel muss sich also umstellen, damit die Versorgung sichergestellt ist … und greift auf die Speicher an Hüfte und Schenkeln zurück. Soll er ruhig machen, nicht wahr?

Und auch in den Muskeln selbst bewirkt kraftorientiertes Training so einiges. So steigt zum Beispiel die Zahl der Brennöfen (falls du mal bei „Wer wird Millionär?" sitzt: die Mitochondrien) an. Diese sind für die sogenannte aerobe Energiebereitstellung zuständig – eine Verbrennung, die mit Sauerstoff funktioniert, bei der du also noch ausreichend Luft hast, während du trainierst.

Und last but not least bewirkt dein Krafttraining auch, dass sich der Muskelquerschnitt vergrößert. Das bedeutet konkret: Die vorhandenen Muskelfasern verdicken sich, um kommenden Belastungen im wahrsten Sinne des Wortes besser gewachsen zu sein (siehe Schaubild auf Seite 17). Dieser Effekt pusht nicht nur deine Kraft, sondern sorgt auch für knackig straffe Trainingserfolge.

Auch wenn das hier beim Lesen so wirkt: Diese positiven Effekte stellen sich nicht der Reihe nach ein. Zwar stimmt der Ablauf, aber vieles geht auch ineinander über.

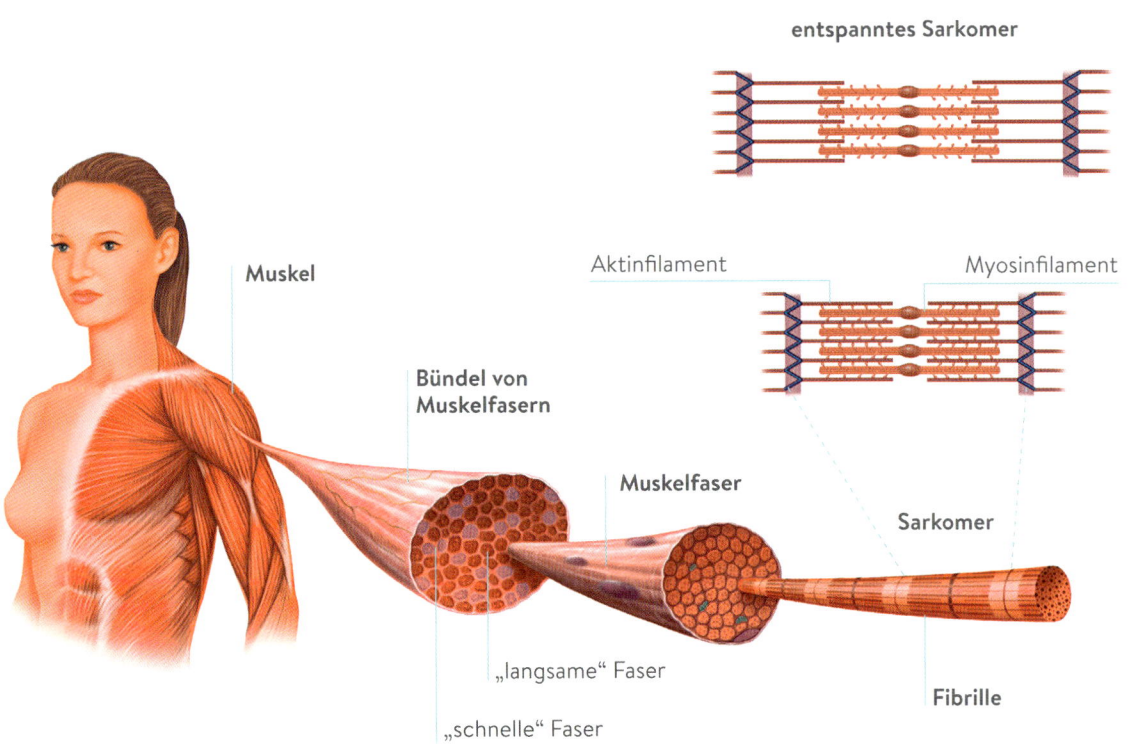

entspanntes Sarkomer

Muskel

Aktinfilament   Myosinfilament

Bündel von
Muskelfasern

Muskelfaser

Sarkomer

„langsame" Faser

„schnelle" Faser

Fibrille

Baukastenprinzip In jedem Muskel verbirgt sich ein Verbund von 10 bis 40 Muskelfaserbündeln, die wiederum aus 10 bis 20 einzelnen Muskelfasern bestehen. Die Fasern sind aus den sogenannten Fibrillen aufgebaut und die setzen sich aus Sarkomeren zusammen. Zum Staunen: In 10 Zentimeter Muskelfaser reihen sich in einer einzigen Fibrille 40.000 Sarkomere hintereinander auf. Beeindruckend, oder?

NUTZE DEIN POTENZIAL!

Lehne dich einen Moment zurück, schließe die Augen und spüre, wie der Atem durch deine Nase fließt. Lege eine Hand auf deine Brust und fühle, wie dein Herz schlägt. Ist das nicht der Wahnsinn, wie gut dein Körper funktioniert? Einfach so, ohne dass du etwas machen musst. Damit wurde dir ein ganz tolles Geschenk gemacht – nutze es, und zwar respektvoll! In jedem Menschen steckt ein Athlet, die Grundlagen sind gegeben. Ausbauen musst du sie selbst. An dieser Stelle würde ich gern ein Zitat von dem früheren Leichtathleten Bill Bowerman anbringen, dem Mann, der später die Firma Nike gründete: „If you have a body, you're an athlete" – Jeder, der einen Körper hat, ist ein Athlet. Dieser Satz war die Basis für mein Motto: „Jeder kann es schaffen, denn jeder ist ein ‚natural-born athlete'!" Das Wichtigste ist, dass du dein Ziel immer vor Augen hast: deinen eigenen Lebensweg mit gesunden und fitten Steinen zu pflastern.

Das wird dir nicht gelingen, indem du deinen Trainingsstart immer wieder auf den nächsten Tag verschiebst. „Morgen, heute bin ich zu müde … Morgen, heute habe ich keine Zeit … Morgen, das Training ist total anstrengend und ich bin überhaupt nicht fit …", diese Ausreden höre ich bei meinen Kundinnen sehr oft. Meine Arbeit liegt darin, sie dazu zu bringen, dass nicht ich sie motiviere, etwas zu tun, vielmehr geht es darum, dass sie selbst einen inneren Antrieb entwickeln, sich aufzuraffen. Es ist vollkommen gleichgültig, wie oft du schon Sport gemacht hast oder eben nicht, Hauptsache, du fängst an! Der Einstieg ist die halbe Miete, danach wird das Training zum Selbstläufer. Sobald das Workout zum Alltag gehört, sich zur Routine entwickelt, wirst du nicht mehr darüber nachdenken, ob du Zeit hast. Du machst es einfach. Rund 40 bis 45 Prozent unserer täglichen To-dos sind Routine. Stell dir vor, du würdest dich jeden Tag mit Gedanken wie „Oh, jetzt noch Zähneputzen, was zum Anziehen aussuchen, das Bett machen" rumplagen … Tust du ja auch nicht, du machst es einfach. Genau wie du jeden Tag duschst. Training ist nichts anderes als Körperpflege. Wer die vernachlässigt, wird sein Ziel nie erreichen. Und mal ehrlich – du fühlst dich doch auch besser, nachdem du unter der Dusche warst, nachdem du dir die Haare gekämmt und vielleicht noch etwas Wimperntusche aufgetragen hast, richtig? Genauso fühlst du dich auch nach dem Training und dieses Gefühl kann in einer positiven Art und Weise süchtig machen.

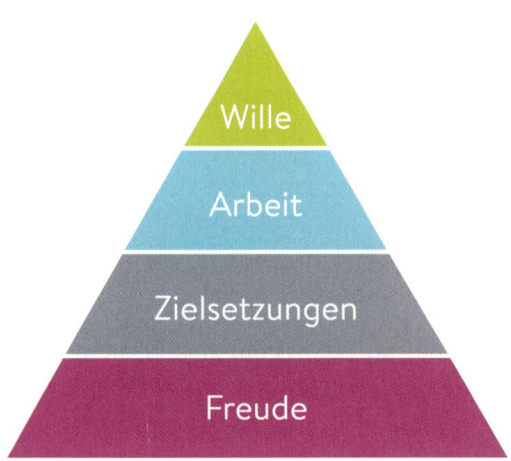

Motivationspyramide – Erfolg auf die Spitze getrieben Das Schaubild zeigt, wie Spitzensportler arbeiten. Die Basis bildet immer die Freude an dem, was sie tun. Langfristig gesehen solltest du dir also einen Sport suchen, der dir Spaß macht und dich gleichzeitig fit hält. Es gibt unzählige Sportarten, da ist sicher auch eine für dich dabei. An zweiter Stelle steht für erfolgreiche Menschen die Zielsetzung. Was will ich erreichen? Blättere ruhig noch einmal auf Seite 11 zurück und führe dir ganz genau vor Augen, was du nach den zwei Monaten mit meinem Programm erreicht haben möchtest. Tja, und wenn diese Stufe erfolgreich erklommen ist, heißt es arbeiten und weitermachen. Daran scheitern viele – du gehörst natürlich nicht dazu, denn du schaffst es und wirst den Willen entwickeln, die Sache durchzuziehen. Vergiss nie: Du bist besser als die anderen, denn du bringst zu Ende, was du begonnen hast! Was sind 60 Tage im Vergleich zu einem ganzen Leben?

ROUTINE TUT GUT

Motivation ist also reine Kopfsache. Sei bitte nicht ungeduldig, eine Studie des Londoner University College zeigte, dass es durchschnittlich 66 Tage braucht, bis sich aus einem bestimmten Verhalten eine Routine entwickelt. Darum zieh dein Programm einfach durch und schaue nicht nach rechts oder links. Jeder Korper ist einzigartig und reagiert anders aufs Training. Vergleichen bringt rein gar nichts, im Zweifel fühlt man sich dann nur ganz schlecht. Und das will doch keiner.

Übrigens zeigte die Untersuchung aus England auch, dass ein verpasstes Training viele Menschen ihr Vorhaben abbrechen lässt. Warum? Weil das schlechte Gewissen zu groß war und die Annahme, alles kaputt gemacht zu haben, sie lähmte. So ein Unsinn! Dranbleiben ist wichtig, wenn es einmal aus irgendwelchen Gründen wirklich nicht mit dem Training geklappt hat, machst du einfach dort weiter, wo du aufgehört hast, und hängst den verpassten Tag dran. Verbünde dich dazu ruhig mit ein paar anderen Mädels. Sicherlich gibt es in deinem Freundeskreis weitere Frauen, die auch gern etwas für sich tun wollen. Ich kenne zum Beispiel eine Münchnerin, die sich mit ihren Nachbarinnen im Hof trifft und dort Sport macht. An festen Tagen zu einer festen Uhrzeit, das funktioniert wunderbar. Gemeinsam in der Schweißlache zu liegen, schweißt nun mal ungemein zusammen. Da spreche ich wirklich aus Erfahrung, viele meiner besten Freunde waren einst „nur" Trainingspartner.

Mit wem auch immer du trainierst, vergiss dabei aber nie die Worte des buddhistischen Priesters Sensei Ogui: „A flower does not think of competing to the flower next to it. It just blooms." Das Gleiche gilt für dein Training. Vergleiche nicht, schau nicht, was die anderen machen, powere nur für dein persönliches Ziel und strahle hinterher erst recht für dich selbst.

ALLE POPOS ... HOCH!

Es gibt zwei Arten von Erschöpfung. Die eine Art ist die, bei der wirklich absolut gar nichts mehr geht. Die, die relativ selten, aber dafür sehr eindeutig auftritt. Und dann gibt es die ziemlich häufig vorhandene Form von Abgeschlagenheit, die sich durch einen Kaffee oder eine Banane wieder in Lebendigkeit verwandelt. Auch Musik kann dich dazu „überreden", zu trainieren. Am besten bereitest du schon mal eine Liste mit zehn Liedern auf deinem Smartphone vor, die dich auf der Tanzfläche zum Ausrasten bringen. Genau die werden dir den nötigen Tritt in den Po verpassen und dich in den Trainingsmodus versetzen. Ich habe die Erfahrung gemacht, dass vor allem Hip-Hop und Songs mit schnellen Beats mich regelrecht durch ein Workout tragen.

Du brauchst noch weitere Tipps, die deinen inneren Schweinehund zum Auszug bewegen? Gern! Zum Beispiel kannst du am Wochenende als Erstes in deine Trainingsklamotten schlüpfen und sie erst ausziehen, wenn sie benutzt wurden. Die Blöße, sie einfach so auszuziehen, wirst du dir nicht geben, richtig? Richtig! Unter der Woche tut es gut, dein Trainingsoutfit schon parat zu haben, wenn du nach Hause kommst. Oder du hast bereits eine Sporttasche fürs Fitnessstudio auf der Arbeit dabei. Tja, und wenn dich die Motivation trotz allem verlässt, schließe einen Kompromiss: Du trainierst zunächst nur 10 Minuten. 10 Minuten sind wirklich nicht lang. Wenn du nach dieser Zeit immer noch müde, lustlos und zu nichts zu gebrauchen bist, darfst du mit dem Tier auf die Couch. Aber das wird selten passieren, sorry, Hundi!

MEINE PERSÖNLICHE PUSH-SONG-LISTE

1. Fatman Scoop: Be Faithful
2. M.O.P.: Ante Up
3. Guano Apes: Open Your Eyes
4. Groove Shop: Twenty Dollars in My Pocket
5. Beastie Boys: Make Some Noise
6. Kanye West: Power
7. Fort Minor: Remember The Name
8. Metallica: Enter Sandman
9. Jay-Z: Roc Boys (And the Winner Is) …
10. French Montana: Pop That

RICHTIG REDEN – UND DENKEN

Um die innere Einstellung zum Training zu festigen, kann es nie schaden, an weiteren Stellschrauben zu drehen. Setze dich selbst unter Druck, indem du möglichst vielen Leuten von deinem Vorhaben erzählst. Ja, auch den Kollegen, deinem Frisör, deinem Freund sowieso, deinen Eltern und den Leuten auf Facebook. Sollten die nämlich mal wissen wollen, wie es denn so läuft, willst du sicher auf keinen Fall antworten: „Schlecht, ich sitze doch lieber auf der Couch."

Und sobald dich jemand fragt, was du heute noch so vorhast, antwortest du nicht aus der Opferperspektive: „Ich muss heute noch trainieren." Nein, du sagst ganz entschlossen: „Ich trainiere heute noch und freue mich schon auf eine Kleidergröße weniger." Denk mal an all die Menschen, die verletzt, krank oder sonst wie gehandicapt sind. Ist doch wirklich Luxus, sich bewegen zu können! Mal dir schon den ganzen Tag über aus, wie gut du dich nach dem Workout fühlen wirst. Der ganze Stress von heute wird ausgeschwitzt sein und das wohlige Gefühl, etwas getan zu haben, wird schon unter der Dusche für den verdienten Glücksrausch sorgen.

THE BIGGEST WINNERS: MEINE KUNDINNEN

Ich liebe es, mit Menschen zusammenzuarbeiten und ihre Erfolge hautnah miterleben zu dürfen. An dieser Stelle möchte ich dir drei meiner Personal-Training-Kundinnen vorstellen, die mir besonders ans Herz gewachsen sind.

Babette, 56, Mund-, Kiefer- und Gesichts-Chirurgin: Ihr Job ist eine echte Herausforderung für den Rücken – dank regelmäßiger Workouts mit mir als ihr Coach steht (und sitzt) sie trotzdem immer gut da

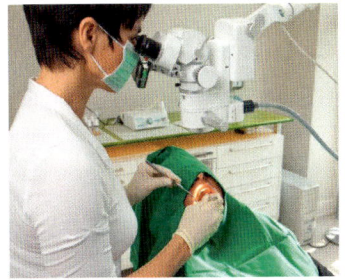

„Ich versprach mir von Mintras Workout, Schmerzen und Beschwerden, die durch die einseitige Körperhaltung in meinem Beruf entstehen, zu beseitigen. Und damit lag ich genau richtig! Das Ungleichgewicht der Muskeln ist längst behoben, schon nach drei Monaten fühlte ich mich wesentlich besser. Aber mir ist bewusst, dass ich dranbleiben muss. Darum trainiere ich drei- bis viermal in der Woche nach Mintras Plan. Begrüßt mich der nächste Tag dann mit Muskelkater, weiß ich: Aha, da ist etwas passiert und der Muskel wird auf keinen Fall verkümmern – gut so. Auch wenn das Training teilweise schon hart ist, fühle ich mich doch immer bestätigt, wenn ich meine Fitness mit der gleichaltriger Frauen vergleiche, die nicht trainieren. Natürlich droht stets die Gefahr, in alte Gewohnheiten zurückzufallen. Aber dann mache ich mir klar, wie viel besser es mir körperlich sowie geistig geht, und trainiere fleißig weiter. Derzeit sind Stabilisierungsübungen für das Knie dran, dazu gehören zum Beispiel die Lunges. Nach dem Workout kann ich auch wesentlich besser entspannen und genießen. Und das soll noch sehr lange der Fall sein!"

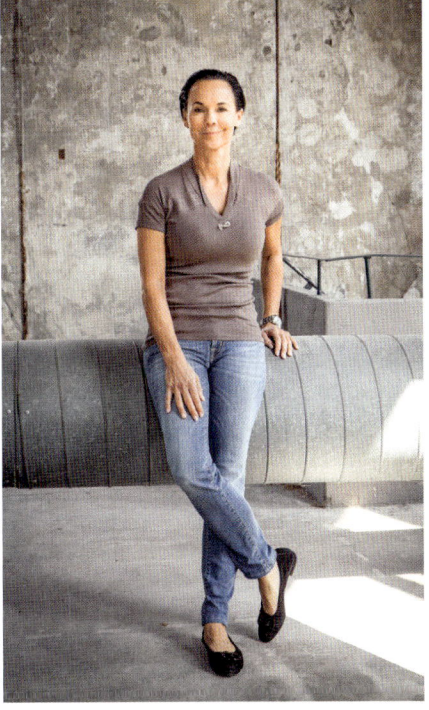

Antje, 33, Lektorin: Früher störte sie ihr Gewicht tierisch, dank etlicher Minus-Kilos fühlt sich Antje heute in ihrem Körper richtig wohl und zeigt ihn auch gern mit figurbetonter Kleidung

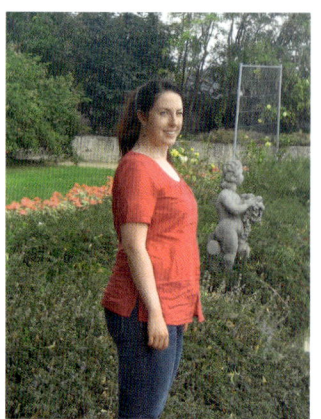

„An den Tag im Jahr 2013 erinnere ich mich noch sehr gut: Ich sagte zu Mintra, dass es nicht mehr so weitergehen könne. Mein Gewicht nervte mich, ich fühlte mich furchtbar. Bei einer Größe von 1,69 Metern wog ich einfach viel zu viel. Durch meine Schwangerschaft hatte ich stark zugenommen und die Info, dass Stillen schlank macht, halte ich für ein absolutes Gerücht. Bei mir hielten sich die Pfunde hartnäckig auf den Rippen.

Als die Kleine dann aus dem Gröbsten raus war, verschoben sich die Prioritäten wieder. So traf ich Mintra zwei- bis dreimal die Woche und trainierte genauso oft allein. Der erste Muskelkater war gigantisch – gut! Endlich spürte ich meinen Körper wieder. Ich finde, jeder, der keine Angst vor Schweiß, Anstrengung oder Herausforderungen hat, und jeder, der bestimmte Ziele erreichen will, sollte mit Mintras Übungen trainieren. Denn mittlerweile schaffe ich Dinge, von denen ich damals nicht im Traum gedacht hätte, sie jemals umsetzen zu können. Squats und Push-ups waren anfangs ein rotes Tuch für mich. Bei den Squats habe ich mit einer Viertel-Variante beginnen müssen, denn ich kam nicht annähernd so tief runter, wie ich sollte und wie ich es heute locker schaffe. Mittlerweile zählt der Squat tatsächlich zu meinen Lieblingsübungen. Dieses gute Gefühl ist für mich Anreiz genug, mein Training durchzuziehen – egal ob ich Lust dazu habe oder nicht. Stattdessen sage ich mir ‚Just do it!‘ – und los geht's."

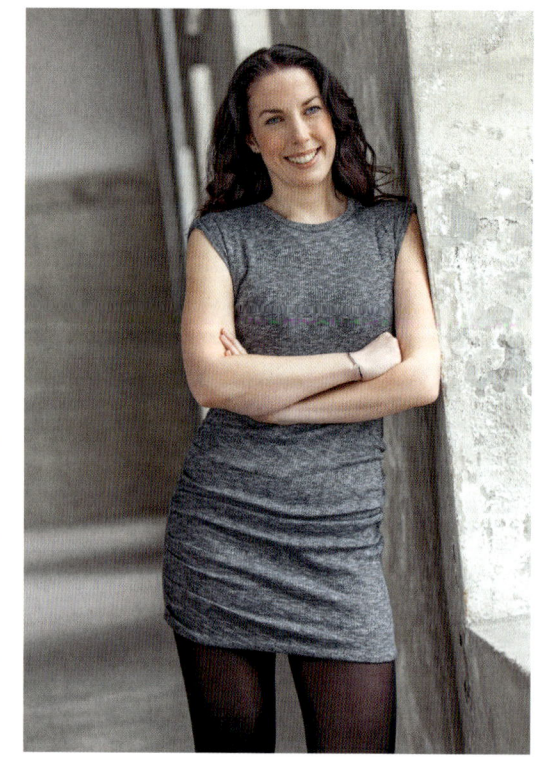

Sharlyn, 18, Fachangestellte für Arbeitsmarktdienstleistungen: Mit der Bewegung kam für sie ein völlig neues Lebensgefühl auf – Leichtigkeit im Alltag!

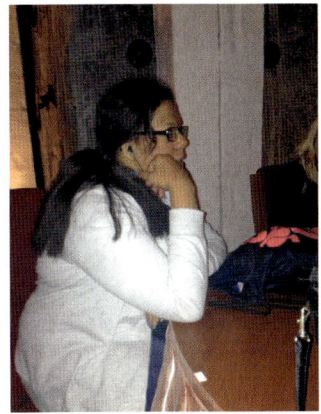

„Bei einer Größe von 1,76 Meter wog ich noch vor einem Jahr knapp 120 Kilo. Das entspricht einem Body-Mass-Index von 38,4 – ein Wert von maximal 25 ist für mein Alter normal. Natürlich wusste ich, dass das nicht gesund ist, aber ich wusste nicht, wie ich da wieder rauskomme. Zum Glück habe ich Mintra getroffen. Sie hat es geschafft, dass ich Sport treibe. Ich trainiere mittlerweile fünfmal die Woche nach ihren Vorgaben. Schon nach der ersten Woche merkte ich, dass mir Dinge wie Treppensteigen sehr viel leichter fielen und ich gar nicht mehr so erschöpft war. Ein tolles Gefühl, das pusht sofort das Selbstbewusstsein. Und noch besser war der Augenblick, in dem ich Mintra erzählte, dass ich die ersten 5 Kilo abgenommen hatte. Wow, war ich stolz! Und sie auch! Inzwischen habe ich schon 20 Kilo verloren und es werden bestimmt noch mehr. Meine Arbeitskollegin konnte ich auch schon mit meiner Sportbegeisterung anste-

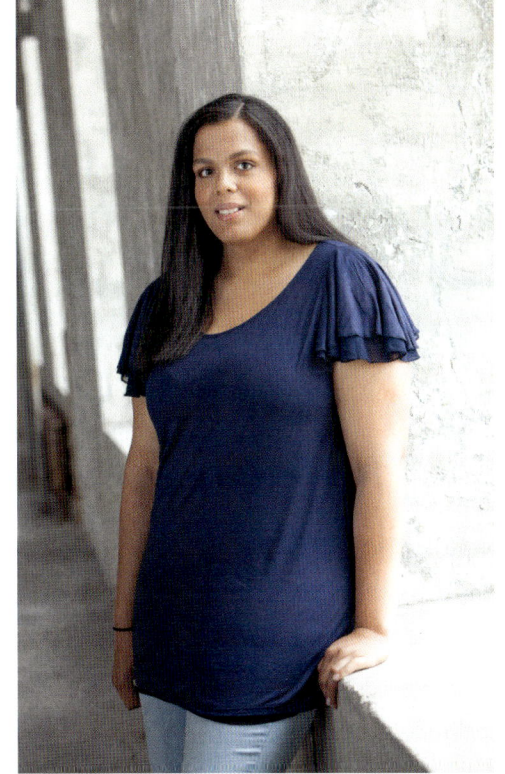

cken. Das hätte ich früher nie gedacht – dass ich mal so begeistert von einem Workout reden würde, dass andere auch trainieren wollen (grinst). Ich sagte ihr auch gleich, dass sie nicht den Fehler machen darf, zu wenig zu essen. Zum Frühstück gibt es bei mir Eier – in allen möglichen Varianten. Zum Mittagessen ist dann Salat und abends Gemüse mit Fleisch angesagt. Als Snack sind Nüsse und ein Stück Obst erlaubt. Süßes gibt es nur noch ab und zu. Und das klappt richtig gut, ich muss mir nur meine Erfolge vor Augen halten, die motivieren mich jedes Mal, weiter durchzuhalten."

DAS MATTISON-PRINZIP: NUTZE VON ALLEM NUR DAS BESTE!

In diesem Kapitel erfährst du, was mich von anderen Coaches unterscheidet und welche Menschen mich inspiriert haben. Ich habe die härtesten Workout-Konzepte der Welt – Military-Athlete-, CrossFit- und US-Army-Training – kennen- und spüren gelernt, sie zu einem Best-of verbunden und das rausgestrichen, was wir Frauen nicht brauchen. An dieser Stelle sei bereits verraten, dass der Faktor Zeit bei meinem Programm eine entscheidende Rolle spielt. Zudem wirst du verstehen lernen, wie dein Körper funktioniert, und ab sofort mit ihm zusammen ein Topteam bilden. Denn nur wenn du gut zu dir bist, darfst du dich über einen gesunden, fitten, sexy Body freuen. Go for it!

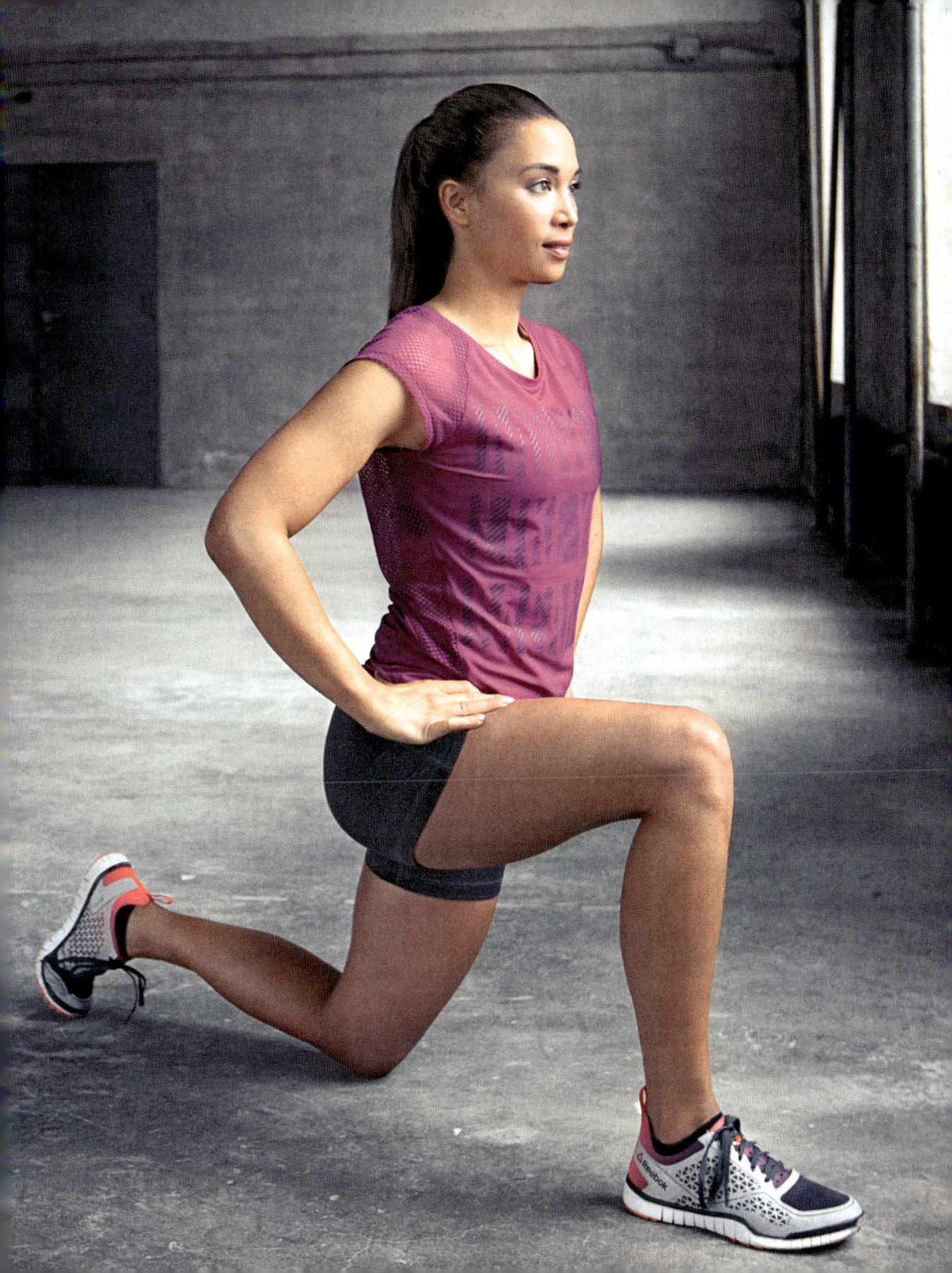

DIE WURZELN DER MATTISON-METHODE

Bevor ich dir von meinen Trainingsprinzipien erzähle, muss ich zunächst ein wenig ausholen, damit du den Hintergrund dazu verstehen kannst. Zwei Menschen haben mich in meinem Leben besonders geprägt. Der erste heißt Mik. Ich lernte ihn auf dem Truppenübungsplatz in Grafenwöhr kennen. Er war dort Elitesoldat, daher kann ich seinen vollen Namen leider nicht nennen. Mik war ein echter Sportcrack und obwohl ich mich für fit hielt – ich stand als Bodybuilderin auf der Bühne und hatte schon einen Preis gewonnen –, trainierte er immer länger und intensiver als ich. Das spornte mich an, mit Mik wollte ich arbeiten. Aber bevor ich bei ihm mitmachen durfte, hatte ich noch eine kleine Gemeinheit vor mir: einen Test namens Operator Ugly. Dahinter verbirgt sich eine Reihe von sieben Übungen, die es echt in sich haben. Zum Beispiel gehören Bankdrücken mit knapp 43 Kilo oder ein 5 Kilometer langer Lauf, der mit einer 11,3 Kilo schweren Weste in 30 Minuten geschafft werden muss, dazu. Ich war entsetzt, dass ich einige Übungen tatsächlich gar nicht konnte, unter anderem auch, weil meine Muskulatur viel zu verkürzt war. An der Mobilität hatte ich vorher so gut wie nie gearbeitet und merkte jetzt, wie wichtig das doch ist.

Mein Ehrgeiz war geweckt und so trainierte ich fortan mit Mik nach dem Military-Athlete-Prinzip. Bedeutet, wir absolvierten Operator-Sessions, die ähnlich wie eine CrossFit-Einheit aufgebaut waren. Je nachdem im welchen Trainingszyklus wir uns befanden, bestanden die Workouts aus Krafteinheiten mit olympischem Gewichtheben oder aus einer Art Zirkeltraining. Entweder gab es dann unterschiedliche Runden oder es kam noch eine Ausdauereinheit hinzu. Manchmal marschierten wir aber auch „nur" mit einem schweren Rucksack durch die Gegend.

MEIN MENTOR

Ich habe viel von Mik gelernt, besonders, dass Aufgeben keine Option ist – ganz egal, was gerade ansteht, das gilt nicht nur fürs Training. Und ich habe in dieser Zeit den entscheidenden Impuls für meine berufliche Zukunft bekommen, denn als Mik versetzt wurde und die große Gruppe Soldaten, die sich uns inzwischen angeschlossen hatte, damit trainerlos dastand, meinte er, ich solle mich doch zum Coach ausbilden lassen, damit ich die Jungs weiter auf Trab halten könne, ich hätte Talent dazu. Gesagt, getan. Ich buchte kurzerhand einen Flug nach North Carolina und traf dort auf den zweiten für mich sehr wichtigen Menschen: Rob Shaul, den Erfinder des Military-Athlete-Programms. Er ist Absolvent der US Coast Guard Academy, einer Ausbildungsstätte für Offiziersanwärter der amerikanischen Küstenwache.

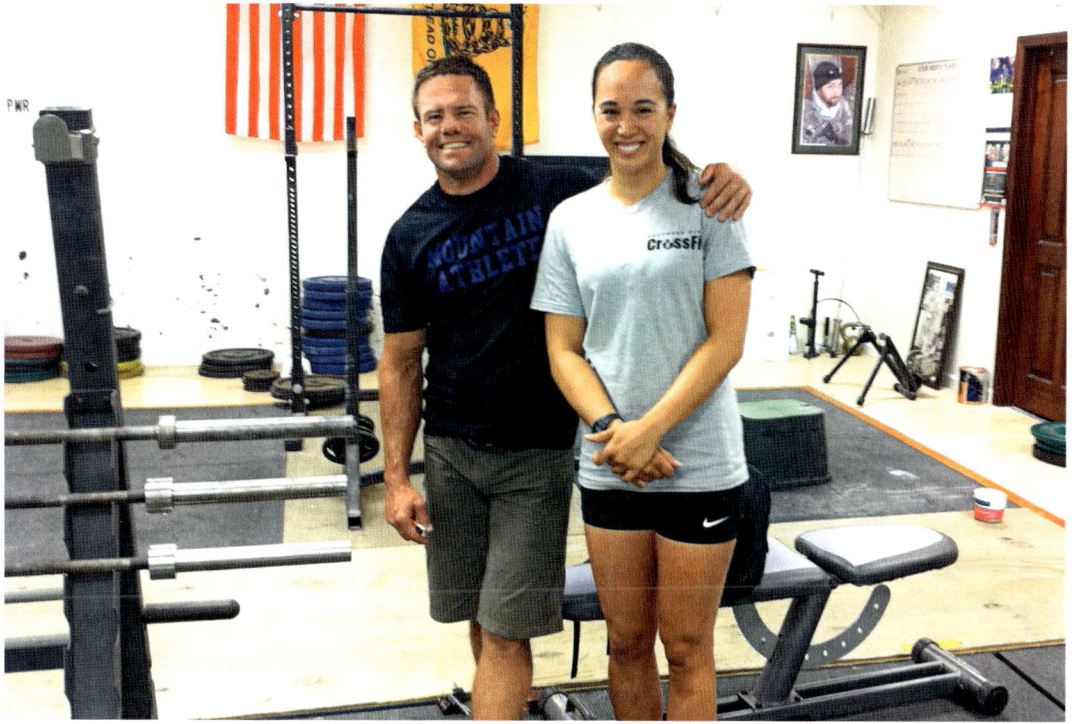

Magic Rob Dieses Foto von Rob Shaul und mir entstand bei unserem ersten Treffen bei Southern Pines CrossFit in North Carolina/USA. Das Motto dort lautete „No Mirrors. No Machines. No Mercy." – eine gute Einstimmung auf das bevorstehende Training ...

Obwohl Rob durch seine Optik – er hat unheimlich breite Schultern und ist für einen Mann relativ klein – etwas unheimlich auf mich wirkte, gab es dennoch gleich eine Verbindung zwischen uns. Irgendwas liegt in seinen Augen, er schaute mich an und schien mich zu verstehen. Und ich erzählte und erzählte. Warum ich da sei, dass ich mit dem Trainerdasein endlich meine Berufung gefunden hätte und dass es mir so viel Spaß mache, Wissen weiterzugeben. Irgendetwas davon musste ihn überzeugt haben und so durfte ich trotz miserabler Testergebnisse bei der Einstufung bei ihm in die Lehre gehen. Und ich wollte diese Ausbildung wirklich – und schaffte sie letztendlich auch. Am liebsten wäre ich gleich in Amerika geblieben und hätte dort gearbeitet, aber Rob riet mir, zurück zur „Sportnation Deutschland" zu gehen. Und recht hatte er! Sonst würde es jetzt kein 60-Tage-Programm geben. Bis heute ist Rob wie ein Vater für mich, der mich in vielen Dingen berät und über mich sagt:

„Was ich am meisten an Mintra mag, ist, dass sie sich als Coach alles selbst beigebracht hat – genau wie ich. Mintra hatte keinen Lehrmeister, der ihr vorschrieb, welche Bücher sie lesen oder wie sie denken sollte. Im Gegenteil: Was sie damals schon antrieb und bis heute auszeichnet, ist die Liebe zum Beruf. Motiviert von der Leidenschaft, Athleten besser zu machen, bildet sie sich kontinuierlich weiter und arbeitet hart für dieses Ziel. Trainer wie Mintra sind die innovativsten, kreativsten und belesensten Coaches. Sie haben einen hohen Anspruch an sich selbst und an ihre Athleten. Darüber hinaus besitzt Mintra ein echtes und so einzigartiges Gespür für ihre Arbeit und ihre Athleten, wie es bei keinem anderen Coach zu finden ist. Für mich ist es schön zu sehen, wie sie sich in ihrem Bereich weiterentwickelt. Und es ist eine Ehre für mich, Mintra als Kollegin bezeichnen zu dürfen!"

Natürlich habe ich seinen Ansatz nicht komplett aufs 60-Tage-Programm übertragen, Rob trainiert ja überwiegend Soldaten. Einen Schwerpunkt seiner Arbeit bildet zum Beispiel die „Fluid Periodization", das periodisierte Training. Hierbei handelt es sich um einen neun- bis zwölfwöchigen Trainingszyklus, der den Kopf und den Körper Schritt für Schritt belastbarer macht. Der Trainingsumfang wird dabei stetig größer. In den ersten drei Wochen geht es vor allem um den Aufbau von Kraft, wenige Wiederholungen mit viel Gewicht stehen im Mittelpunkt.

Für die nächsten 21 Tage ist dann schwerpunktmäßig Intervall- beziehungsweise Zirkeltraining angesagt. Während der letzten drei Wochen liegt der Fokus auf dem Ausdauertraining, hier sind Robs Athleten schon mal bis zu 2 Stunden am Stück sportlich unterwegs. Dabei stellt jedes seiner Workouts auch eine Herausforderung für den Kopf dar, Selbstüberwindung und das Verschieben von eigenen Grenzen spielen eine große Rolle. Zudem gehören Mobilitätsübungen zu jeder Einheit.

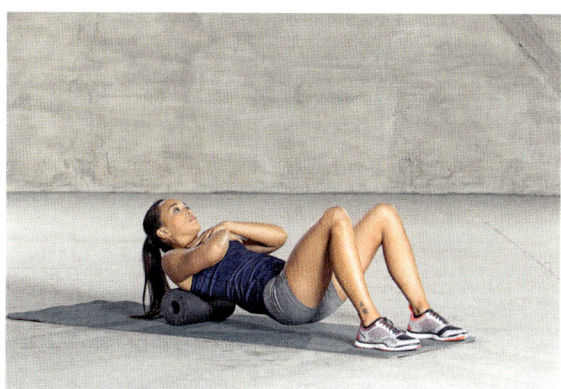

Perfekte Ausgangslage Mobilität ist für Rob und auch für mich das A und O. Gerade in der Brustwirbelsäule gibt es oft Bewegungseinschränkungen, die die Übungsausführung beeinträchtigen.

Keine Sorge, so umfangreich wird dein Training nicht. Du bekommst vielmehr ein
Best-of zu spüren, das ich so ausgearbeitet habe, dass es gut in deinen Alltag integrieren kannst. Dabei steigere ich den Umfang des Trainings und die Anforderungen der
einzelnen Übungen ebenfalls allmählich, denn schließlich müssen sich nicht nur die
Muskeln, Bänder, Sehnen und Knochen an die Belastung gewöhnen, sondern auch der
Kopf. Ein gutes Beispiel dafür ist eine meiner Kundinnen, die beim Maximalkrafttest
70 Kilo auf der Langhantel hatte und eine Kniebeuge machen sollte. Sie sagte gleich:
„Das schaffe ich nie!", und bekam keine saubere Ausführung hin. Aber: Sie hatte während der Ausführung gemerkt, dass sie eigentlich doch viel mehr Kraft hat und nur
ihr Kopf sie blockierte. In der nächsten Runde waren 80 Kilo locker drin. Mit solchen
Beispielen möchte ich dich ermutigen, stets ans nächste Level zu denken. Für dein
persönliches Best-of!

IN THE MIX: DIE MATTISON-METHODE

Meine Schwerpunkte liegen nicht nur auf dem Military-Athlete-, sondern auch auf dem
US-Army- und dem CrossFit-Training – daher benutze ich auch nur englische Übungs-
namen. Also wundere dich in den Workout-Kapiteln später bitte nicht, das ist schlicht
meine Arbeitssprache, wenn man so will. Zurück zum Wesentlichen, das Gute an diesen
drei Ansätzen ist: Sie zählen alle zum funktionellen Training. Dieses hilft dir, deinen
Alltag müheloser zu bewältigen, denn hierbei werden gleich mehrere fitte Fliegen mit

einer Klappe geschlagen: Du wirst stärker, schneller und agiler und so werden deine Bewegungsabläufe effizienter und harmonischer. Und das wirkt sich nicht nur positiv auf deine Haltung und dein Balancegefühl aus. Nein, die Stabilität deiner Gelenke, Sehnen und Bänder (umknicken an der Bordsteinkante war also gestern) profitiert genauso wie deine Beweglichkeit. Beim funktionellen Training geht es – anders als bei den sogenannten Isolationsübungen – um alltagsrelevante Bewegungsmuster, die Übungen sind komplex, ziehen über mehrere Gelenke und sprechen nie nur einen einzelnen Muskel an. Ziel ist es, jeden an der Bewegung beteiligten Muskel ins Boot zu holen, um einen reibungslosen Ablauf hinzubekommen. Darum findest du in meinem Buch zum Beispiel keinen einzigen Bizeps-Curl (nichts gegen Bizeps-Curls!), dafür aber viele andere Übungen, bei denen der Bizeps zusammen mit anderen Muskeln arbeitet.

DER MILITARY-ATHLETE-ANSATZ

Ich besuche Rob immer noch so regelmäßig wie möglich in den USA, um mir ständig neuen Input von ihm zu holen. Schließlich profitieren auch „Normalos" von seinem Workout, da es besonders die Bein- und Rumpfkraft sowie die Ausdauer verbessert – und damit die Grundlage für alle weiteren sportlichen Ziele legt. Diesen Effekt wirst du selbst dann deutlich spüren, wenn du „nur" die Mattison-Version trainierst.

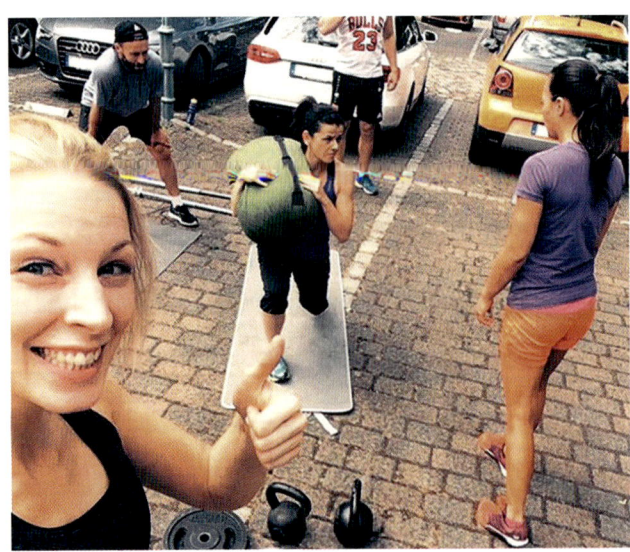

Bewegende Mittagspause Meine Koautorin Martina beim Sandbag Get-up: ein Mordsspaß – für alle Zuschauer

DAS US-ARMY-TRAINING

Wer in Amerika in die Armee aufgenommen werden möchte, muss bestimmte Fitness-Voraussetzungen erfüllen. Zum Beispiel sollten Frauen zwischen 21 und 26 Jahren in je 2 Minuten 17 Liegestütze und 50 Sit-ups schaffen. Damit die Bewerber diesen Test bestehen, gibt es ein passendes Workout zur Vorbereitung: das US-Army-Physical-Fitness-Training. Dieses Programm ist auch im Breitensport ziemlich populär und im Vergleich zu Military Athlete weniger hart. Schlichtweg, weil es mit weniger Gewicht auskommt und mehr auf Bodyweight-Übungen (Übungen mit dem eigenen Körpergewicht) sowie das Marschieren setzt. Zudem sind viele Übungen mit Hindernissen dabei, bei einigen Varianten gilt es zum Beispiel über eine Holzwand zu klettern oder sich an einem 15 Meter langen Seil nach oben zu hangeln. Keine Angst, beim 60-Tage-Programm wirst du weder das tun noch im Schlamm robben müssen, du bleibst sauber. Schweiß ist ja kein richtiger Schmutz, sondern eine körpereigene Glücksdusche.

DIE CROSSFIT-METHODE

CrossFit kommt – natürlich, woher sonst – aus Amerika. Dieses Fitnesskonzept vereint unter anderem Übungen mit dem eigenen Körpergewicht, Schnelligkeitstraining, Gewichtheben und Turnen zu einem Workout. Merkmal ist, dass es nichts gibt, was nicht mit sehr hoher Intensität ausgeführt wird. Damit erreichst du einerseits deine eigenen Grenzen, aber verschiebst sie auch gleich wieder und wirst schnell merken, wie viel mehr eigentlich noch in dir steckt. Daneben ist CrossFit-Training besonders abwechslungsreich und mit speziellen Einsteigerkursen, die die richtige Übungstechnik vermitteln, finden sich auch Anfänger schnell ins Workout ein.

Das Herzstück beim CrossFit ist das sogenannte Workout of the Day, kurz WOD. Hier gibt es viele unterschiedliche Trainingsvarianten und fünf davon werden dir auch im 60-Tage-Programm begegnen. Bei einer gilt es zum Beispiel, eine zuvor festgelegte Anzahl von Runden in möglichst kurzer Zeit zu schaffen. Eine Runde besteht dabei aus einer festen Abfolge bestimmter Übungen. Alternativ kann die Vorgabe lauten, in einer vorgegebenen Zeit möglichst viele Runden zu erledigen. Da sämtliche Ergebnisse an einer Tafel notiert werden, kämpfst du beim WOD zum einen gegen dich selbst, aber auch gegen andere Mitschwitzende. Schließlich kann am Endes des

Tages jeder sehen, wer wie abgeschnitten hat – weiß auf schwarz. Beim CrossFit geht es also nicht nur um den ganz persönlichen Trainingserfolg, sondern auch um den Vergleich. Und natürlich darum, stolz auf seine Leistungen sein zu können.

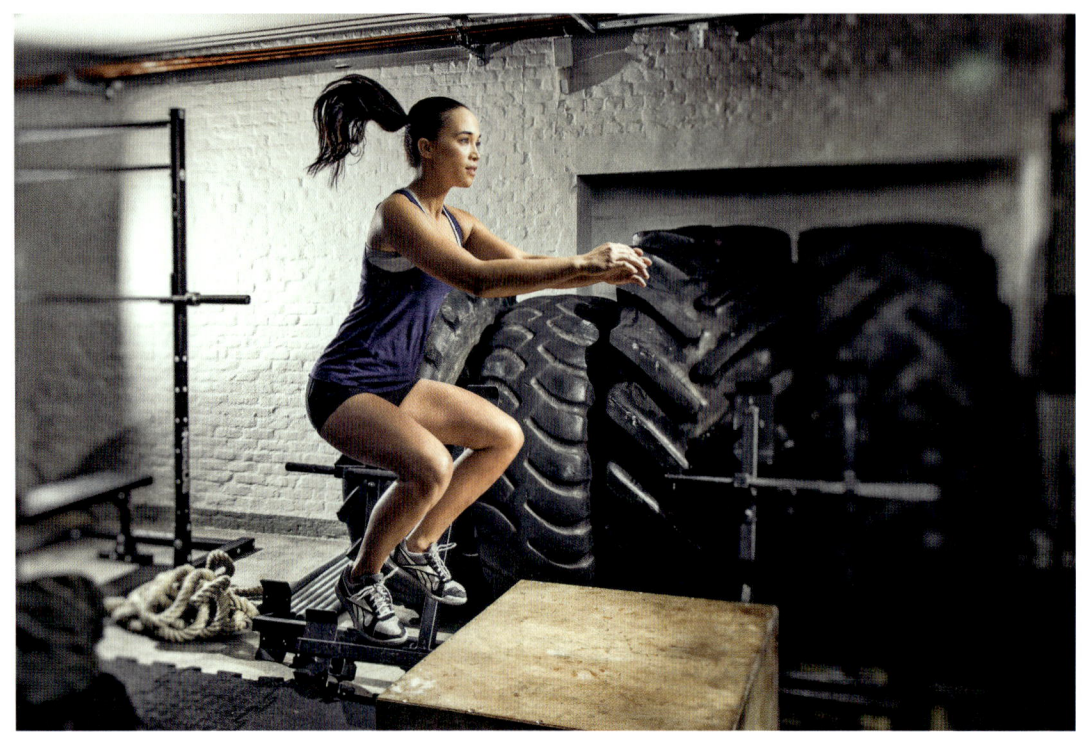

Stets auf dem Sprung Beim CrossFit sind sogenannte Box-Jumps ein echter Klassiker, da sie sowohl die Ausdauer als auch die Sprungkraft und die Beinmuskulatur trainieren. Zudem ist hier die Koordination gefragt, gerade wenn die Box höher wird.

UNVERZICHTBAR: DIE MOBILISATION

Ich habe ja selbst bereits die Erfahrung gemacht, dass ohne die Mobilisation gar nichts geht. Eins sei vorab gesagt: Mobilisieren und Stretchen ist nicht das Gleiche! Das Stretching steht für die Verlängerung von verkürzten und verhärteten Muskeln durch unterschiedliche Dehnmethoden. Die Mobilisation spricht hingegen große Muskelketten mit allen dazugehörigen Sehnenstrukturen und Gelenken an. Was den Vorteil hat, dass das „Gesamtpaket" in Form und geschmeidig bleibt. Im Unterschied zum Stretching wird in alle Richtungen mobilisiert – also in der Sagittalebene (die von vorne nach hinten durch die Körpermitte verläuft, in ihr finden alle Vorwärts- und Rückwärtsbewegungen statt) wie auch in der Frontalebene (die den Körper in vorn und hinten teilt und so für Bewegungen von rechts nach links oder von oben nach unten steht) und der Transversalebene (die den Körper in eine obere und eine untere Hälfte teilt und in der du rotierende Bewegungen um die Körperlängsachse ausführst).

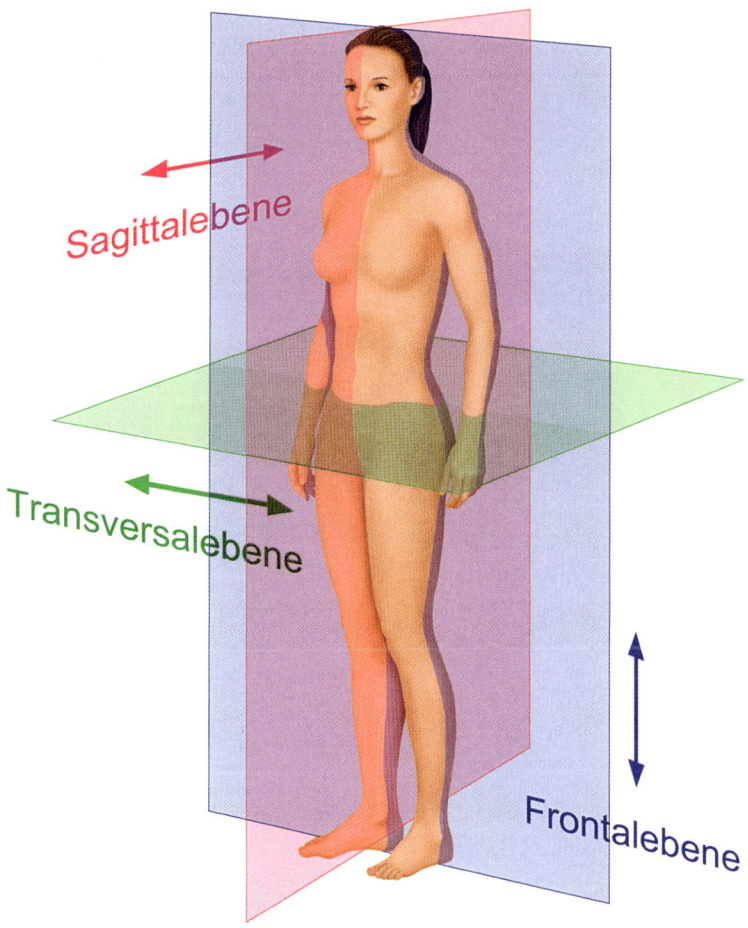

Rundum versorgt Beim Mobilisieren werden alle Körperebenen angesprochen

MIT DER ZEIT WIRD ES SPANNEND

1 Minute ist nicht lang – aber sie kann es werden. Schließlich kommt es darauf an, was in der Zeit passiert. Du kannst sie entweder gemütlich auf der Couch sitzend verbringen oder in der Kniebeuge, während sich dein Rücken gegen die Wand drückt. Mein Vorschlag: Du stehst jetzt sofort auf und liest dieses Buch kniebeugenderweise weiter. Auf geht's! Halte mindestens 60 Sekunden durch oder zumindest so lange, bis deine Beine zittern, dann darfst du dich wieder hinsetzen. Wer länger standhaft bleibt, darf natürlich gern weitermachen. Super, und schon haben Po und Beine eine kleine Straffmacher-Einheit absolviert.

Zurück zu meinen Trainingsprinzipien: Die Zeit ist dabei ein sehr entscheidender Faktor. Nicht nur bei der Übungsausführung, auch bei den Pausen. Minuten und Sekunden sind ein wichtiges Element zur Workoutgestaltung und Trainingssteuerung. Zudem machen sie Erfolge messbar und helfen dir durchzuhalten. Zu wissen, dass nur noch 5 Sekunden zu schaffen sind, lässt dich schon mal die Zähne zusammenbeißen. Ohne die Vorgabe wärst du vielleicht schon vorher eingebrochen.

Eine Methode, mit der Zeit zu spielen, ist, die Belastungsphase länger zu machen, eine andere, die Pause zwischen den Anstrengungen zu verkürzen. Auch der Takt, in dem Be- und Entlastung ausgeführt werden, spielt eine große Rolle.

ECHTER ZEITSPARER: DAS INTERVALLTRAINING

Ein Intervalltraining lässt sich am einfachsten als ein Wechsel aus intensiven und weniger intensiven Phasen beschreiben – zum Beispiel 1 Minute Burpees gefolgt von 3 Minuten Auf-der-Stelle-Gehen. Erst wenn 3, 4 Runden davon hinter dir liegen, gibt es eine Pause. Wichtig ist hier, sich weder in der moderaten Belastung noch in der Pause komplett zu erholen, sprich, die ruhigen Nummern dürfen nicht zu lang werden. Auf diese Weise kommt ein ziemlich hoher Trainingsreiz ins Spiel. Mehrere Studien wie beispielsweise die von der kanadischen McMaster University in Hamilton/Kanada zeigen, dass du mit dieser Methode in kurzer Zeit optimale Ergebnisse erzielen kannst. Das Intervalltraining ist hocheffektiv und schnitt im Vergleich zu einem längeren, aber nur mittelanstrengenden Workout deutlich besser ab.

Übrigens kommt beim Intervalltraining auch deine Ausdauer in Form – selbst wenn nur Kraft- oder Kraftausdauerübungen anstehen. Der Grund: Durch den regelmäßigen Wechsel zwischen Belastungsspitzen und sogenannten lohnenden Pausen erhöht sich die maximale Sauerstoffkapazität (VO_2max), die als Indikator für eine gute Kondition gilt. Sie zeigt an, wie viele Milliliter Sauerstoff der Körper pro Minute maximal verwerten kann, wenn er unter Dauerfeuer steht, du also trainierst. Klingt doch gut, oder? Sich kürzer anstrengen und dafür mehr rausholen, super!

DANK HIIT GEHT NOCH MEHR

Das **H**igh-**I**ntensity **I**nterval **T**raining, das hochintensive Intervalltraining, legt quasi noch mal eine Schippe drauf. Auch wenn es keine festgelegte Definition gibt, sind die meisten HIITs so ausgelegt, dass die Pause zwischen den sehr anstrengenden Übungen nur halb so lang ist wie deren Ausführung – also gibt es beispielsweise nach 60 Sekunden Burpee-Training nur eine kurze Auszeit von 30 Sekunden.

SO WIRD TRAINING ZUM TERMIN

Natürlich bringt es dir gar nichts, über deine Workouts bestens Bescheid zu wissen, wenn du keine Zeit findest, sie auszuführen. Nimm dir doch bitte mal deinen Job- und auch den privaten Kalender zur Hand. Wo tun sich Zeitfenster auf? Vielleicht in der Mittagspause? Könntest du morgens früher aufstehen oder abends vorm Fernseher trainieren? Beobachte dich einen Tag lang genau: Wie oft surfst du planlos im Internet? Tust du unnötige Dinge, wie Handtücher oder Bettwäsche zu bügeln? Bitte deinen Freund um Hilfe, wenn es darum geht, die Wohnung zu putzen. Wieso sollte das dein Job sein? Sag auch ruhig mal eine Verabredung ab, wenn du glaubst, dass sie mehr Energie raubt, als sie dir gibt. Oder lade die Freundin ein, mit dir zusammen zu trainieren. Übrigens haben auch Kinder Spaß an der Turnerei, lass sie ruhig mitmachen.

REAKTIONEN DES KÖRPERS

Gut, jetzt weißt du Bescheid, was dich von meiner Seite aus beim Training erwartet. Den genauen Ablauf und das gesamte Programm findest du ab Seite 70 im Kapitel „In 60 Tagen zur Form deines Lebens". Vorab solltest du aber noch wissen, was dich in Bezug auf deinen Körper erwartet. Vom EPOC-Effekt über Schweißperlen und Muskelkater bis hin zur Superkompensation – freu dich ruhig schon jetzt auf all diese positiven Effekte!

DER EPOC-EFFEKT – EIN ECHTER FETT-WEG-TURBO

Zugegeben, es klingt ein bisschen nach einer unschönen Hauterkrankung, aber EPOC musst du nicht fürchten, im Gegenteil, du wirst EPOC lieben. Die Abkürzung EPOC steht für die englische Bezeichnung „excess post-exercise oxygen consumption" und beschreibt damit die Sauerstoffmenge, die der Körper nach einer intensiven Belastung benötigt, um wieder zu regenerieren. Fakt ist nämlich: Egal wie trainiert du bist, wenn du dich beim Sport so richtig ins Zeug legst, kann dein Körper kurzfristig nie so viel Sauerstoff aufnehmen, wie er eigentlich gerade bräuchte. Ergo muss er seine eigenen Reserven anzapfen und die gilt es im Anschluss an die Action wieder aufzufüllen. Überhaupt hat dein Körper nach einer solchen Powereinheit eine Menge zu tun: Er muss die Körpertemperatur wieder runterregulieren, den noch fleißig pumpenden Herzmuskel weiter mit ausreichend Sauerstoff versorgen, angefallene Stoffwechselprodukte wie etwa Laktat beseitigen, eventuell beschädigte Zellen reparieren und eben nicht zuletzt auch seine Sauerstoff- und Energiespeicher wieder befüllen. Kein Wunder, dass diese anstrengende Arbeit auch eine Extraportion Energie verbraucht – und die holt sich der Körper praktischerweise bevorzugt aus den energiereichen Fettzellen. Einfach gesagt: Während du längst schon wieder auf der Couch Platz genommen hast, arbeitet dein Körper weiter brav am Projekt Traumbody. Dabei gilt: Je intensiver die Belastung, desto stärker und länger anhaltend der Nachbrenneffekt. Wer also kleine Hüftrollen oder Reiterhosen verlieren möchte, der sollte bei jedem Training richtig Vollgas geben. Das Gefühl, nachher mit doppelt gutem Gewissen chillen zu können, verdient definitiv das Prädikat „besonders wertvoll"!

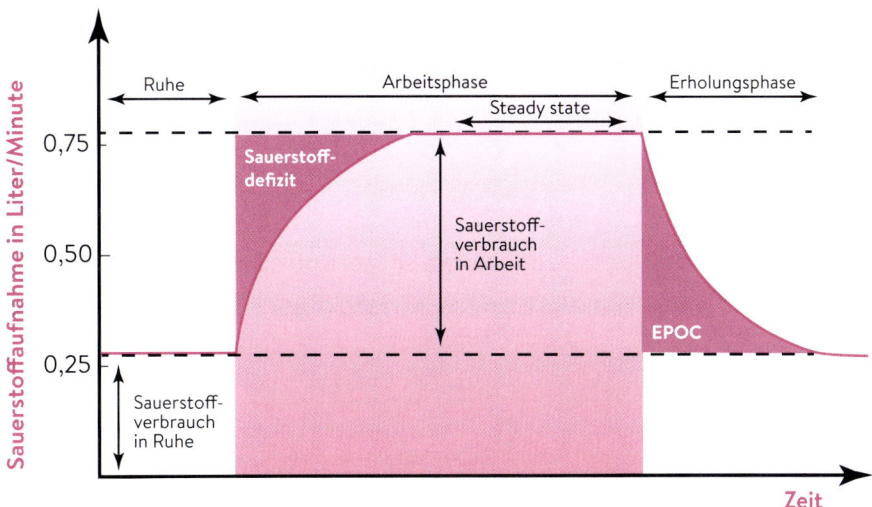

Weniger ist mehr Tief zu atmen ist beim Sprinten und ähnlich hohen Belastungen kaum möglich, ein Sauerstoffdefizit entsteht. Der Körper will aber auf rein gar nichts verzichten (recht hat er!) und holt sich zurück, was er braucht. Und interessanterweise braucht er nach der Belastung sogar noch ein bisschen mehr Sauerstoff, als ihm zuvor gefehlt hat. Das ist der Tatsache geschuldet, dass im Körper nun zahlreiche Regenerationsprozesse ablaufen – und die verbrauchen nicht nur Sauerstoff, sondern auch Energie. Wie gut, dass sich da das eine oder andere Pölsterchen anzapfen lässt …

SCHWEISS = PERLEN DER BEGEISTERUNG

Nein, dieses Thema ist nicht ekelig. Im Gegenteil: Schweiß ist lebensnotwendig! Schließlich schützt er dich vorm Überhitzen, Experten sprechen von der Thermoregulation. Wie viel du schwitzt, ist individuell verschieden und hängt auch damit zusammen, wie gut du trainiert bist. Ein fitter Sportler verliert bis zu 3 Liter Schweiß in der Stunde, ein Untrainierter gerade mal 0,8 Liter. Dabei schwitzen die einen anders als die anderen: Bei Trainierten bildet der Schweiß einen für die Verdunstung idealen Film auf der Haut, sodass der Körper rasch abkühlt und so Herz und Kreislauf geschont werden. Die Unfitten schwitzen hingegen eher in dicken Tropfen, was nicht sehr effizient fürs Cool-down der Haut ist. Auch bei der Zusammensetzung des Schweißes zeigen sich Unterschiede. Supersportler verlieren unterwegs weniger Elektrolyte (also Salze) als Couch-Potatoes. Obendrein fließen zusammen mit den Schweißtropfen auch eine Menge Glückshormone – Serotonin, Dopamin und Co. belohnen für die Anstrengung. Und irgendwie ist so ein verschwitzter, trainierter Body auch echt sexy, findest du nicht?

MUSKELKATER

Ich möchte dir nichts vormachen – ohne Muskelkater werden die nächsten 60 Tage wohl nicht ablaufen. Das ist aber erst mal kein Drama, denn der Katzenjammer taucht typischerweise auf, wenn du deine Muskeln nach längerer Sportabstinenz plötzlich wieder oder schlicht auf bisher nicht gewohnte Weise forderst. Zum Trost sei aber gesagt: Ein leichter Muskelkater geht meist schnell wieder vorbei und deine Muskeln werden sich nach und nach an die neuen Herausforderungen anpassen. Hält die Katerstimmung jedoch eine Woche oder gar länger an, solltest du die Trainingsintensität etwas verringern. Ein Trainingsstopp ist angesagt, wenn die Schmerzen wirklich heftig sind und dir jede Bewegung schwerfällt – dann hast du definitiv übertrieben und deine Muskeln brauchen eine Auszeit.

Allerdings gibt es auch Menschen, die einfach nie Muskelkater haben. Du hast dein Programm tapfer durchgezogen, aber keinen Kater bemerkt? Glückwunsch, das ist selten, aber dann natürlich auch kein Grund, am Erfolg zu zweifeln.

Um zu verstehen, was sich hinter diesem teilweise doch echt schmerzhaften Phänomen verbirgt, brauchst du ein wenig Hintergrundwissen. Vielleicht erinnerst du dich noch, wie die Muskeln aufgebaut sind, ihre kleinsten Bausteine sind (siehe Schaubild auf Seite 22), ihre kleinsten Bausteine sind die Sarkomere. Darin befinden sich dünne Eiweißfäden, die Filamente – das feinere Aktinfilament und das dicke Myosinfilament. Damit die ganzen Ministeine zusammenhalten, werden sie durch sogenannte Z-Scheiben verbunden. Muss der Muskel arbeiten, ziehen sich die betreffenden Sarkomere zusammen, sie sind gespannt. Ist der Reiz aber sehr hoch, kann es schon mal vorkommen, dass eine Z-Scheibe reißt. Das ist weniger dramatisch, als es jetzt klingt, aber natürlich ist es schon eine kleine Verletzung, die eine Entzündung nach sich zieht und sich durch Katerstimmung äußert. Denn durch den Riss kommt Wasser in die Muskelfasern, diese dehnen sich aus und den Druckschmerz bekommst du dann zu spüren.

Generell gilt: Wenn du die Mobility-Übungen immer dann ausführst, wenn sie im 60-Tage-Programm auf dem Plan stehen, kannst du die Intensität und Dauer des Gejammers eindämmen. Sie helfen nämlich dabei, die Durchblutung zu fördern und die Flüssigkeit in den Fasern schneller abzutransportieren, der Druck lässt schneller nach.

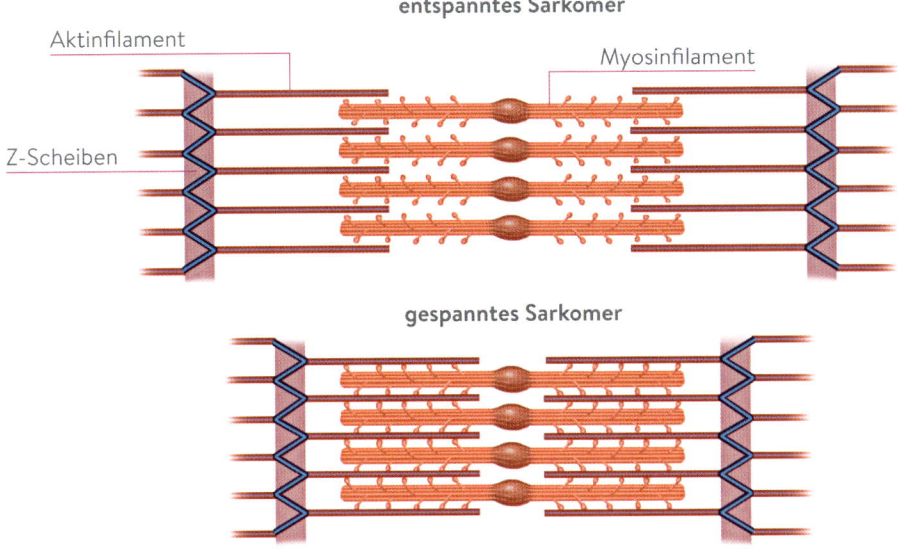

entspanntes Sarkomer

Aktinfilament

Myosinfilament

Z-Scheiben

gespanntes Sarkomer

Ein Blick in die Tiefe In der kleinsten (Muskel-)Einheit herrscht enge Verbundenheit – die dicken Myosinfilamente sind mit den dünnen Aktinfilamenten verbandelt. Für den Zusammenhalt unter den Sarkomeren sorgen die Z-Scheiben, die schon mal einen Riss bekommen, wenn du hart trainierst. Darauf reagiert der Muskel dann verkatert.

Hier noch einige weitere Tipps, wie du das Tier im Muskel zähmst:

▌**Temperatur verändern** Etwas Kaltes ist gut, etwas Warmes aber auch. Kälte lindert den Schmerz, mildert die Entzündungsreaktion im Muskel und reduziert Schwellungen. Wärme hingegen regt die Durchblutung der Muskulatur an und pusht so bestimmte Stoffwechselprozesse, die den Kater bekämpfen. Du darfst dir also selbst aussuchen, ob du lieber in die Sauna oder ins Eisbecken gehst. Vielleicht machst du auch beides? Natürlich tut es auch eine Wärmflasche, Badewanne oder ein Kühlpad.

▌**Ordentlich kleiden** Trage nach dem Sport richtig enge Sachen, die fördern die Durchblutung und damit die Regeneration. Ich meine keine zu klein gewordenen Teile oder Stützstrümpfe, sondern echte Kompressionskleidung aus dem Sportfachhandel. Die Investition lohnt sich, die Shirts und Hosen halten ewig.

▌**Salben auftragen** Die gute alte Sportsalbe kann wahre Wunder wirken. Achte auf die Inhaltsstoffe, einige Produkte haben eher eine wärmende (wie Latschenkiefer) und andere eher eine kühlende Wirkung (zum Beispiel Menthol). Such dir einfach die aus, die dir am angenehmsten erscheint

▎**Bananen essen** Die Tropenfrüchte enthalten die perfekte Kombination, um Muskelkater und Krämpfen vorzubeugen: viel Kalium und eine gute Portion Magnesium. Kalium ist ein Mineralstoff, den du bei starkem Schwitzen schnell verlierst, der aber essenziell für die Muskelfunktion ist. Magnesium nimmt die Spannung aus den Muskeln und lindert Krämpfe – gerade wenn du zu allem Übel auch noch deine Tage hast, ein Wohlfühlplus. Falls du keine Bananen magst, kannst du bei Bedarf auch gern Nüsse und Trockenfrüchte essen. Aber bitte nicht übertreiben, denn so klein die Snacks auch sind, Nüsse enthalten viel Fett und Trockenobst schlägt mit reichlich Zucker zu Buche.

▎**Verbot befolgen** Bitte nimm keine Schmerztabletten ein, um gegen den Katzenjammer anzugehen. Der Muskelkater ist keine Krankheit, die du mit Medikamenten bekämpfen müsstest, und er heilt von ganz allein folgenlos wieder aus.

▎**Bewegung einbauen** Auch wenn es hart klingt, nach der Belastung noch mal aktiv zu werden, leichte Ausdauereinheiten wie lockeres Schwimmen oder eine gemütliche Fahrradtour lassen die Beschwerden ebenfalls auf der Strecke. Am schlimmsten sind die nämlich erfahrungsgemäß, wenn man sich lange nicht bewegt hat und dann loslegt, beispielsweise beim Aufstehen vom Bürostuhl. Wie war das noch mal mit dem Rasten und Rosten?

EINE SUPER SACHE, DIESE SUPERKOMPENSATION

Muskelkater ist beim Körper nicht so beliebt. Der mag es nicht, aus seinem Gleichgewicht geworfen zu werden und sich um Dinge wie zum Beispiel Risse in den Z-Scheiben kümmern zu müssen. Man könnte sagen, er ist ein kleines Faultier. Weil er eben keine Lust auf weitere Reparaturmaßnahmen hat, macht er die Fasern gleich beim Verschließen stärker, als sie vorher waren. In der Fachsprache nennt sich dieser Prozess Superkompensation.

Doch für diese Verstärkung braucht der Organismus Zeit, in der Regel sind das ein bis zwei Tage. Darum ist es ganz wichtig, dass du den Ruhetag auch wirklich einlegst und nicht aus übertriebenem Ehrgeiz gleich zum nächsten Training übergehst. Auch die vorgegebene Reihenfolge im 60-Tage-Programm einzuhalten macht Sinn, denn auf diese Weise forderst du unterschiedliche Muskeln, sodass es für die einzelnen Partien nicht zur Überlastung kommt. Passiert das häufiger, besteht die Gefahr des Übertrainings – Fortschritte stagnieren, du fühlst dich müde, abgeschlagen und gereizt. Zudem solltest du kein Workout ausfallen lassen. Wenn der Körper merkt, dass eine Zeit lang keine weitere Herausforderung auf ihn wartet, rüstet er wieder ab. Bedeutet konkret: Die Muskeln werden wieder kleiner, denn der Körper hat kein Interesse, diese schwere Masse, die durchblutet und mit Nährstoffen versorgt werden muss, unnötig mit sich herumzuschleppen.

Übrigens ist der Muskelaufbau nicht der einzige nette Nebeneffekt der Superkompensation, auch dein Herz-Kreislauf-System wird leistungsfähiger und deine Ausdauer verbessert sich: Deine Muskeln werden zum Beispiel nicht mehr so schnell sauer (sprich es fällt weniger und weniger schnell Laktat an) und damit kannst du länger durchhalten – beim Workout wie beim Treppensteigen. Und bist in der Lage, mehr Sauerstoff aufzunehmen, was im wahrsten Sinne des Wortes zur Folge hat, dass du nicht mehr so rasch aus der Puste kommst.

IMMER MIT DER RUHE!

Miss bitte zu Beginn der 60 Tage eine Woche lang deine Ruheherzfrequenz. Wie? Zähle einfach sieben Tage direkt nach dem Aufwachen 1 Minute lang deine Pulsschläge. Die Summe aller Messergebnisse teilst du zum Schluss durch sieben – et voilà, das ist deine Ruheherzfrequenz, die durchschnittlich bei 60 bis 80 Schlägen pro Minute liegt. Überprüfe diesen Wert bitte regelmäßig während des Programms, um sicherzugehen, dass alles okay ist. Er gibt Aufschluss darüber, wie dein Körper das Training verkraftet und wie fit oder gestresst du gerade bist.

Ist dein Ruhepuls nach dem Programmstart deutlich erhöht, kann die Belastung vorübergehend zu intensiv sein, möglicherweise schwächt dich aber auch ein beginnender Infekt. In beiden Fällen solltest du für mehr Erholung sorgen beziehungsweise eine Pause einlegen. Sinkt deine Ruheherzfrequenz im Verlauf der 60 Tage allmählich, ist das ein gutes Zeichen: Das Herz-Kreislauf-System reagiert auf die Trainingsreize und dein Herz pumpt effizienter und weniger oft.

TEST: ZU VIEL TRAINIERT?

Um festzustellen, ob die Belastung für dich zu hoch war und du eventuell im Übertrainingsbereich gelandet bist, beantworte die folgenden Fragen einfach mit Ja oder Nein:

1. Liegt deine Ruheherzfrequenz schon seit einigen Tagen immer wieder vier oder mehr Schläge über deinem üblichen Wert?

2. Schläfst du schlecht ein und/oder wachst nachts häufig auf?

3. Fühlen sich deine Beine total schwer an?

4. Bist du schnell gereizt und völlig genervt von allem?

5. Hast du extrem viel oder gar keinen Hunger?

6. Jagt ein Infekt den nächsten?

7. Löst schon der Gedanke an Sex ein „Bloß nicht!"-Gefühl aus?

8. Wirst du bei den Übungen einfach nicht besser?

9. Würdest du am liebsten einfach nur den ganzen Tag schlafen?

10. Schmerzen deine Gelenke?

Du hast drei oder mehr Fragen mit Ja beantwortet? Dann sollte dein nächster Tag der Pausentag beziehungsweise Rest Day sein, anschließend machst du in dem vorgegebenen Rhythmus mit dem Programm weiter. Wenn du zum Beispiel am Mittwoch feststellst, dass du leicht im Übertrainingsbereich bist, legst du am Donnerstag eine Pause ein und trainierst am Freitag das Workout, das für Donnerstag vorgesehen war. Und so weiter. Versuche obendrein, gezielt zu entspannen und mehr zu schlafen. Auch kleine Powernaps helfen dir, zwischendurch neue Energie zu tanken.

Du kommst bei dem Test sogar auf sechs oder mehr Ja-Antworten? Dann leg bitte zwei Tage Pause ein und versuche unbedingt mehr zu schlafen!

SCHLAFEN MACHT STARK

Innerhalb der nächsten 60 Tage solltest du dir genug Schlaf gönnen, denn die meisten Regenerationsprozesse laufen in der Nacht ab. Wichtig ist auch die Qualität deines Schlafs. Je tiefer du schläfst, desto erholter wachst du auf. Darum sind der Fernseher, Laptop und das Handy im Bett tabu. Lies doch einfach mal wieder ein Buch! Das strahlt kein hellblaues Licht aus, das dem Organismus vorgaukelt, es wäre Tag. Eben noch müde, wirst du unter dem Einfluss der blauen Wellenlängen nämlich stetig munterer, weil sie die Produktion des Schlafhormons Melatonin hemmen. Büchermuffel hören einfach ein Hörspiel. Achte auf richtig dunkle Vorhänge. Schließlich soll dir auch nicht das TV-Licht vom Nachbarn in die Augen fallen. Ich nenne die Lichtstimmung „pitch-black", auch keine LED-Leuchte sollte zu sehen sein. Wenn die totale Dunkelheit in deiner Wohnung einfach nicht machbar ist, besorge dir eine Schlafmaske. Noch etwas: Durch die neue sportliche Belastung kann es sein, dass du sogar 1 bis 2 Stunden länger länger schlafen musst als sonst. Gönn dir und deinem Körper diese Extra-Auszeit! Und um dir die nicht zu vermiesen, sollte dein Workout nicht das Letzte sein, was du an einem Tag tust. Ist dein Kreislauf nämlich erst mal in Schwung, fällt das Einschlafen schwerer, auch wenn du dich durch die Bewegung angenehm erschöpft fühlst. Versuche also spätestens am frühen Abend zu trainieren. Einige Menschen reagieren auch empfindlich auf Kaffee. Solltest du dazugehören, trinkst du die letzte Tasse am besten noch vor 15 Uhr, um später seelenruhig schlummern zu können.

Im Schlaf werden auch Stresshormone abgebaut. Sind zu viele davon im Körper, verhindern sie, dass du abnimmst beziehungsweise generelle Trainingserfolge feiern kannst. Versuche also, auch tagsüber so viel Druck wie möglich aus deinem Alltag zu nehmen. Wird dir alles zu viel, dann zieh dich kurz zurück und atme bewusst ganz tief in den Bauch hinein. Das klappt wunderbar im Gehen: in drei Atemzügen ein- und in sechs wieder ausatmen. Konzentriere dich wirklich nur auf die Luft, die durch Mund und Nase strömt, denke an nichts anderes. Das macht den Kopf wieder frei und das Problem sieht schon wieder viel kleiner aus. Tipp: Diese Atemübung hilft dir ebenfalls beim Einschlafen. Ein absoluter Einschlafkiller ist übrigens Kälte. Achte daher darauf, dass deine Bettdecke zur Jahreszeit passt. Die ideale Raumtemperatur liegt im Schlafzimmer zwischen 15 und 19 Grad.

DER MATTISON-TREIBSTOFF: DU BIST, WAS DU ISST

Wusstest du, dass stolze 70 Prozent des Trainingserfolges nicht auf Bewegung, sondern auf die richtige Ernährung zurückzuführen sind? Diesen Löwenanteil darfst du also auf keinen Fall vernachlässigen! Ich setze beim Essen auf einen gesunden Mix aus Paleo-Ernährung und Clean Eating. Auf den nächsten Seiten erfährst du, was sich hinter diesen Begriffen verbirgt, wie du dich mit dieser Kombi rundum gut ernährst und warum die Flüssigkeitszufuhr und das Timing dabei eine große Rolle spielen.

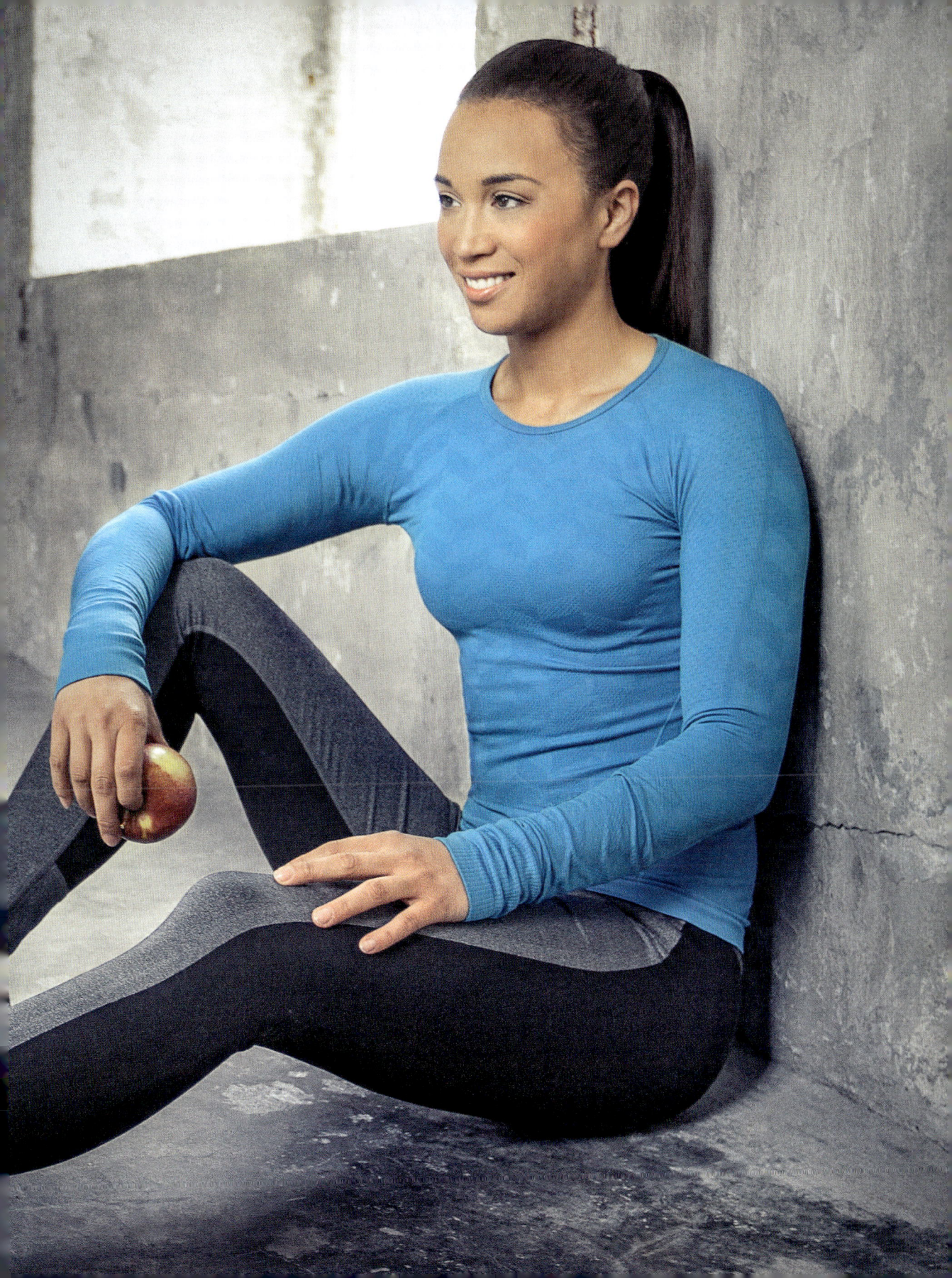

FIT ZU SEIN IST ECHT LECKER

Mal ehrlich, Junkfood hinterlässt selten ein gutes Gefühl. Nein, ich möchte dir nicht den Appetit auf Burger und Pommes verderben – aber ich möchte dir ein Bewusstsein für Lebensmittel mitgeben, die dir wirklich guttun. Gerade für das 60-Tage-Programm brauchst du volle Power, um alle Übungen so durchzuführen, wie sie am effektivsten sind. Fehlt dir der passende Brennstoff, kannst du die Einheit bleiben lassen. Essen ist für eine super Figur unabdingbar! Viele Frauen hungern, um ein fragwürdiges Schönheitsideal zu erreichen. So ein Unsinn, jeder Mensch kann und muss essen. Und wer genug Muskelmasse hat, darf sich sogar noch mehr gönnen.

Für den Genuss ohne Reue stelle ich dir im Folgenden mein Ernährungskonzept vor. Es basiert auf einer gesunden Mischung aus Clean Eating und der Steinzeiternährung (auch unter dem Begriff Paleo bekannt) – und ist keine Diät! Die Mammut-Nummer solltest du in den nächsten 60 Tagen konsequent durchziehen, danach kannst du entscheiden, ob das Steinzeitprinzip eine Dauerlösung werden soll. Clean Eating lege ich dir dagegen generell ans Herz – ein Leben lang.

Eine Sache vorab: Achte bitte auf hochwertige Produkte in Bioqualität. Natürlich sollst du dir auch mal den einen oder anderen Schuh- oder Beauty-Luxus gönnen, aber dafür beim Essen den Rotstift anzusetzen, ist keine gute Idee. Spare lieber, indem du seltener ins Restaurant gehst und stattdessen für deine Freunde kochst. So hast du die Zutaten auch besser im Blick und kannst sichergehen, nährstoffreich zu essen.

EINE SAUBERE SACHE, DIESES CLEAN EATING

Clean, also „sauber" zu essen, ist easy. Du wählst einfach nur natürliche und möglichst unverarbeitete Lebensmittel aus. Also den Apfel statt Apfelmus aus dem Glas, Kartoffeln statt Kartoffelbrei aus der Tüte oder Haferflocken mit frischem Obst statt Fertigmüsli. Dosenravioli und Co. sind damit tabu, aber auch bei allen anderen Lebensmitteln solltest du einen Blick auf die Inhaltsstoffe werfen. Entdeckst du mehr als fünf Positionen auf der Zutatenliste, muss das Produkt wieder zurück ins Regal. Eine weitere Regel lautet: Begriffe, die du nicht aussprechen kannst, und/oder E-Nummern sind ebenfalls sichere Zeichen für den Nicht-Kauf.

DAS PALEO-PRINZIP

Genau wie beim Clean Eating geht es bei Paleo (das ist übrigens die Abkürzung für Paläolithikum, die Altsteinzeit – streng genommen müsste es demnach Paläo heißen) um native Lebensmittel. Allerdings nur um solche, die schon damals zur Beute von Jägern und Sammlern gehörten. Was hingegen erst später durch Ackerbau und Viehzucht möglich wurde, kommt bei Steinzeitessern nicht auf den Teller. Also vor allem keine Hülsenfrüchte, Milch- und Getreideprodukte. Strenge Paleos meiden zudem Honig und Kartoffeln, weniger strenge wie ich essen beides und erlauben auch Butter sowie Reis.

☺ **Paleos mögen ...**
  Fleisch und Geflügel
  Fisch, Schalen- und Krustentiere
  Eier
  Gemüse (inklusive Wurzelgemüse), Salate, Kräuter
  Kartoffeln und Süßkartoffeln, geschälten Reis
  Honig, Ahornsirup und getrocknete Früchte (wie Dattelpaste) zum Süßen
  Nüsse, Mandeln und Samen
  Mandel- und Kokosmehl
  Fette und Öle aus Avocado, Kokosnuss, Leinsamen und Olive sowie Butter und Ghee

☹ **Paleos meiden ...**
  Getreide, Pseudogetreide und Getreideprodukte (wie Nudeln, Seitan, Brot oder Zerealien)
  Hülsenfrüchte (Bohnen, Erbsen, Linsen, Erdnüsse)
  Zucker, Agavendicksaft
  Milch und Milchprodukte (wie Käse, Joghurt, Sahne oder Eis)
  Sojaprodukte (wie Tofu, Sojasoße oder Sojajoghurt), Cashewkerne
  alle verarbeiteten Nahrungsmittel (wie Fertiggerichte, Wurstwaren, Margarine, Salzgebäck, Süßigkeiten und Kuchen)
  Alkohol*

* Rot- oder Weißwein und klare Alkoholika wie Wodka sind in Maßen erlaubt, jedoch solltest du wissen: Sobald du Alkohol zu dir nimmst, konzentriert sich der Stoffwechsel auf den Promilleabbau. Alles, was du sonst zu dir nimmst, landet im Bauchspeck- oder Hüftröllchen-Depot.

Zudem schauen sich Paleos – genau wie Clean Eater – die **Zutatenliste** eines Lebensmittels genau an. Sobald sich eines der folgenden Dinge hinzugeschummelt hat, hat das Produkt keine Chance, deinen Magen kennenzulernen:

▌ Agavendicksaft
▌ Rohrzucker oder Zuckerrohrsaft
▌ Carrageen
▌ Glukosesirup, (Malto-)Dextrin oder Dextrose
▌ Aspartam und andere künstliche Süßstoffe
▌ Xanthan und Guarkernmehl
▌ Mononatriumglutamat
▌ Hefeextrakt
▌ Nitrate und Nitrite
▌ Kartoffelstärke

MEIN WORT ZUR SÄTTIGUNGSBEILAGE

Strenge Paleos meiden Reis und Kartoffeln, da diese Produkte erst durch die Industrialisierung in Mengen gezüchtet wurden und sich in ihrer Schale möglicherweise weniger gesundheitsförderliche Stoffe befinden können. Ich sehe es so: Da unser Alltag heute nicht mehr der eines Steinzeitmenschen ist und wir zudem problemlos auf weißen Reis und im Zweifel geschälte Kartoffeln zurückgreifen können, sind diese Beilagen absolut okay. Im Rahmen des 60-Tage-Programms aber bitte nur eine Handvoll, nur nach dem Workout und nie abends, denn sie enthalten viele Kohlenhydrate. Zudem würde ich (Süß-)Kartoffeln immer dem Reis vorziehen, da sie schlicht mehr Nährstoffe und Vitamine haben.

MIT PALEO FETT IM GESCHÄFT

Ja, es stimmt: Paleo ist eine vergleichsweise fett- und eiweißreiche Ernährung. Das erfordert trotz des Low-Carb-Trends der letzten Jahre immer noch ein Umdenken in den meisten Köpfen, gerade bei den Frauen. Aber glaub mir, ich fühle mich mit Paleo viel leistungsfähiger, mein Gewebe ist straffer und ich sehe definierter aus.

Fette und Proteine erfüllen nämlich eine Menge wichtiger Funktionen in unserem Körper, denn sie sind Bausteine aller Zellmembranen. Fett ist zudem Energieträger und -speicher, es unterstützt die Hormonbildung und ermöglicht die Aufnahme der lebenswichtigen fettlöslichen Vitamine A, D, E und K. Daneben schützt Fettgewebe die inneren Organe. Und: Fett macht **nicht** gleich fett! Im Gegenteil, gesunde Fette …

… pushen die Fettverbrennung und den Fettabbau,

… sind unerlässlich für unsere Gehirnfunktion,

… verbessern die Fließeigenschaften des Blutes, senken den Cholesterinspiegel und beugen so Herz-Kreislauf-Erkrankungen vor

… und vermeiden Achterbahnfahrten des Blutzuckerspiegels, schützen dich also vor unkontrollierten Heißhungerattacken und langfristig möglicherweise auch vor Diabetes.

Gesund sind vor allem die einfach und mehrfach ungesättigten Fettsäuren. Letztere sind essenziell, der Körper kann sie nicht selbst herstellen und ist auf deine Zufuhr angewiesen.

EIN TAG IN DER STEINZEIT

Am Anfang kann es sein, dass du dich mit der neuen Ernährung etwas benommen und schlapp fühlst. Das ist total ungefährlich und völlig normal, denn der Körper ist es nicht gewohnt, ohne den vielen Zucker auszukommen. Beweg dich etwas, um den Kreislauf auf Touren zu bringen. Als Back-up helfen dir frische Beeren oder ein Kaugummi über den schlimmsten Süß-Hieper hinweg. In der Regel ist der unangenehme Zauber nach drei Tagen verschwunden und du fühlst dich rundum gut.

Das frühgeschichtliche Frühstück

Brötchen, Fertigmüsli, Fruchtjoghurt und Cappuccino waren immer so schön einfach, da wird gerade das Frühstück zur großen Herausforderung für viele Steinzeit-Newbies. Aber es gibt tolle Alternativen, die man beliebig kombinieren kann, zum Beispiel frische Früchte mit Nüssen, Avocados mit Gemüsestreifen, Lachs mit Kräutern oder Rühreier mit Schinken. Und leckere Mandel- oder Kokosmilch für den Kaffee. Mir und meiner Verdauung geht es ohne Milch und Käse sogar viel besser – obwohl ich keine Laktose-intoleranz habe.

Der DIY-Lunch

Bevor du dich mit dem Kantinenchef über sämtliche seiner Kochzutaten austauschst, versorge dich lieber gleich selbst. Ich mache mir sonntagabends oft einen riesigen Salat. Den lasse ich pur, damit ich mir die nächsten Tage immer eine Portion abfüllen und mit Avocados, Scampi oder Thunfisch kombinieren kann. Ich selbst esse aus ethischen Gründen kein Fleisch, aber natürlich kannst du dir auch Rinderfilet oder Pute hineinschneiden. Mit etwas Olivenöl und frischem Zitronensaft beträufeln, fertig.

Das Paleo-Dinner

Und jetzt einen großen Teller Pasta … Gern, wenn du die aus Zucchini herstellst. Es gibt sogenannte Spiralschneider, mit denen du das Gemüse supereasy in Spaghettistreifen verwandeln kannst. Und die behandelst du wie Nudeln: in Salzwasser bissfest garen, dann eine selbst gemachte Soße aus Tomaten und Kräutern dazu – buon appetito!

Die Ohne-schlechtes-Gewissen-Snacks

Wenn du Hunger hast, iss! Sobald der Organismus hungern muss, schaltet der Stoffwechsel auf Sparflamme. Alles, was du dann futterst, bunkert der Körper für schlechte Zeiten. Höre jedoch in dich hinein, ob dein Magen wirklich knurrt oder du nur Appetit hast, der mit einem frischen Pfefferminztee vergeht. Sonst sind Nüsse, Gemüsestreifen und Früchte eine gute Snack-Wahl. Wer abnehmen möchte, greift nur zu einer Handvoll Nüsse und zu Obstsorten mit einem niedrigen Fruchtzuckeranteil wie Beeren, Mandarinen, Aprikosen oder Honigmelonen. Tipp: Teste mal, wie groß der Abstand zwischen letzter Mahlzeit und dem Training sein sollte. Bei einigen Menschen sind es 2 Stunden, bei anderen 20 Minuten.

Portionen für perfekte Proportionen

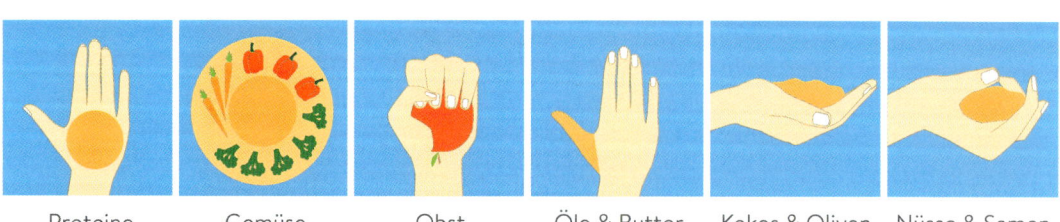

| Proteine | Gemüse | Obst | Öle & Butter | Kokos & Oliven | Nüsse & Samen |

Bestens im Blick Die richtige Menge für jede Mahlzeit lässt sich gut von der Hand und vom Teller ablesen

KÜNSTLICHE AUSNAHMEN

Proteinshakes sind zwar verarbeitete Produkte und im klassischen Sinne nicht clean, aber bei hochwertigem Pulver mache ich eine Ausnahme. Ich verwende daher nur Proteinpulver in Bioqualität, das ohne künstliche Zusatzstoffe auskommt und einen hohen Eiweißanteil hat. Hier gibt es mittlerweile auch gute vegane Varianten wie Erbsen-, Soja-, Reis- und Hanfprotein. Bei Eiweißriegeln solltest du einen Blick auf die Nährwertangaben werfen, denn einige liefern sehr viele Kohlenhydrate aus Zucker und sind wahre Dickmacher. Auf Nahrungsergänzungsmittel verzichte ich weitestgehend. Wer jedoch keinen fettreichen Fisch mag, sollte seinen Bedarf an essenziellen Omega-3-Fettsäuren mit Fischölkapseln oder Leinöl decken – sie wirken entzündungshemmend und schützen dich auch vor allzu starkem Muskelkater. Zudem kann die Einnahme von Vitamin D sinnvoll sein, da dieses hauptsächlich unter Sonneneinstrahlung über die Haut gebildet wird. Es ist nicht nur für den Knochenstoffwechsel unabdingbar, sondern unterstützt nach neueren Erkenntnissen sogar den Muskelaufbau. Wichtig dabei: Bei langfristiger Einnahme sehr hoher Dosen kann Vitamin D toxisch wirken, also bitte vom Arzt beraten lassen.

TRINKEN IST – ENTSCHEIDEND!

Trinke so viel, wie du kannst! 2,5 bis 3 Liter am Tag dürfen es schon sein. Am besten machst du ein kleines Ritual draus und trinkst jede Stunde ein Glas, mindestens. Und beim Training ist natürlich eine Extraportion Flüssigkeit gefragt, da darfst du gern schon beim Workout nachlegen, aber auf jeden Fall danach reichlich. Da du viel schwitzt, empfiehlt sich hier ein besonders mineralstoffreiches Wasser.

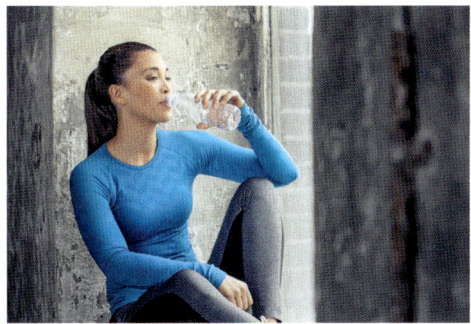

In guter Begleitung Unterwegs habe ich eigentlich immer eine kleine Flasche Wasser dabei

NEWS FÜR DEINE GETRÄNKEKARTE

Falls dir Selters und Co. schon zu den Ohren herauskommen, teste doch mal folgende Alternativen:

- Klingt simpel, ist simpel – Wasser schmeckt gar nicht mehr langweilig, wenn du es mit dem Saft einer Zitrone oder Limette aufpeppst. Die Zitrusfrüchte bringen einen Frischekick ins Glas, regen den Stoffwechsel an und liefern dabei noch eine Extraportion Mineralien und Vitamin C.
- Immer wieder gut: Tee ist ein leckerer und kalorienfreier Ersatz für Wasser – warm wie kalt. Aromatisierte Tees bitte meiden, aber sonst kannst du nach Lust und Laune kochen und mischen. Ich schütte oft einfach heißes Wasser über frische Ingwerstücke oder Pfefferminzblätter. Beruhigt auch den Bauch bei Regelschmerzen.
- Mein persönlicher Booster ist Kaffee. Den trinke ich natürlich ohne Kuhmilch, aber es gibt etwas viel Besseres: Rühre einen Löffel MCT-Öl (die Abkürzung steht für „medium-chain triglycerides", also für gesättigte Fettsäuren mittlerer Kettenlänge, die leicht verdaut werden und das Hungergefühl reduzieren), etwas Butter und eine Prise Zimt hinein – ordentlich durchshaken, fertig ist der Bullet Proof Coffee. Die Mischung aus Koffein und Fett macht nicht nur lange wach und satt, Studien zeigen auch, dass Koffein deinen Muskeln dabei hilft, beim Workout nicht so schnell zu ermüden.
- Ab und zu kannst du dein Mineralwasser ruhig mit einem Schluck Saft (ohne Zuckerzusatz!) in eine Schorle verwandeln. Achte aber darauf, dass der Saft ohne Zuckerzusatz ist und das Mischverhältnis 3:1 fürs Wasser ausfällt.
- Okay, okay, ausnahmsweise darf's auch mal ein Zero-Getränk sein – ich betone: ausnahmsweise! Die enthaltenen Zusatzstoffe sind nämlich alles andere als gesund, und selbst wenn sie nicht der Figur schaden, weißt du nicht, wie es in ein paar Jahren mit deiner Gesundheit aussieht.
- Probier doch mal Kokoswasser, das gibt es mittlerweile sogar schon in vielen Drogeriemärkten zu kaufen. Der energiearme Drink – in der Regel stecken in 100 Millilitern 15 bis 20 Kalorien – liefert viel Kalium und genauso viel Kalzium, Magnesium und Natrium wie Mineralwasser.
- Und last but not least: Solange sie ohne Zucker und künstliche Süßungsmittel auskommen, dürfen auch Gemüsesäfte oder Smoothies das eine oder andere Glas Wasser ersetzen.

BETRÜGEN UND BESCHLEUNIGEN

All diese Regeln und Empfehlungen können entweder verschärft oder außer Kraft gesetzt werden. Wie das funktioniert, erfährst du jetzt.

Der Cheat Day

Mein Mentor Rob empfiehlt, einen Tag in der Woche das Motto „Cheat like a mother!" auszuloben, bedeutet: Du kannst alles essen, worauf du Lust hast. Pizza, Eis, Burger, Schokolade ... Der sogenannte Cheat Day ist für die meisten Menschen sehr wichtig, um an den anderen sechs Tagen konsequent bei der cleanen Paleo-Sache zu bleiben. Den ersten Betrugstag wirst du wahrscheinlich zelebrieren. Recht so! Aber vielleicht stellst du schon beim zweiten oder dritten fest, dass dir die ungesunden Sachen gar nicht guttun. Bauchweh oder Müdigkeit können die Gründe sein, gar nicht mehr sooo viel Käse auf die Lasagne zu knallen oder nur noch die halbe Packung Pralinen zu essen. Aber selbst wenn du es doch tust – kein Problem! Dein Stoffwechsel bekommt auf diese Weise einen Push und pendelt sich nicht so leicht auf niedrigem Niveau ein.

Abkürzung zum Wunschgewicht

Falls du in Kürze einen wichtigen Termin hast, an dem du supergut aussehen möchtest – (d)eine Hochzeit oder einen Strandurlaub –, kannst du das 60-Tage-Programm mit dem sogenannten 16:8-Prinzip beschleunigen. Bei dieser Variante des intermittierenden (unterbrochenen) Fastens verzichtest du 16 Stunden am Tag auf feste Nahrung und isst nur in den verbleibenden 8 Stunden. Wenn du also um 9 Uhr morgens frühstückst, steht um 17 Uhr die letzte Mahlzeit auf dem Plan. Oder du steigst erst zum Mittagessen um 13 Uhr ein und futterst bis 21 Uhr. Den Cheat Day darfst du dir am siebten Tag trotzdem gönnen – ohne dabei die Uhr im Blick zu haben.

Fasten light

Du hast es mit einem Cheat Day so richtig übertrieben oder (weihnachtliche) Essensgelage liegen hinter dir? Auch hier kann intermittierendes Fasten gewichtige Probleme lösen. Verzichte einfach einen ganzen Tag lang komplett aufs Essen und trinke nur Wasser und ungesüßten Tee oder Kaffee. Sollte die Schlemmerphase schwere Ausmaße angenommen haben, kannst du das Ganze auch vorübergehend jeden zweiten Tag wiederholen.

**Lieblingsrezepte –
Nachmachen erwünscht!**
Best of Mintra and friends: Diese Köst-
lichkeiten sind supereinfach und super-
schnell gezaubert.

KOKOS-HEIDELBEER-SMOOTHIE

Zubereitung

Püriere die gewaschenen Beeren für 5 bis
10 Sekunden im Mixer. Dann fügst du die Mandeln hinzu und mixt weiter, bis die Mandeln klein
gehackt sind. Jetzt bringst du den Zimt und den
Kokosdrink ins Spiel und mixt alles so lange, bis
die Flüssigkeit schön cremig ist. Gegebenenfalls
musst du zwischendurch kurz stoppen und die
Zutaten, die sich am Rand abgesetzt haben, wieder
unterrühren.

Zutaten für 1 Portion

300 g Heidelbeeren

40 g Mandeln

1 Prise Zimt

250 ml Kokosnussdrink (aus
dem Tetra Pak, ungesüßt)

paleo

MANDELBUTTER-SHAKE

Zubereitung

Gib einfach alle Zutaten in den Mixer und mixe
kräftig durch. Prost!

Zutaten für 1 Portion

½ Banane

1 EL Mandelbutter (aus dem
Biomarkt oder Reformhaus)

3 EL Bio-Proteinpulver mit
Vanillegeschmack

250 ml Mandelmilch

clean

SPINAT-SHAKE

Zutaten für 1 Portion
250 g frischer Blattspinat
3 EL Bio-Proteinpulver mit
Vanillegeschmack
250 ml Mandelmilch
½ Banane
frische Minze und gehackte
Mandeln nach Belieben

Zubereitung
Zuerst den Spinat gründlich waschen, damit später keine kleinen Sandkörnchen zwischen den Zähnen knirschen. Dann gibst du einfach alle Zutaten in den Mixer und mixt kräftig durch.

Wer mag, dekoriert das Ganze noch mit frischer Minze und gehackten Mandeln.

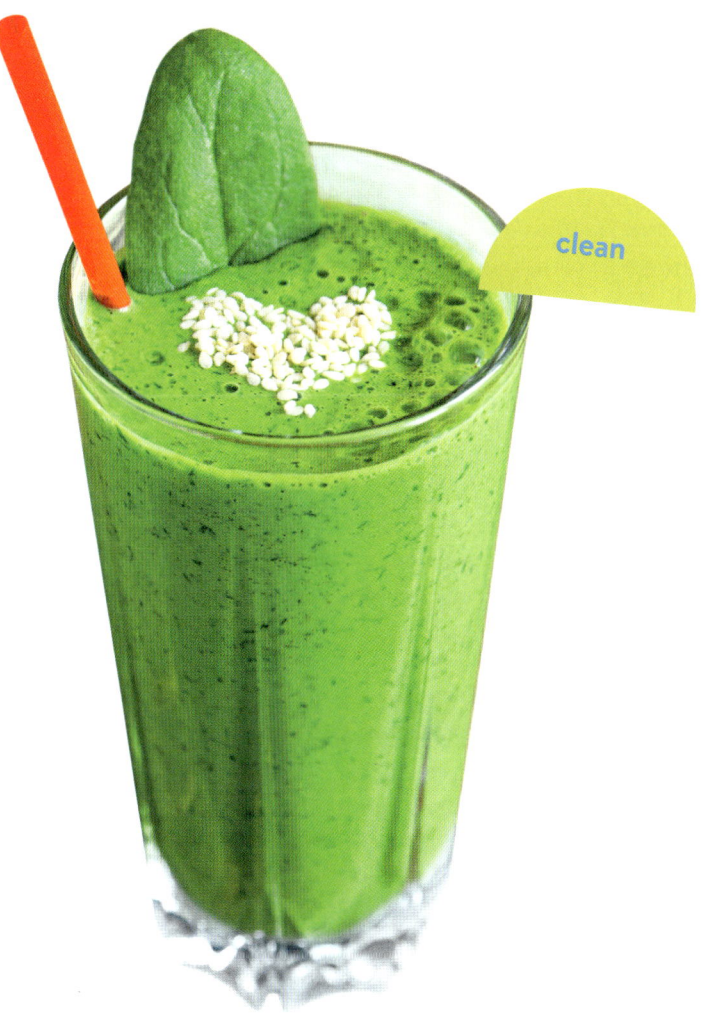

clean

FISCHFRIKADELLEN

Zubereitung

Den Thunfisch abschütten und mit einer Gabel zerteilen. Falls du Räucherlachs verwendest, schneide oder besser hacke diesen in sehr kleine Stücke. Dann die Zwiebel schälen und klein hacken. Fisch- und Zwiebelstücke mit den Eiern und den Mandeln in einer Schale mischen, die Masse mit Salz und Pfeffer abschmecken und kleine Frikadellen daraus formen. Falls sie auseinanderfallen, verwende noch etwas mehr Eiklar. Kokosöl, Butter oder Ghee in einer Pfanne erhitzen und die Fischfrikadellen bei mittlerer Hitze von beiden Seiten darin anbraten.

Zutaten für 4 Portionen
2 Dosen Thunfisch in Wasser oder 500 g Räucherlachs
1 kleine Zwiebel
2 Eier
50 g geriebene Mandeln
Salz und Pfeffer
2 EL Kokosöl, Butter oder Ghee

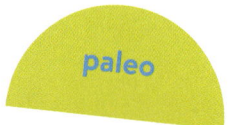

paleo

EGGS IN A BASKET – MINTRA-STYLE

Zubereitung

Heize deinen Ofen schon einmal auf 200 Grad Umluft vor. Die Zucchini waschen, die Süßkartoffeln, die Karotten und die Zwiebel schälen. Dann das Gemüse fein würfeln und in der Butter anschwitzen, bis es glasig ist. Würze es mit reichlich Meersalz und gib es in eine Auflaufform. In dem Gemüsebett formst du nun vier Kuhlen für die Eier und gibst jeweils ein aufgeschlagenes rohes Ei in eine Kuhle. Das Ganze lässt du dann circa 25 bis 30 Minuten im Ofen garen.

Zutaten für 4 Portionen
1 Zucchini
2 Süßkartoffeln
4 Karotten
1 rote Zwiebel
1 TL Butter
grobes Meersalz
4 Eier

paleo

MAMAS THAI-CURRY

Zutaten für 4 Portionen

1 EL Kokosöl

500 g Hähnchenbrustfilet

2 rote Paprikaschoten

1 Zucchini

200 g Zuckerschoten

1 Knoblauchzehe

1 EL Kokosöl

1 EL rote Currypaste

2 Dosen cremige Kokosmilch
(ungesüßt)

2 EL Fischsoße (ungesüßt)

1 EL Thai-Basilikum (frisch)

Zubereitung

Erhitze 1 Esslöffel Kokosöl in einer Pfanne, schneide das Hähnchenbrustfilet in feine Streifen und brate diese in dem Öl an. Beiseitestellen. Jetzt das Gemüse waschen und in mundgerechte Stücke schneiden. Knoblauchzehe abziehen und fein hacken. 1 Esslöffel Kokosöl in einem großen Topf erhitzen, den Knoblauch darin andünsten und die Currypaste unterrühren. Lösche das Ganze mit Kokosmilch ab, gib das Gemüse hinzu und lasse alles circa 15 Minuten bei mittlerer Hitze köcheln. Sobald das Gemüse gar ist, aber noch Biss hat, gibst du das Fleisch hinzu und erhitzt das Curry noch einmal. Mit Fischsoße abschmecken und mit gezupftem Thai-Basilikum garnieren. Dazu passt Jasminreis.

paleo

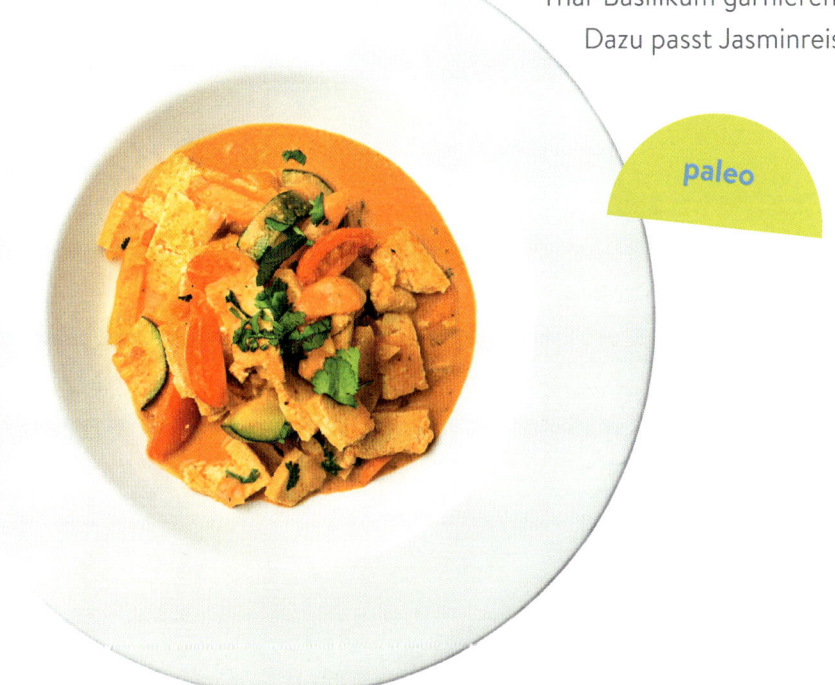

TINAS RINDFLEISCH-BROKKOLI-KOMBI

Zubereitung

Wasche den Brokkoli und teile die einzelnen Röschen ab. Dann dünstest du diese in einem Sieb über einem Topf mit kochendem Wasser, bis sie bissfest sind. Jetzt schneidest du das Rindfleisch in kleine Stücke. Nun die Peperoni waschen, Knoblauch, Zwiebel und Ingwer schälen und ebenfalls alles klein würfeln.

Vermische das Gemüse und brate es in einer Pfanne in heißem Kokosöl an. Das Fleisch gibst du hinzu und brätst es rund 4 Minuten mit.
Jetzt gibst du das Sesamöl und den Brokkoli hinzu und lässt das Ganze noch einige Minuten köcheln. Mit Salz und Pfeffer abschmecken und in einem tiefen Teller anrichten.

Zutaten für 4 Portionen
700 g Brokkoli
750 g Rindfleisch
½ Peperoni
3 Knoblauchzehen
1 Zwiebel
1 kleines Stück Ingwer
2 EL Kokosöl
4 EL Sesamöl
Salz und Pfeffer

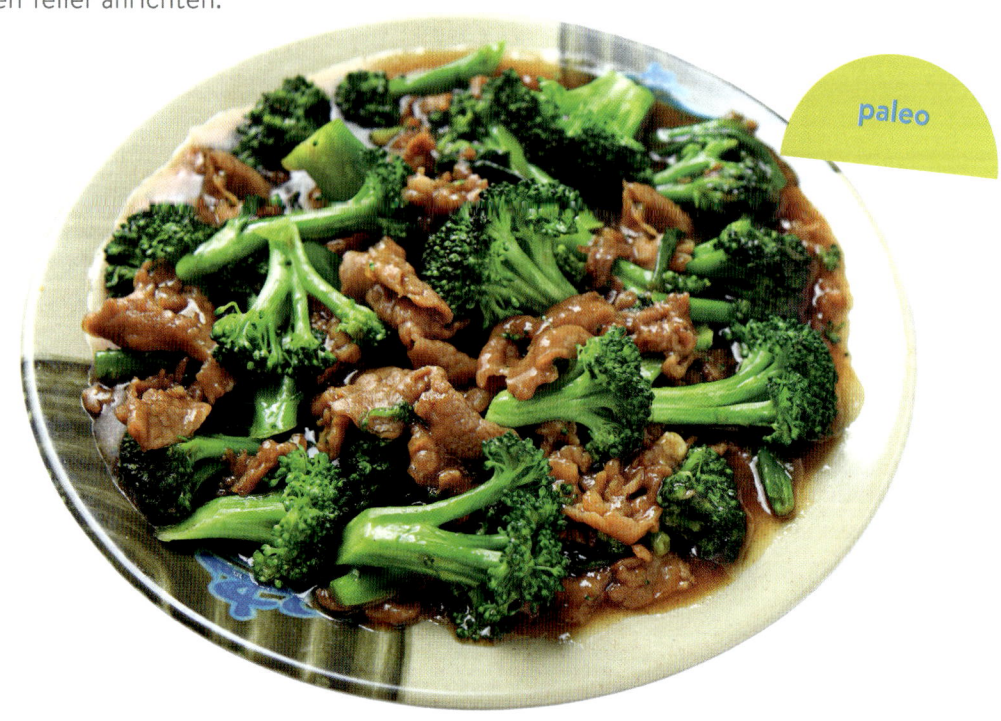

paleo

GUACAMOLE

Zutaten für 4 Portionen
1–2 große Fleischtomaten
1 rote Zwiebel
3 Avocados
2 EL Limettensaft
Salz und Pfeffer

Zubereitung
Die Tomaten waschen und die Zwiebel schälen, dann beide Zutaten fein würfeln. Jetzt die Avocados aufschneiden, entkernen, das Fruchtfleisch mit einem Löffel herauslösen und mit einer Gabel zerdrücken. Tomaten- und Zwiebelwürfel zur Avocadomasse geben und diese mit Limettensaft, Salz und Pfeffer abschmecken.
Ideal zum Dippen mit Karotten oder Paprika, aber auch als Beilage zum Omelett oder Fleisch.

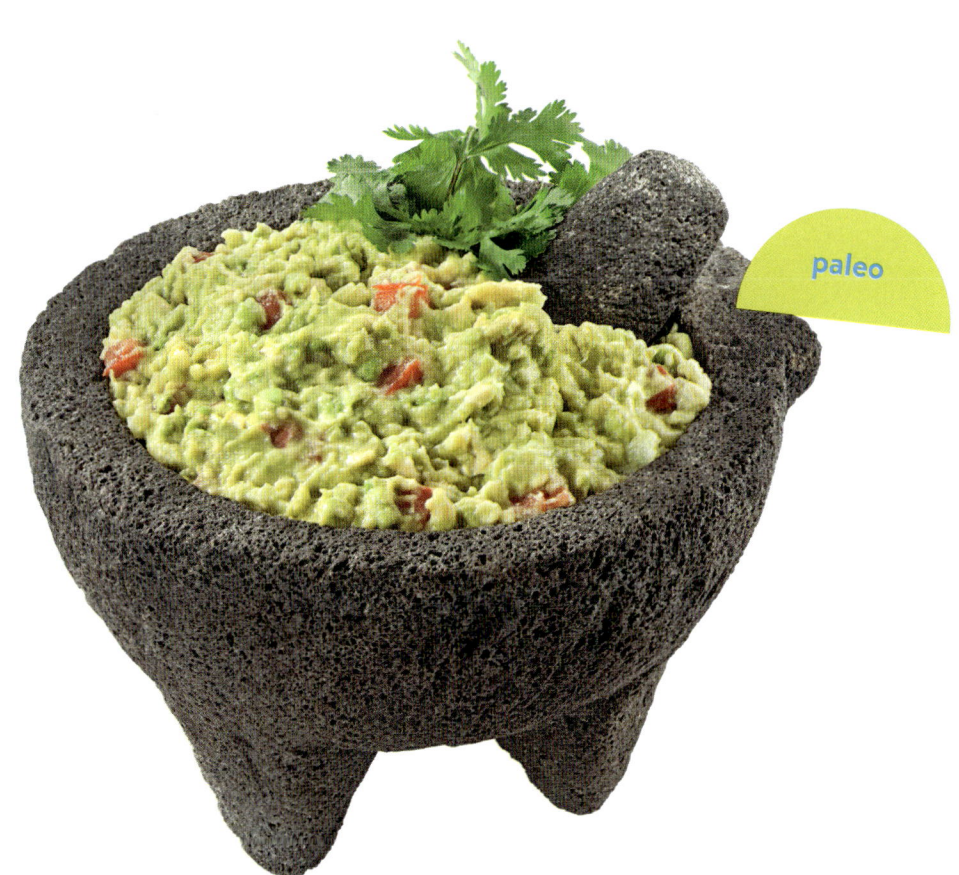

paleo

DELES LINSENSALAT

Zubereitung

Heize den Ofen auf 200 Grad Umluft vor. Schäle die Süßkartoffel und schneide sie in Spalten. Gib sie auf ein Backblech, würze sie mit Meersalz und gieß das Kokosöl darüber. Für 20 bis 25 Minuten im Ofen garen. Währenddessen kochst du die Beluga-Linsen mit der klein geschnittenen Lauchzwiebel und der Chilischote gar.

Für das Salatdressing die Cherrytomaten waschen, klein würfeln und mit dem Joghurt, Senf, Salz und etwas gehacktem Schnittlauch mischen.

Nun wäschst du den Feldsalat, schneidest die Rote Bete in kleine Streifen und vermischt beides mit dem Dressing. Linsen darübergeben und dazu die Süßkartoffelspalten anrichten.

Zutaten für 4 Portionen
1 große Süßkartoffel
etwas Meersalz
1 EL Kokosöl
120 g Beluga-Linsen
1 Lauchzwiebel
1 kleine Chilischote
2 Cherrytomaten
250 g Naturjoghurt
1 EL süßer Senf
1 Prise Salz
etwas Schnittlauch
500 g Feldsalat
500 g Rote Bete
(vorgekocht)

clean

CHIA-PUDDING À LA BETTY

Zubereitung

Verrühre einfach alle Zutaten in einer Schüssel und lasse sie über Nacht im Kühlschrank stehen. Genieße das Ganze als Snack oder zum Shake – beides ist superlecker!

paleo

Zutaten für 4 Portionen
50 g Chiasamen
100 ml Mandelmilch
100 ml Kokosnussmilch
(aus der Dose)
1 Prise Zimt
1 Prise Kardamom
2 EL Honig

LOW-CARB-BISKUITTEIG

Zutaten für 1 Boden
(26er-Springform)
4 Eier
1 EL Honig
2 TL Weinsteinbackpulver
3 EL Bio-Proteinpulver mit
Vanillegeschmack
etwas Butter zum Einfetten

Zubereitung
Trenne die Eier und schlage das Eiweiß steif. Rühre
das Eigelb und den Honig schaumig, dann fügst
du die restlichen Zutaten unter Rühren hinzu. Zum
Schluss hebst du das Eiweiß unter. Lege eine runde
Kuchenform mit Backpapier aus und fette die
Seiten mit etwas Butter ein. Gieße die Masse in die
Form und streiche alles glatt. Dann den Boden bei
180 Grad Umluft circa 10 Minuten ausbacken.
Ist er abgekühlt, kannst du ihn mit Früchten bele-
gen, zum Beispiel mit Erdbeeren oder Äpfeln.

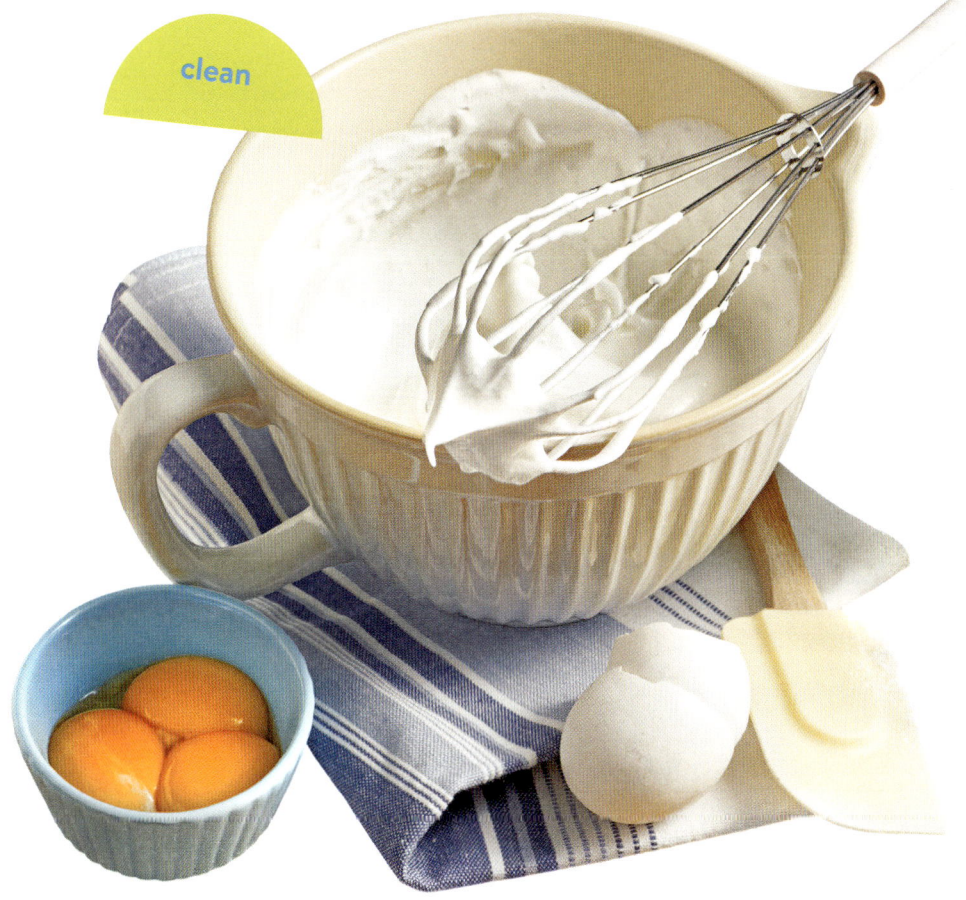

clean

SWEET BANANA BREAD

paleo

Zubereitung

Heize den Ofen auf 200 Grad Umluft vor. Die Bananen schälen und mit einer Gabel in einer Schüssel zerdrücken. Dann die Eier, die Mandeln und das gesiebte Backpulver dazugeben. Teig gut durchmischen und in eine Kastenform geben. Jetzt nach Belieben mit dem Mark einer Vanilleschote oder mit Zimt bestreuen. Das Brot circa 15 bis 20 Minuten im Ofen backen.

Zutaten für 1 Brot
(25er-Kastenform)
3 reife Bananen
3 Eier
400 g geriebene Mandeln
1 Pck. Weinsteinbackpulver
1 Vanilleschote oder 1 TL Zimt

TIPP Je reifer die Bananen sind, desto süßer schmeckt das Brot. Du kannst hier auch experimentieren: Füge Nüsse oder andere Früchte wie Äpfel hinzu, auch zuckerfreies Kakaopulver ist lecker.

BIG SCHOKO-COOKIE

Zubereitung

Proteinpulver, Haferflocken, Mandelbutter und Mandelmilch in einen Mixer geben und mixen, bis die Masse eine feste Konsistenz annimmt. Anschließend auf einem Teller glattdrücken. Stelle den Teller 60 Minuten in den Kühlschrank, damit der Keks aushärten kann.

Zutaten für 1 Cookie
5 EL Bio-Proteinpulver mit Schokogeschmack
50 g Haferflocken
5 EL Mandelbutter (aus dem Biomarkt oder Reformhaus)
200 ml Mandelmilch
25 g Zartbitterschokolade

In den letzten paar Minuten bereitest du die Cookie-Glasur vor. Dafür die Schokolade klein hacken und im Wasserbad schmelzen. Mit der flüssigen Schokolade ziehst du eine hauchdünne Schicht über den Keks und lässt ihn dann abkühlen.

clean

SCHLANKE PERSPEKTIVEN

Sobald das Programm hinter dir liegt und du mit deinem Erfolg zufrieden bist, kannst du deine Ernährungsgewohnheiten lockern. Langfristig gesehen dürfen dann auch ausgewählte Milch- und Getreideprodukte auf deinem Teller landen. Was du am besten wann isst, wenn du dein Gewicht halten und gesund leben möchtest, zeigt das Schaubild von meinem Kollegen Patric Heizmann. Der Ernährungsexperte hat mit seinem „Ich bin dann mal schlank"-Konzept eindeutig bewiesen, dass er weiß, wovon er spricht.

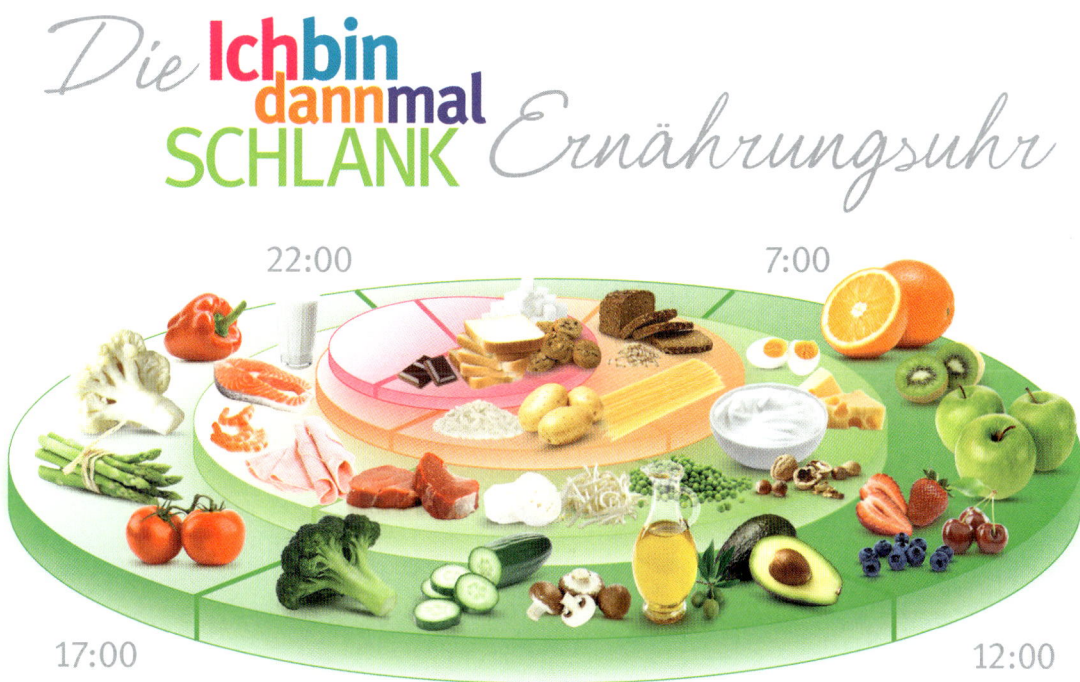

Die Ich bin dann mal SCHLANK Ernährungsuhr

22:00   7:00

17:00   12:00

Die Ernährungsuhr von Patric Heizmann zeigt auf einen Blick, wann du was am besten zu dir nimmst. Je weiter die Lebensmittel in der Mitte der Uhr stehen, desto seltener solltest du sie essen. Wenn es also wirklich mal nicht ohne „schlechte" Kohlenhydrate geht, dann iss Kekse oder Weißbrot am besten noch vor dem Mittagessen. Kleine Stücke hochwertiger Schokolade darfst du dir auch noch am späten Nachmittag erlauben. Abends übernehmen Gemüse und Eiweiß das Kommando.
Die Ernährungsuhr mit genauer Erklärung dazu, welche Lebensmittel zu welcher Gruppe gehören, ist in Patric Heizmanns Webshop unter www.ibdms.de/shop in Postergröße erhältlich.

DAS MATTISON-WORKOUT: IN 60 TAGEN ZUR FORM DEINES LEBENS

Was sind schon zwei Monate? Genau, nichts, wenn du sie mit den Tagen vergleichst, die danach vor dir liegen. Das werden Tage, Wochen und Monate sein, die du mit einem ganz neuen Körpergefühl verbringst. Du wirst dich leicht, straff und sexy fühlen – und der erste Happy-Effekt stellt sich garantiert direkt nach der ersten Sport-Session ein. Auf den nächsten Seiten findest du einen individuellen Plan für jeden deiner Workout-Tage und natürlich alle Infos rund um dein Training.

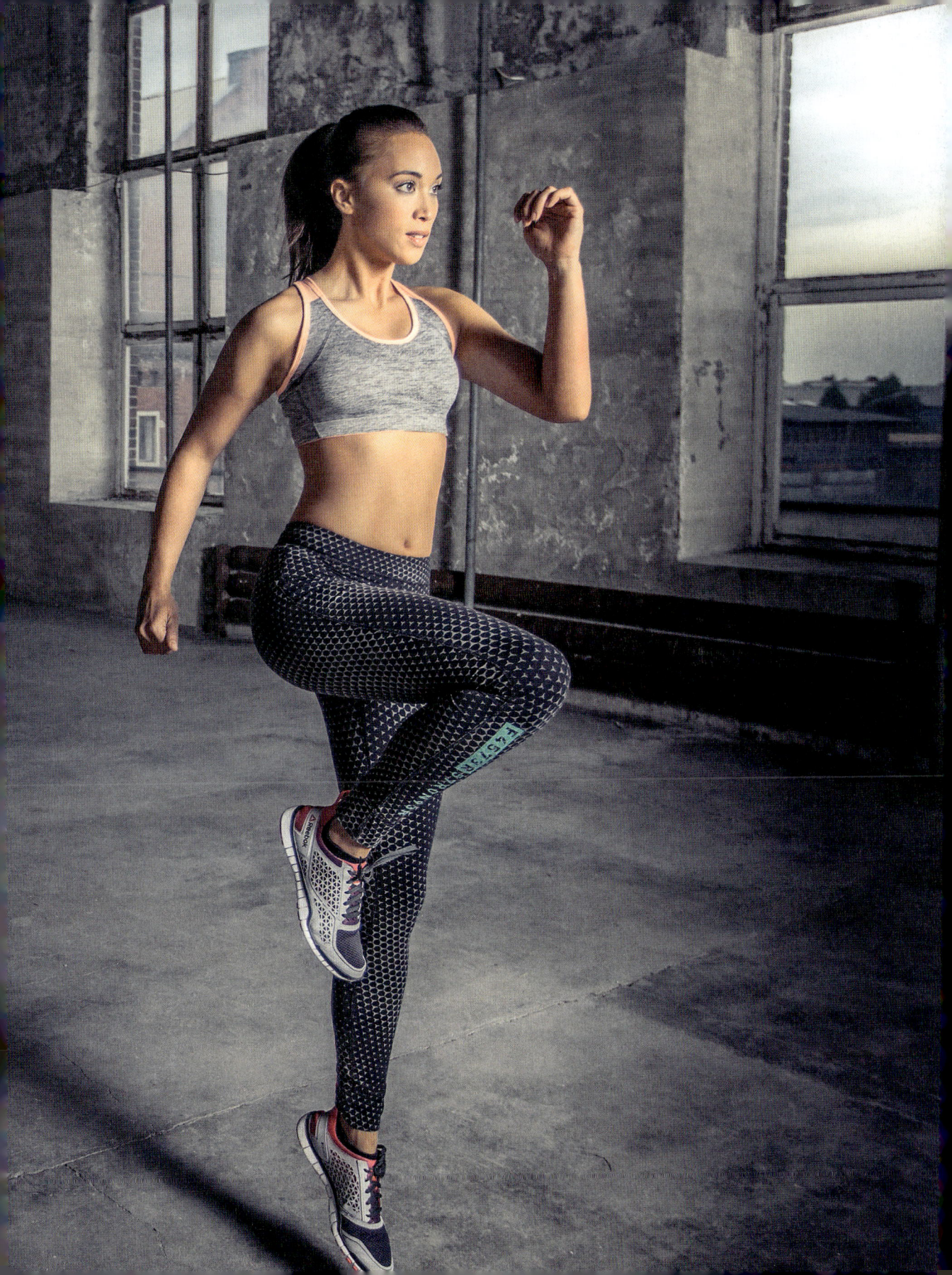

READY FOR ACTION!

Yeah, endlich kann's losgehen! Du weißt jetzt wirklich alles, was du für den (Neu-)Start in ein schlankes, fittes Leben brauchst – Zeit für deinen Trainingsplan. Der gliedert sich in 60 durchnummerierte Sessions, die aufeinander aufbauen. Die Reihenfolge der Sessions solltest du also unbedingt einhalten, aber du kannst an jedem beliebigen Wochentag mit dem Programm beginnen.

Im Detail erwarten dich in jeder Trainingswoche zunächst fünf Workout-Tage in Folge. Klingt viel? Keine Sorge, die Übungen sind so aufeinander abgestimmt, dass du dich nicht überlasten wirst. Außerdem hast du nach den fünf Tagen 48 Stunden Zeit, dich zu erholen. Für einen fließenden Übergang legst du am sechsten Tag einen **Active Rest Day** ein. An dem steht eine lockere Kardioeinheit auf dem Plan, die nicht länger als 20 bis 30 Minuten dauern sollte. Welche Sportart du dafür aussuchst, bleibt dir überlassen: Schwimmen, Fahrradfahren, Inlineskaten, Walken, Joggen, Langlaufen – die Hauptsache ist, dass du Spaß hast. Halte dich in puncto Ernährung bitte weiter an die Vorgaben, die an den Workout-Tagen gelten.
Anders sieht es beim nächsten Pausentag aus, ich nenne ihn den **Passive Rest & Cheat Day** (siehe auch Seite 59). Und die Aufgabe für diesen siebten Tag wird dir sicher gefallen, denn sie lautet: Tu doch einfach NICHTS und iss, was du magst! Richtig gelesen, heute kannst du ganz faul auf der Couch liegen und genießen, worauf du Lust hast – egal was, auch Pizza, Schokolade und Kuchen sind erlaubt. So bekommt dein Stoffwechsel einen Schub und schläft nicht ein.

EINE FRAGE DES PRINZIPS – DER WORKOUT-AUFBAU

Bei den Workouts wirst du fünf verschiedene Trainingsmethoden kennenlernen, die dir dann wöchentlich wieder begegnen. Dabei ist jede Trainingswoche gleich aufgebaut, sprich an Tag 1 erwartet dich derselbe Workout-Typ wie an Tag 8, 15, 22 und 29. Und an Tag 3 trainierst du wie an Tag 10, 17 und so weiter. Auf diese Weise hast du deine Fortschritte von Woche zu Woche im Blick. Die Übungen variieren natürlich innerhalb der Sessions und auch der Schwierigkeitsgrad steigert sich kontinuierlich.

DIESE FÜNF WORKOUT-TYPEN ERWARTEN DICH

EMOM steht für „every minute on the minute". Hier trainierst du 5 Runden hintereinander, wobei jede Runde aus drei Übungen besteht und 1 Minute dauert. In den ersten 45 bis 50 Sekunden solltest du alle Wiederholungen schaffen, um dann noch 10 bis 15 Sekunden Pause zu haben, bevor die nächste Runde losgeht. Bleibt dir keine Pause, reduziere die Wiederholungen. Wenn du aber schon nach 30 oder weniger Sekunden fertig bist, leg noch Wiederholungen drauf. Nach den 5 Runden **gibt es eine** reguläre Pause, die im Laufe der Wochen immer kürzer wird. Insgesamt stehen 3 Durchgänge an, das bedeutet: 5 Runden Workout – Pause, 5 Runden Workout – Pause, 5 Runden Workout – Pause.

AMRAP ist die Abkürzung für „as many rounds as possible" und meint, dass du in 5 Minuten so viele Runden wie möglich absolvierst. Dabei besteht 1 Runde aus mehreren Übungen, die du jeweils so oft wie vorgegeben wiederholst. Nach den 5 Minuten Belastung darfst du eine Pause machen, die im Laufe der Zeit immer kürzer wird. Insgesamt stehen 3 Durchgänge an, also: 5 Minuten Workout – Pause, 5 Minuten Workout – Pause, 5 Minuten Workout – Pause.

FOR TIME ist ein Training auf Zeit, bei dem dich nur 1 Runde erwartet. Versuche zwischen den Übungen nur wenige oder gar keine Pausen zu machen. Da sich dieses Workout in der nächsten Woche wiederholt, notiere dir zum Vergleich deine Gesamtzeit. Wichtig: Bitte trainiere insgesamt nicht länger als 40 Minuten.

INTERVALL Bei der Intervallmethode trainierst du wieder 5 Runden hintereinander. Jede Runde besteht aus drei Übungen und dauert insgesamt 80 Sekunden. Die ersten 60 Sekunden gibst du bei jeder Übung jeweils 20 Sekunden Vollgas und absolvierst maximal viele Wiederholungen, dann folgen 20 Sekunden Pause. Nach den 5 Runden gibt es eine etwas längere Pause, die im Laufe der Wochen wieder angepasst wird. Insgesamt stehen 3 Durchgänge an, also: 5 Runden Workout – Pause, 5 Runden Workout – Pause, 5 Runden Workout – Pause.

COUNTDOWN steht für mehrere Runden, in denen die Wiederholungszahl der Übungen stetig sinkt. Zum Beispiel führst du jeweils 16 Lunges, dann 16 Walkouts und 16 Burpees aus, anschließend sind 14 Lunges, 14 Walkouts und 14 Burpees und so weiter dran. Versuche ohne oder mit nur wenig Pausen auszukommen. Es gibt nur 1 Durchgang, notiere dir auch hier die dafür benötigte Zeit zum Vergleich fürs nächste Workout. Wichtig: Bitte trainiere nur maximal 40 Minuten.

Vor jedem Training gibt es ein spezifisches Warm-up mit Übungen aus dem Hauptteil und darauf abgestimmten Stretches, nach dem Training folgt ein Core-Workout, das an einem Tag auf den Bauch und am nächsten auf den Rücken abzielt.

Zudem darfst du dir jeden Tag drei Mobility-Übungen für deine gerade verspannten oder potenziell ver(muskel)katerten Körperpartien aussuchen. Diese Moves kannst du im Anschluss ans Workout ausführen, aber auch morgens nach dem Aufstehen oder abends vorm Fernseher, wenn dir das zeitlich besser passt. Hauptsache, du vergisst sie nicht!

Ein wichtiger Hinweis vorab: Auch wenn du unter Zeitdruck arbeitest, hat die korrekte Ausführung der Übungen Priorität – unsaubere Wiederholungen zählen nicht! Damit beim Training auf Zeit keine ungeplante Pause entsteht, stelle dir vorab alles bereit, was du für dein Workout brauchst.

DEIN TRAININGS-CHECK

An jedem Workout-Tag findest du einen kleinen Kasten, in dem du deine To-dos abhaken solltest. Schließlich tut es nicht das Training allein, auch die Ernährung, die Motivation und dein Happy-Faktor spielen eine große Rolle. Damit das Gut-drauf-Sein nicht zu kurz kommt, erledige täglich einen Punkt aus der Hausaufgaben-Liste (siehe Seite 77). Und wenn deine Motivation doch mal zu wünschen übrig lässt und du keinen Smiley für den Tag ankreuzen kannst, blättere schnell auf Seite 25 und hole dir den nötigen Antrieb durch meine Tipps gegen den inneren Schweinehund.

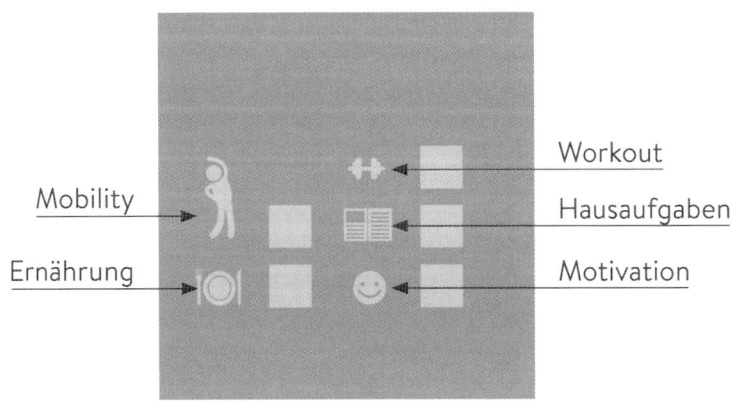

Mobility · Ernährung · Workout · Hausaufgaben · Motivation

DEINE TRAININGSPARTNER

Für die folgenden Workouts benötigst du nur sehr wenige handliche Tools, sodass du dein Training wirklich jederzeit und überall durchführen kannst. Bei den Stretches, Ausdauerübungen und Mobility-Einheiten unterstützen dich Fitnessband, Springseil und Foam Roll, bei deinen Kraftübungen arbeitest du entweder nur mit dem eigenen Körpergewicht oder mit Kurzhanteln beziehungsweise einer Kettlebell. Dabei ist weniger in diesem Fall sogar mehr, denn Kraftübungen mit freien Gewichten fordern regelmäßig mehr Muskeln heraus als das Training an klassischen Studiogeräten. Schließlich übernimmst du die Kontrolle über die Bewegungen selbst, um nicht umzukippen und schön in der optimalen Position zu bleiben.

DAS EIGENE KÖRPERGEWICHT

Der Vorteil vom Eigengewichtstraining ist, dass neben der Kraft auch deine Koordination entscheidend davon profitiert – die Muskeln lernen, wieder effizient zusammenzuarbeiten. Und je besser das klappt, desto cooler bewegst du dich. Nicht nur beim Training, auch im Alltag – das gibt ein klares Haltungsplus.

DIE KETTLEBELL

Der Schwerpunkt der kugeligen Kettlebell liegt nicht wie bei der Kurzhantel in der Griffmitte, sondern unterhalb des Griffs. So musst du stärker arbeiten, um die Kettlebell bei den Übungen zu stabilisieren und in Balance zu bleiben. Ein weiteres Plus: Schwingst du die Kugelhantel durch die Gegend, entstehen Fliehkräfte, die du über die Körperspannung kontrollieren musst. Wenn du keine Kettlebell kaufen möchtest, setzt du bei den Übungen eine Kurzhantel oder eine befüllte Wasserflasche ein.

DIE FOAM ROLL

Im Mobility-Teil deines Workouts kommt die sogenannte Foam Roll zum Einsatz. Dieses rollenförmige Tool besteht aus einem festen Schaumstoffgemisch und ist dazu da, das muskuläre Bindegewebe, die Faszien, zu massieren. Durch stundenlanges Sitzen und/oder sehr hohe einseitige Belastungen können Faszien verkleben und austrocknen – Verspannungen, mangelnde Fortschritte im Training und andere Wehwehchen sind die Folge. Alternativ funktioniert ein mit einem Handtuch umwickeltes Nudelholz.

DAS SPRINGSEIL

Ein Springseil bringt mit wenig Aufwand viel Effekt. Wenn du dir ein neues zulegst, achte darauf, dass die Griffe ein Kugellager haben (dann dreht es besser) und die Leine nicht nur aus billigem Kunststoff besteht, sonst ist sie zu leicht und schwingt gähnend langsam. Wie du die optimale Seillänge findest, zeigt das Foto.

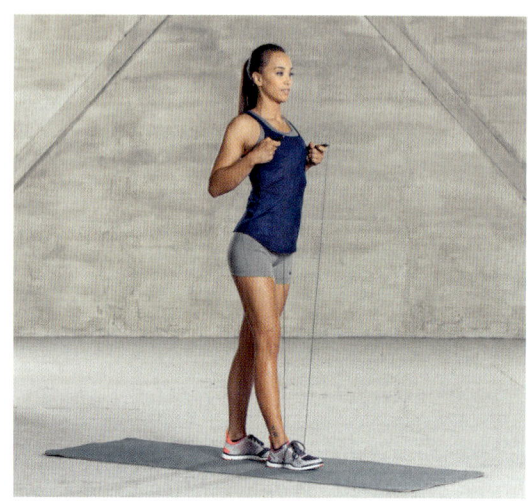

Es kommt doch auf die Länge an Schrittstellung, mit dem vorderen Fuß auf die Seilmitte treten, Griffe fassen und das Springseil straff nach oben ziehen. Enden die Griffe auf Achselhöhe, stimmt die Seillänge.

DIE TRAININGSBANK ALIAS BENCH

Im Fitnessstudio findest du Trainingsbänke in den unterschiedlichsten Varianten. Für unser Vorhaben reicht eine klassische Bank ohne verstellbaren Sitz, also mit einer waagerechten Oberfläche. Zu Hause kannst du auch eine stabile Kiste benutzen. Solange der Gegenstand sicher steht und in etwa kniehoch ist, eignet er sich gut.

DAS FITNESSBAND

Fitnessbänder bestehen aus sehr dehnbarem Material wie etwa Latex und sind vielseitig verwendbar. Sie können Kraftübungen intensivieren oder die Dehnung bei den Stretches unterstützen. Fitnessbänder sind in verschiedenen Widerstandsstufen erhältlich, darauf solltest du beim Kauf achten. Im 60-Tage-Programm kommt das Fitnessband beim Hamstring Stretch (siehe Seite 188) zum Einsatz, ersatzweise kannst du hier aber auch mit deinem Springseil arbeiten.

DIE KURZHANTEL

Kurzhanteln sind wahre Allrounder und intensivieren zahlreiche Grundübungen. Sie lassen sich gut in der Bewegung kontrollieren, aber gerade diese Kontrolle fordert viele Muskeln heraus. Anfangs kannst du auch mit kleinen Wasserflaschen starten. Schwerer werden die mit einer Füllung aus nassem Sand oder kleinen Kieselsteinen.

HAUSAUFGABEN, DIE HAPPY MACHEN

Suche dir jeden Tag eine Aufgabe heraus und erledige sie gewissenhaft, um sie dann im Kasten abhaken zu können – und um glücklich zu sein!

▌ Lies heute Abend nicht in deinem Handy oder auf dem iPad, sondern in einem Buch oder einer Zeitschrift. Das entspannt die Augen und lässt dich besser einschlafen.

▌ Mal wieder Kind sein: Spring mit beiden Füßen in eine Pfütze oder versuche, einen Stein auf der Wasseroberfläche eines Sees tanzen zu lassen.

▌ Klingt abgedroschen, wirkt aber trotzdem: Anderen Menschen zu helfen macht glücklich. Also nutze deine (neuen) starken Arme und trage der älteren Nachbarin die Einkaufstasche in die Wohnung.

▌ Lächle mindestens einen fremden Menschen an. Einfach so. Ihr werdet euch beide besser fühlen. Du musst natürlich nicht gleich mit dem heißen Kellner aus deinem Lieblingscafé anfangen. Aber du könntest …

▌ Anderen eine Freude zu bereiten, freut einen selbst am meisten. Schicke doch mal eine echte Postkarte an eine Freundin, die du schon lange nicht mehr gesehen hast.

▌ Schau in den Spiegel und zieh die fieseste Grimasse, die dir einfällt. Wetten, dass du danach lachen musst?!

▌ Miste deinen Kleiderschrank aus, sortiere dein Bücherregal oder überlege dir ein neues Ordnungssystem für deine Kosmetikprodukte (oder deine Schuhe, Taschen …). All das kann sehr befreiend sein und macht zufrieden.

▌ Hast du deine Stadt schon mal von oben gesehen? Schnapp dir eine Freundin oder den Liebsten und setz dich mit ihr/ihm auf eine Dachterrasse, einen Fernsehturm oder besuche eine Rooftop-Bar. Neue Perspektiven tun gut!

▌ Sei ruhig mal ein bisschen verrückt. Indem du auf deinem Balkon übernachtest oder ein Picknick im Regen veranstaltest. Unter einem großen Schirm natürlich.

▌ Bevor du ewig darauf wartest, welche geschenkt zu bekommen, kauf dir doch einfach selbst Blumen – dann sind es auch garantiert die richtigen.

▌ Immer wenn ein Song im Radio kommt, den du magst, singst du lauthals mit. Okay, zumindest dann, wenn du allein daheim oder im Auto bist.

▌ Notiere dir abends drei Dinge, die dich glücklich gemacht haben. Selbst wenn der Tag doof war, gibt es immer etwas Kleines, das trotzdem gutgetan hat.

▌ Dehne heute dein Mobility-Workout mal so richtig aus und gönne jeder Körperpartie eine ausgiebige Rollmassage.

WOCHE 1 – TAG 1

Warm-up 2 Runden

10 × **MOUNTAIN CLIMBER** (siehe Seite 154)
10 × **KNEE PUSH-UP** (siehe Seite 148)
10 × **JUMP SQUAT** (siehe Seite 136)
1 × **INSTEP STRETCH** je Seite, Position 5–10 Sekunden halten (siehe Seite 189)

Training 5 Runden à 1 Min., 3 Durchgänge mit 4 Min. Pause   **EMOM**

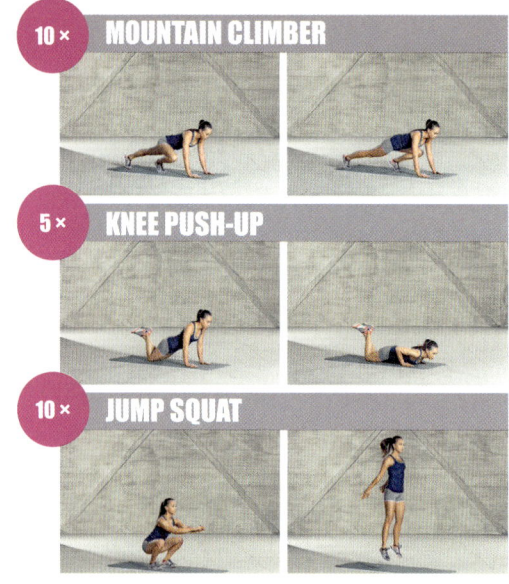

10 × **MOUNTAIN CLIMBER**

5 × **KNEE PUSH-UP**

10 × **JUMP SQUAT**

Core-Workout 1 Runde

10 × **SIT-UP** (siehe Seite 170)
10 × **HEEL TOUCH** je Seite (siehe Seite 175)
10 × **RUSSIAN TWIST** je Seite (siehe Seite 173)
1 × **PLANK** 30 Sekunden halten (siehe Seite 177)

Mobility 3 Mobility-Übungen deiner Wahl (ab Seite 181)

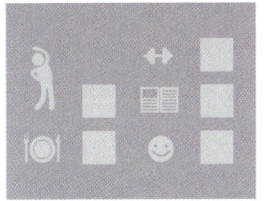

WOCHE 1 – TAG 2

Warm-up 2 Runden

10 × BURPEE (siehe Seite 158)
10 × SIT-UP (siehe Seite 170)
10 × KETTLEBELL SWING (siehe Seite 169)
1 × HIP FLEXOR STRETCH je Seite, Position 5–10 Sekunden halten (siehe Seite 189)
1 × PEC STRETCH je Seite, Position 5–10 Sekunden halten (siehe Seite 193)
1 × LAT STRETCH je Seite, Position 5–10 Sekunden halten (siehe Seite 194)

Training maximal viele Runden in 5 Min., 3 Durchgänge mit 4 Min. Pause   AMRAP

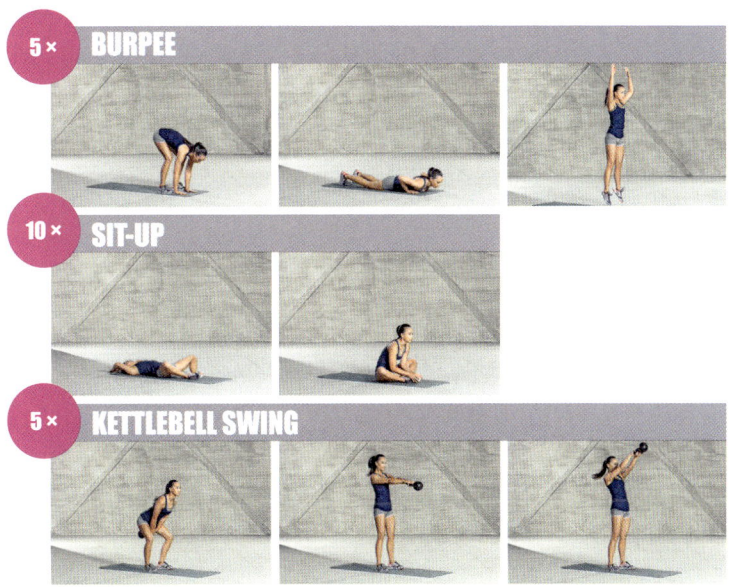

5 × BURPEE

10 × SIT-UP

5 × KETTLEBELL SWING

Core-Workout 2 Runden

1 × LOW BACK COMPLEX jede Position 15 Sekunden halten,
beim letzten Teil 10 Wiederholungen (siehe Seite 180)

Mobility 3 Mobility-Übungen deiner Wahl (ab Seite 181)

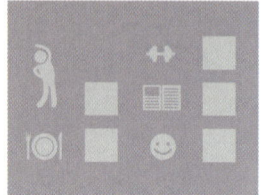

WOCHE 1 – TAG 3

Warm-up 2 Runden

10 × NO WEIGHT THRUSTER (siehe Seite 162)
10 × BENCH HOP (siehe Seite 146)
10 × BENCH DIP (siehe Seite 155)
1 × PIGEON STRETCH je Seite, jede Position 5–10 Sekunden halten (siehe Seite 187)

Training 1 Runde auf Zeit   FOR TIME

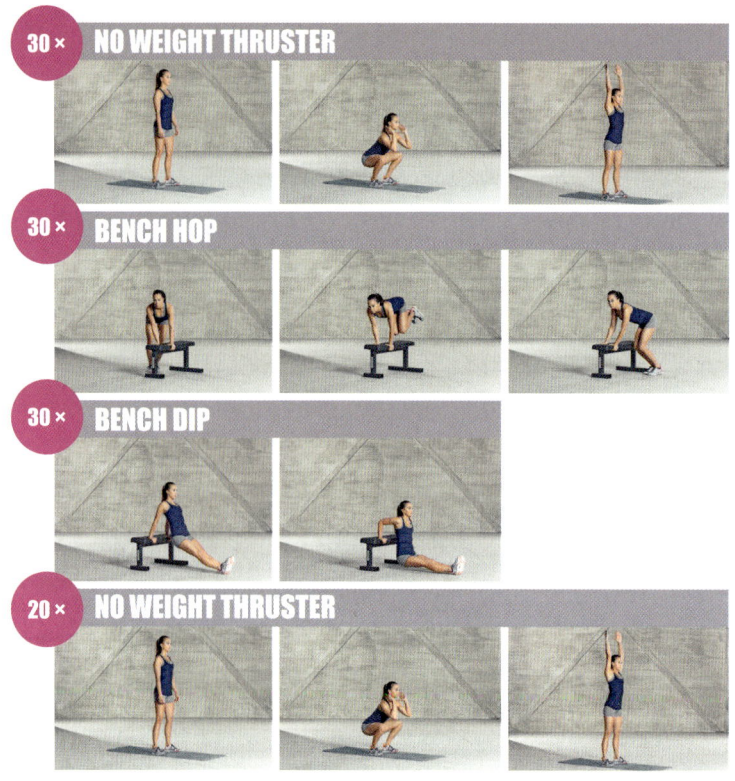

30 × NO WEIGHT THRUSTER

30 × BENCH HOP

30 × BENCH DIP

20 × NO WEIGHT THRUSTER

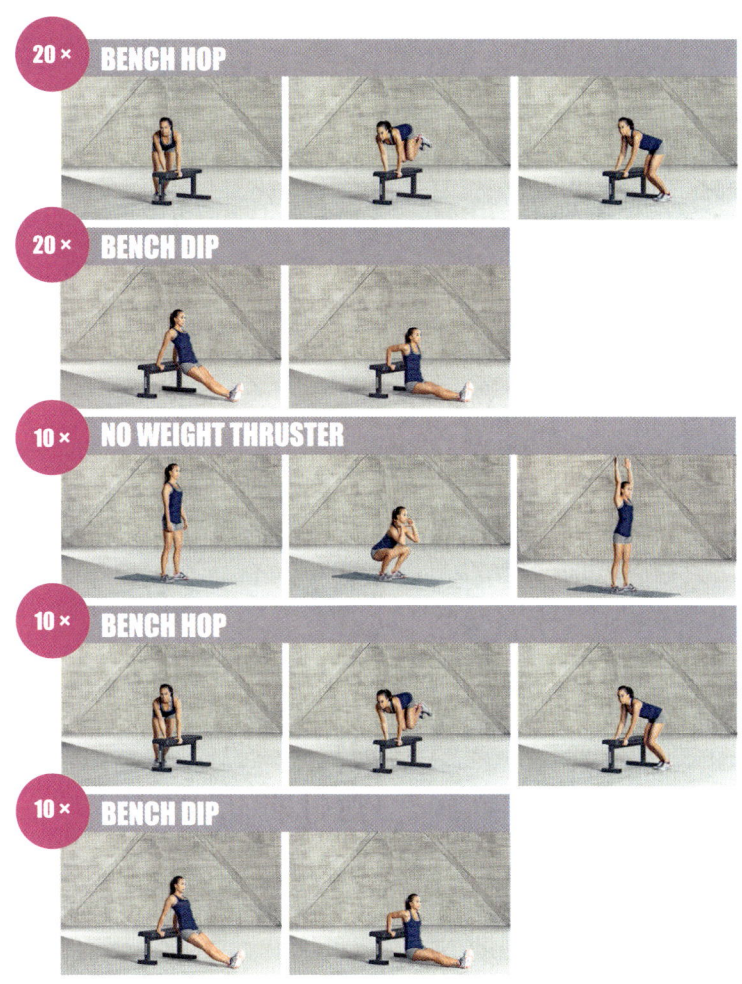

20 × BENCH HOP

20 × BENCH DIP

10 × NO WEIGHT THRUSTER

10 × BENCH HOP

10 × BENCH DIP

Core-Workout 1 Runde

10 × SIT-UP (siehe Seite 170)
10 × AB BIKE je Seite (siehe Seite 174)
10 × RUSSIAN TWIST je Seite (siehe Seite 173)
1 × PLANK 30 Sekunden halten (siehe Seite 177)

Mobility 3 Mobility-Übungen deiner Wahl (ab Seite 181)

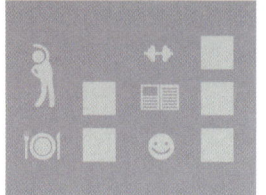

WOCHE 1 – TAG 4

Warm-up 2 Runden

10 × STEP-UP (siehe Seite 144)
10 × BENCH PUSH-UP (siehe Seite 151)
40 × ROPE SKIPPING (siehe Seite 165)
1 × HIP FLEXOR STRETCH je Seite, Position 5–10 Sekunden halten (siehe Seite 189)
1 × PEC STRETCH je Seite, Position 5–10 Sekunden halten (siehe Seite 193)
1 × LAT STRETCH je Seite, Position 5–10 Sekunden halten (siehe Seite 194)

Training 5 Runden, 3 Durchgänge mit 4 Min. Pause   **INTERVALL**

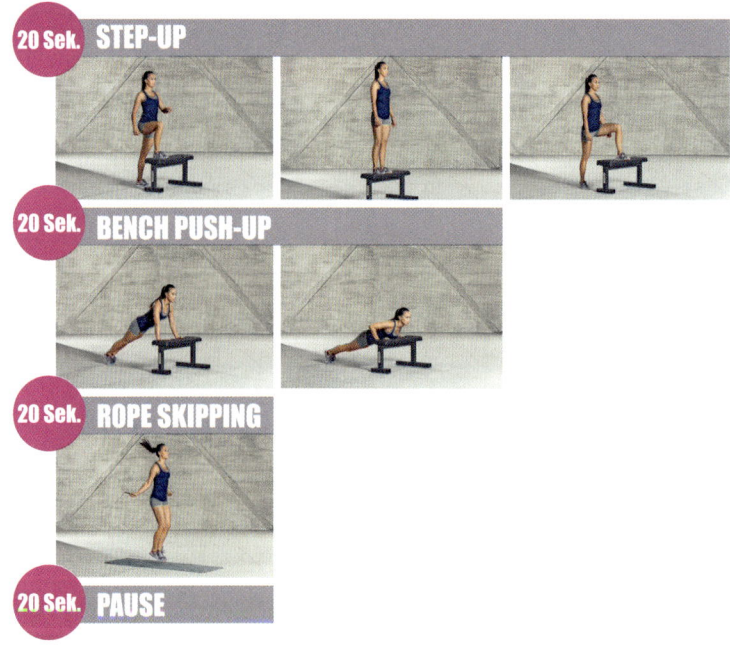

20 Sek. STEP-UP

20 Sek. BENCH PUSH-UP

20 Sek. ROPE SKIPPING

20 Sek. PAUSE

Core-Workout 2 Runden

1 × LOW BACK COMPLEX jede Position 15 Sekunden halten,
beim letzten Teil 10 Wiederholungen (siehe Seite 180)

Mobility 3 Mobility-Übungen deiner Wahl (ab Seite 181)

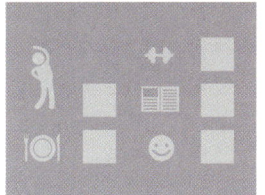

WOCHE 1 – TAG 5

Warm-up 2 Runden

10 × LUNGE (siehe Seite 134)
10 × WALKOUT (siehe Seite 152)
10 × BURPEE (siehe Seite 158)
1 × INSTEP STRETCH je Seite, Position 5–10 Sekunden halten (siehe Seite 189)

Training 8 Runden: 16, 14, 12, 10, 8, 6, 4 und 2 Wdh. je Übung   COUNTDOWN

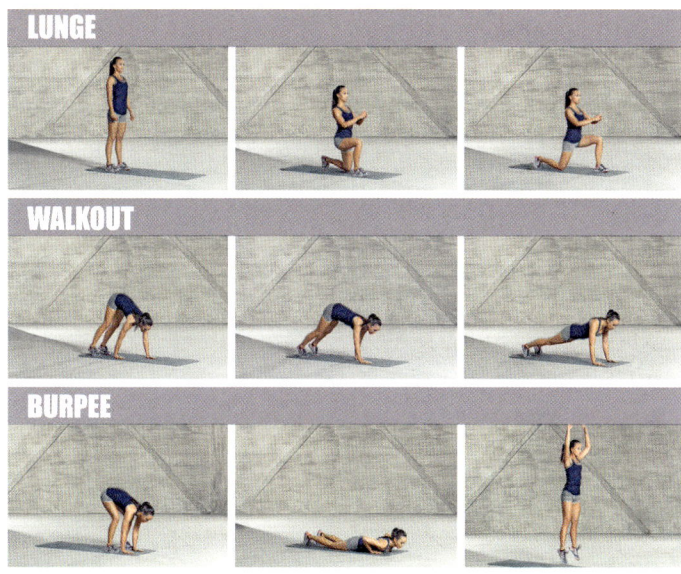

Core-Workout 1 Runde

10 × TOE TOUCH (siehe Seite 171)
10 × AB BIKE je Seite (siehe Seite 174)
10 × HEEL TOUCH je Seite (siehe Seite 175)
1 × PLANK 30 Sekunden halten (siehe Seite 177)

Mobility 3 Mobility-Übungen deiner Wahl (ab Seite 181)

Tag 6 und 7 sind deine
Rest Days (siehe Seite 72)

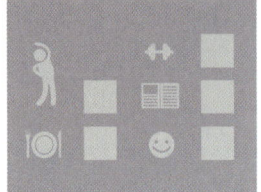

WOCHE 2 – TAG 8

Warm-up 2 Runden

10 × LUNGE (siehe Seite 134)
10 × HAND RELEASE PUSH-UP (siehe Seite 150)
10 × HIPIDI-HOP (siehe Seite 147)
1 × INSTEP STRETCH je Seite, Position 5–10 Sekunden halten (siehe Seite 189)

Training 5 Runden à 1 Min., 3 Durchgänge mit 4 Min. Pause   EMOM

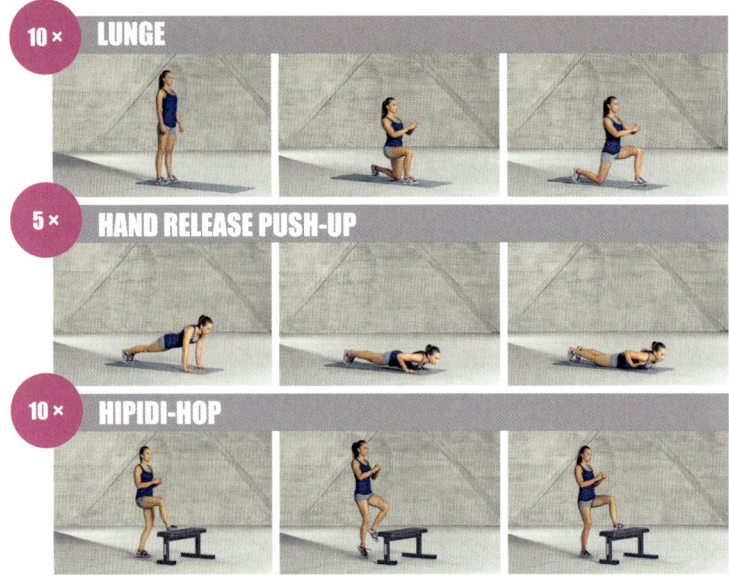

10 × LUNGE

5 × HAND RELEASE PUSH-UP

10 × HIPIDI-HOP

Core-Workout 1 Runde

10 × SIT-UP (siehe Seite 170)
10 × HEEL TOUCH je Seite (siehe Seite 175)
10 × RUSSIAN TWIST je Seite (siehe Seite 173)
1 × PLANK 30 Sekunden halten (siehe Seite 177)

Mobility 3 Mobility-Übungen deiner Wahl (ab Seite 181)

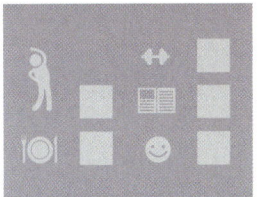
WOCHE 2 – TAG 9

Warm-up 2 Runden

10 × CROSSOVER LUNGE (siehe Seite 138)
10 × SIT-UP (siehe Seite 170)
10 × BENCH JUMP (siehe Seite 141)
1 × HIP FLEXOR STRETCH je Seite, Position 5–10 Sekunden halten (siehe Seite 189)
1 × SCORPION jede Position 5–10 Sekunden halten (siehe Seite 190)

Training maximal viele Runden in 5 Min., 3 Durchgänge mit 4 Min. Pause AMRAP

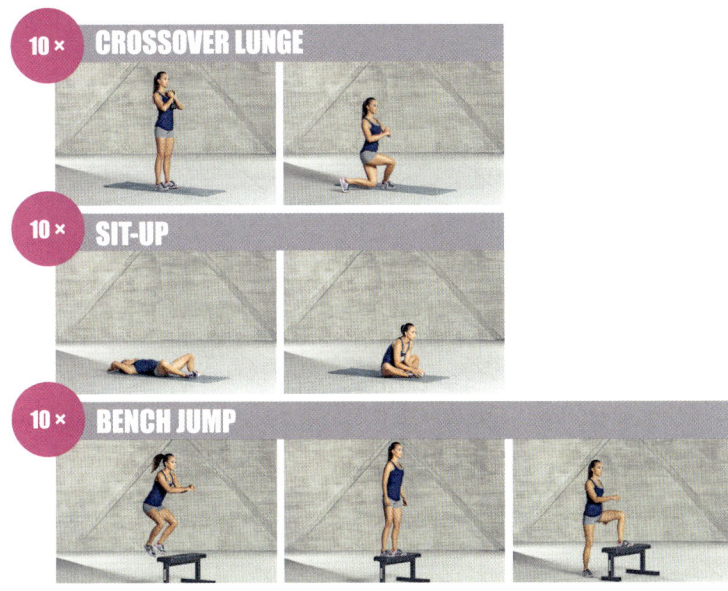

10 × CROSSOVER LUNGE

10 × SIT-UP

10 × BENCH JUMP

Core-Workout 2 Runden

1 × LOW BACK COMPLEX jede Position 15 Sekunden halten,
beim letzten Teil 10 Wiederholungen (siehe Seite 180)

Mobility 3 Mobility-Übungen deiner Wahl (ab Seite 181)

WOCHE 2 – TAG 10

Warm-up 2 Runden

10 × NO WEIGHT THRUSTER (siehe Seite 162)
10 × BENCH HOP (siehe Seite 146)
10 × BENCH DIP (siehe Seite 155)
5 × CALF STRETCH je Seite, Position 5–10 Sekunden halten (siehe Seite 188)

Training 1 Runde auf Zeit   **FOR TIME**

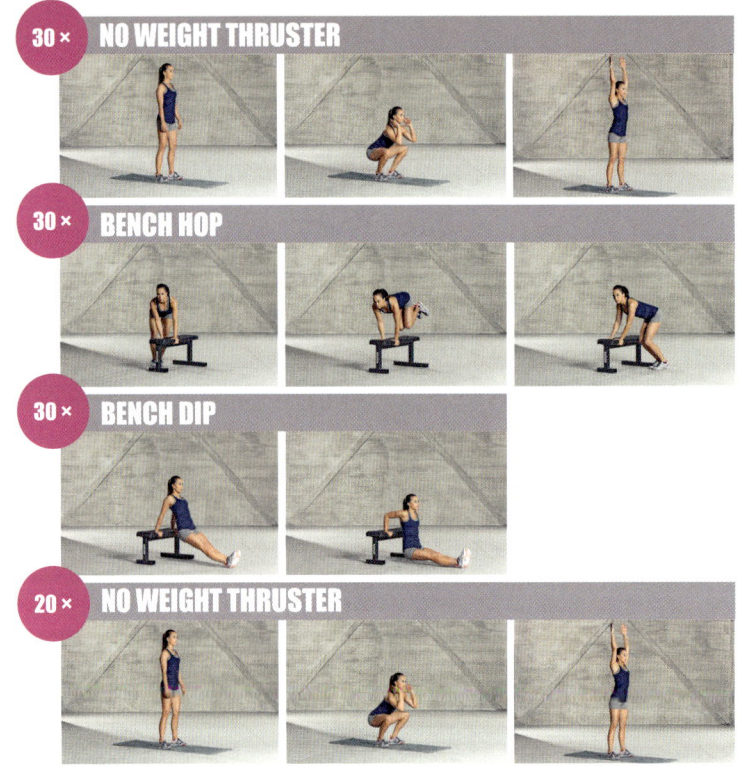

30 × **NO WEIGHT THRUSTER**

30 × **BENCH HOP**

30 × **BENCH DIP**

20 × **NO WEIGHT THRUSTER**

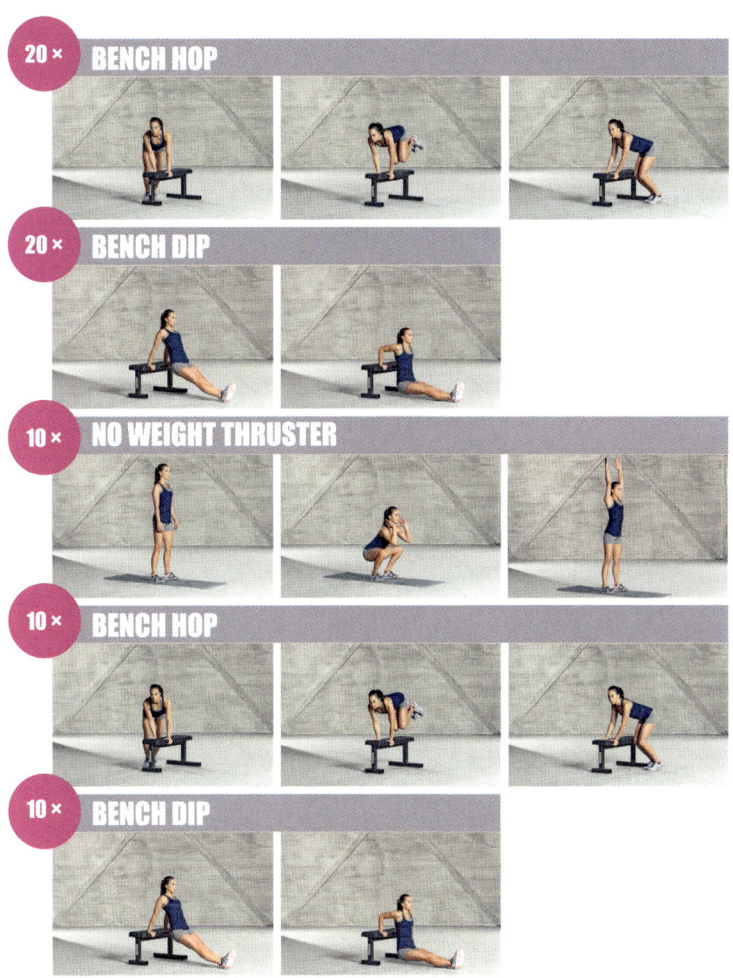

Core-Workout 1 Runde

10 × FLUTTER KICKS je Seite (siehe Seite 179)
10 × AB BIKE je Seite (siehe Seite 174)
10 × RUSSIAN TWIST je Seite (siehe Seite 173)
1 × PLANK 30 Sekunden halten (siehe Seite 177)

Mobility 3 Mobility-Übungen deiner Wahl (ab Seite 181)

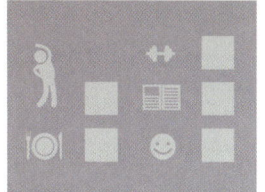

WOCHE 2 – TAG 11

Warm-up 2 Runden

10 × TOUCH-JUMP-TOUCH (siehe Seite 166)
10 × FLOOR PRESS MIT KURZHANTELN (siehe Seite 168)
10 × SIDE LUNGE (siehe Seite 140)
1 × DIAMOND SEAT Position 5–10 Sekunden halten (siehe Seite 191)
1 × PEC STRETCH je Seite, Position 5–10 Sekunden halten (siehe Seite 193)
1 × LAT STRETCH je Seite, Position 5–10 Sekunden halten (siehe Seite 194)

Training 5 Runden, 3 Durchgänge mit 4 Min. Pause   **INTERVALL**

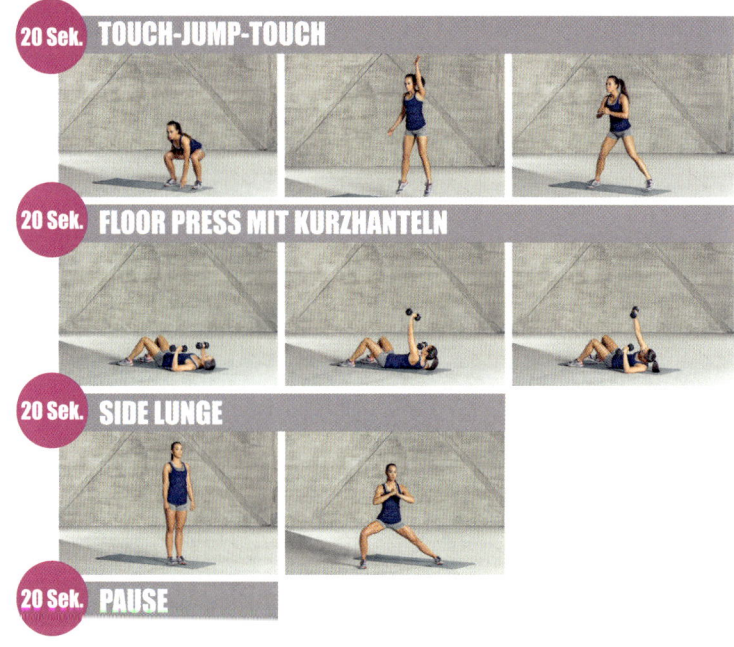

20 Sek. TOUCH-JUMP-TOUCH

20 Sek. FLOOR PRESS MIT KURZHANTELN

20 Sek. SIDE LUNGE

20 Sek. PAUSE

Core-Workout 2 Runden

1 × LOW BACK COMPLEX jede Position 15 Sekunden halten,
beim letzten Teil 10 Wiederholungen (siehe Seite 180)

Mobility 3 Mobility-Übungen deiner Wahl (ab Seite 181)

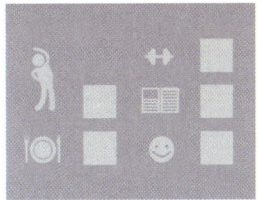

WOCHE 2 – TAG 12

Warm-up 2 Runden

10 × LUNGE (siehe Seite 134)
10 × WALKOUT (siehe Seite 152)
10 × BURPEE (siehe Seite 158)
1 × PANCAKE STRETCH jede Position 5–10 Sekunden halten (siehe Seite 192)

Training 8 Runden: 16, 14, 12, 10, 8, 6, 4 und 2 Wdh. je Übung COUNTDOWN

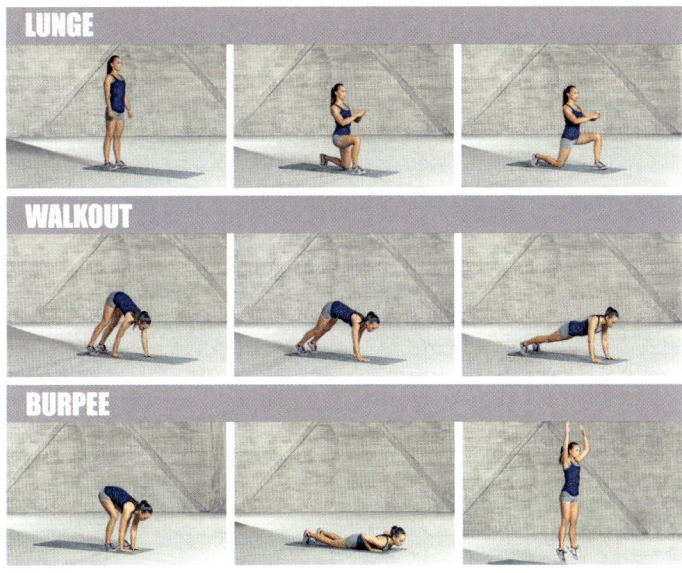

Core-Workout 1 Runde

10 × SIT-UP (siehe Seite 170)
10 × AB BIKE je Seite (siehe Seite 174)
10 × RUSSIAN TWIST je Seite (siehe Seite 173)
1 × PLANK 30 Sekunden halten (siehe Seite 177)

Mobility 3 Mobility-Übungen deiner Wahl (ab Seite 181)

Tag 13 und 14 sind deine Rest Days (siehe Seite 72)

WOCHE 3 – TAG 15

Warm-up 2 Runden

10 × BENCH HOP (siehe Seite 146)
10 × BENCH DIP (siehe Seite 155)
10 × LUNGE MIT KURZHANTELN (siehe Seite 135)
1 × INSTEP STRETCH je Seite, Position 5–10 Sekunden halten (siehe Seite 189)

Training 5 Runden à 1 Min., 3 Durchgänge mit 3 Min. Pause   **EMOM**

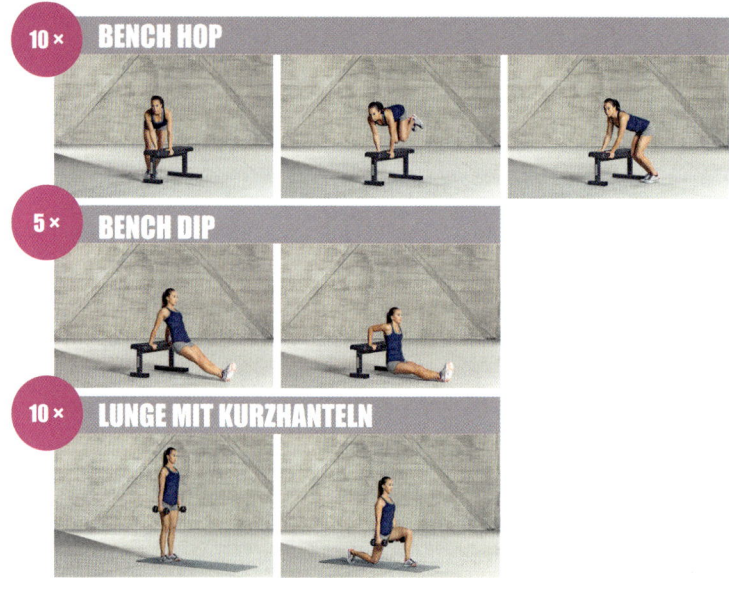

10 × BENCH HOP

5 × BENCH DIP

10 × LUNGE MIT KURZHANTELN

Core-Workout 2 Runden

10 × REVERSE SIT-UP (siehe Seite 172)
10 × HEEL TOUCH je Seite (siehe Seite 175)
10 × RUSSIAN TWIST je Seite (siehe Seite 173)
1 × THAI PUSH-UP 30 Sekunden (siehe Seite 178)

Mobility 3 Mobility-Übungen deiner Wahl (ab Seite 181)

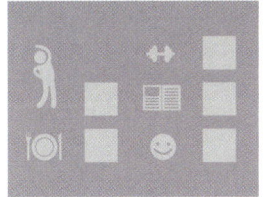

WOCHE 3 – TAG 16

Warm-up 2 Runden

10 × TURKISH GET-UP (siehe Seite 160)
10 × BURPEE (siehe Seite 158)
10 × WALKOUT PUSH-UP (siehe Seite 153)
1 × QUAD STRETCH je Seite, Position 5–10 Sekunden halten (siehe Seite 191)
1 × PEC STRETCH je Seite, Position 5–10 Sekunden halten (siehe Seite 193)
1 × LAT STRETCH je Seite, Position 5–10 Sekunden halten (siehe Seite 194)

Training maximal viele Runden in 5 Min., 3 Durchgänge mit 3 Min. Pause   AMRAP

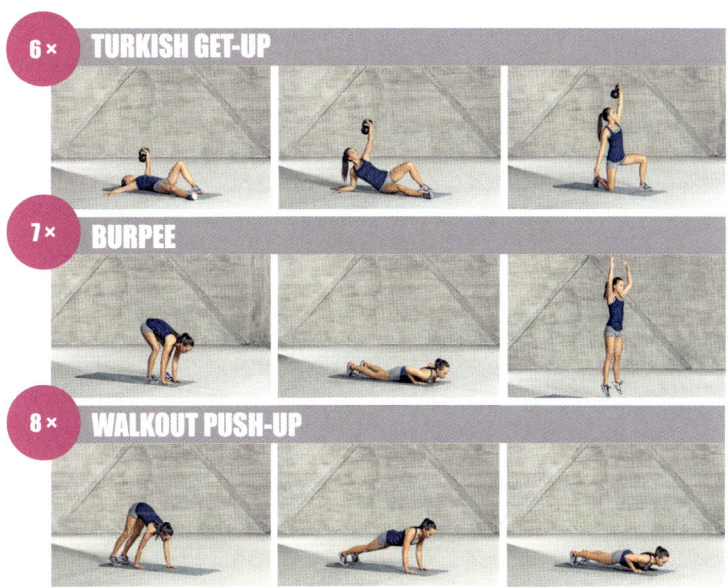

6 × TURKISH GET-UP

7 × BURPEE

8 × WALKOUT PUSH-UP

Core-Workout 2 Runden

1 × LOW BACK COMPLEX jede Position 20 Sekunden halten,
beim letzten Teil 10 Wiederholungen (siehe Seite 180)

Mobility 3 Mobility-Übungen deiner Wahl (ab Seite 181)

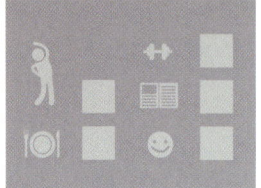

WOCHE 3 – TAG 17

Warm-up 2 Runden

10 × **AIR SQUAT** (siehe Seite 132)
10 × **MOUNTAIN CLIMBER** (siehe Seite 154)
10 × **FLOOR PRESS MIT KURZHANTELN** (siehe Seite 168)
5 × **KETTLEBELL SWING** (siehe Seite 169)
1 × **PIGEON STRETCH** je Seite, jede Position 5–10 Sekunden halten (siehe Seite 187)

Training 1 Runde auf Zeit   **FOR TIME**

21× AIR SQUAT

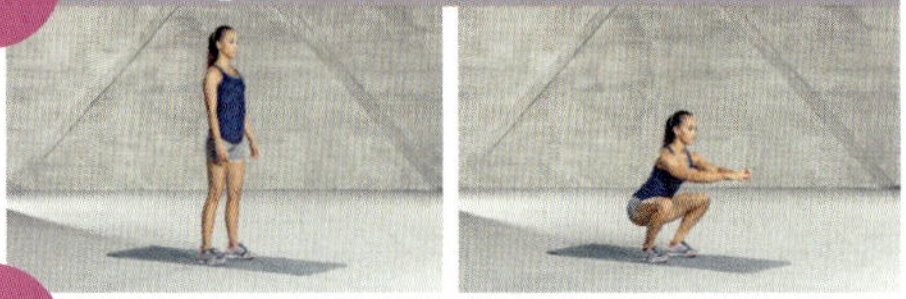

21× MOUNTAIN CLIMBER

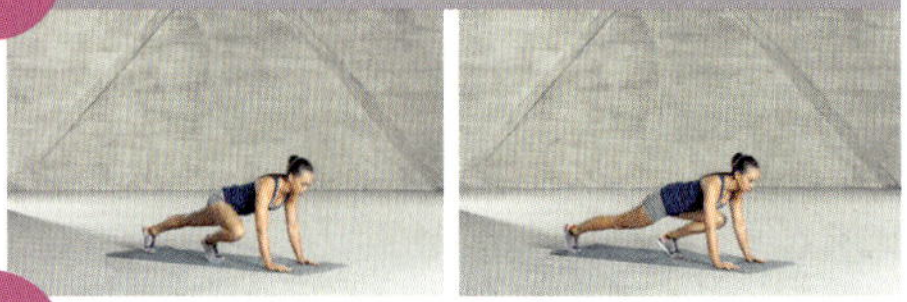

21× FLOOR PRESS MIT KURZHANTELN

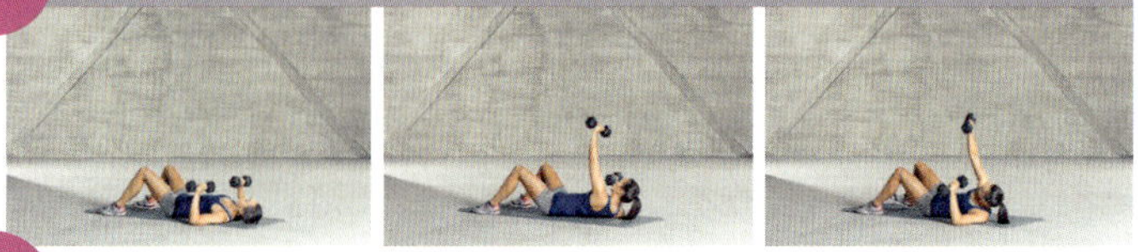

21× KETTLEBELL SWING

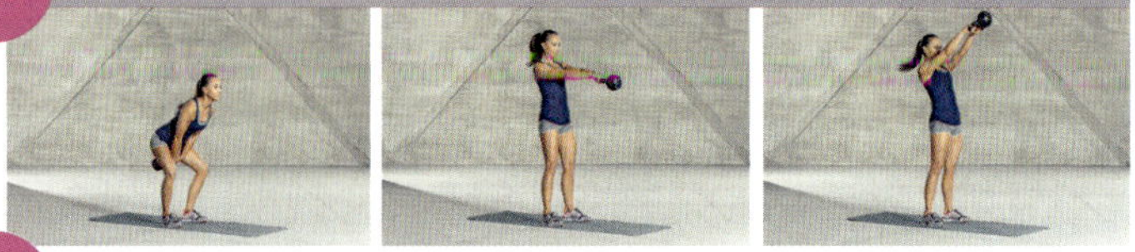

15× AIR SQUAT

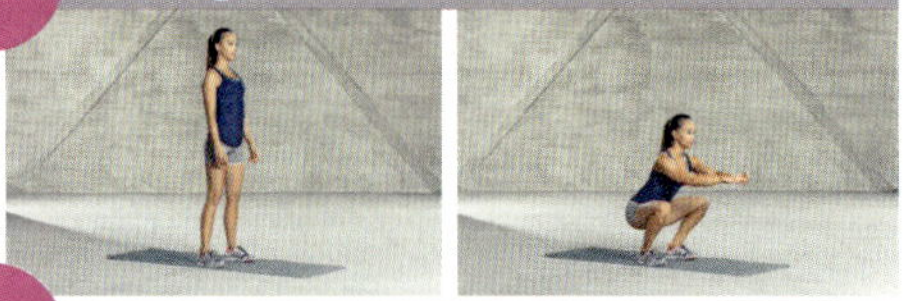

15× MOUNTAIN CLIMBER

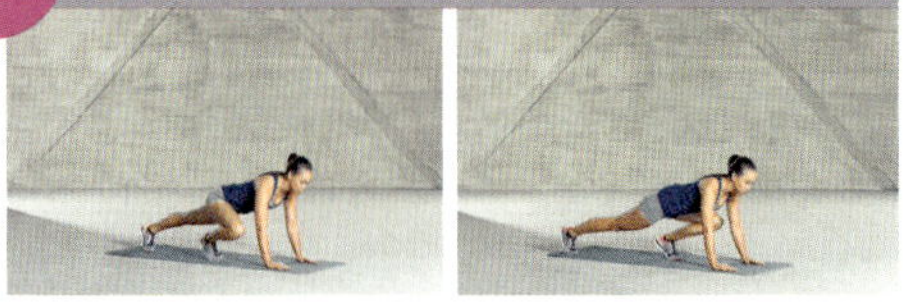

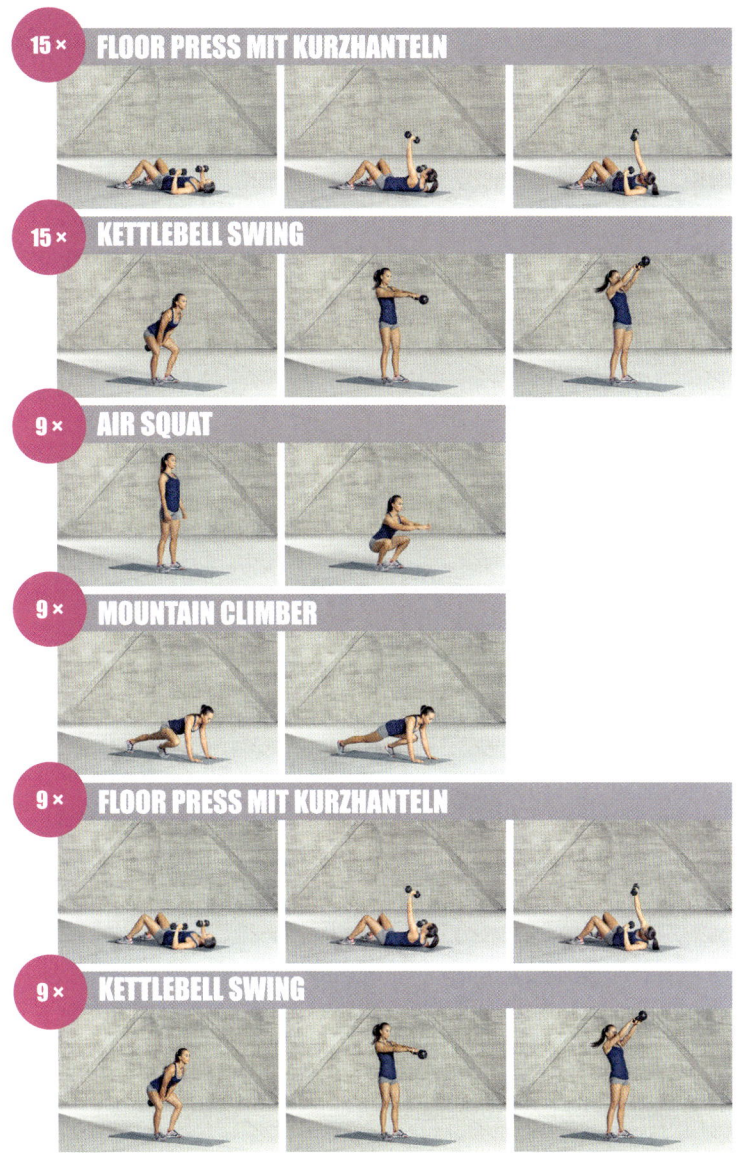

15× FLOOR PRESS MIT KURZHANTELN

15× KETTLEBELL SWING

9× AIR SQUAT

9× MOUNTAIN CLIMBER

9× FLOOR PRESS MIT KURZHANTELN

9× KETTLEBELL SWING

Core-Workout 2 Runden

10 × FLUTTER KICKS je Seite (siehe Seite 179)
10 × AB BIKE je Seite (siehe Seite 174)
10 × RUSSIAN TWIST je Seite (siehe Seite 173)
1 × PLANK 30 Sekunden halten (siehe Seite 177)

Mobility 3 Mobility-Übungen deiner Wahl (ab Seite 181)

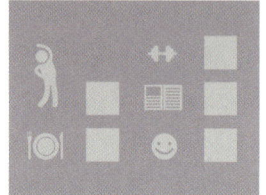

WOCHE 3 – TAG 18

Warm-up 2 Runden

50 × JUMPING JACK (siehe Seite 164)
10 × PUSH-UP (siehe Seite 149)
10 × JUMPING LUNGE (siehe Seite 137)
1 × HAMSTRING STRETCH je Seite, Position 5–10 Sekunden halten (siehe Seite 188)
1 × PEC STRETCH je Seite, Position 5–10 Sekunden halten (siehe Seite 193)
1 × LAT STRETCH je Seite, Position 5–10 Sekunden halten (siehe Seite 194)

Training 5 Runden, 3 Durchgänge mit 3 Min. Pause   **INTERVALL**

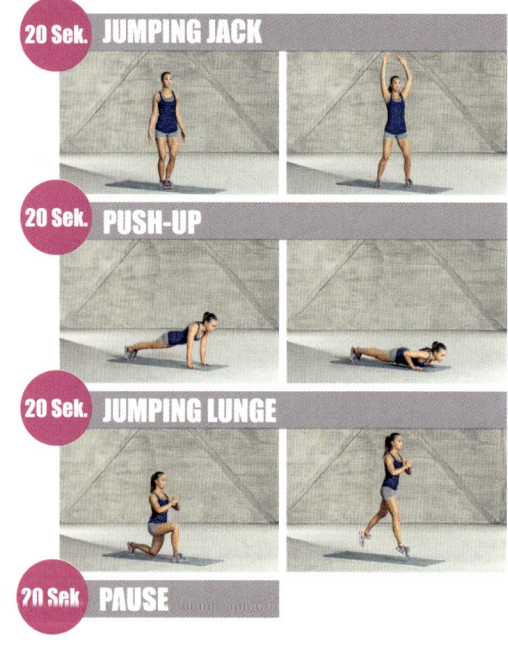

20 Sek. JUMPING JACK

20 Sek. PUSH-UP

20 Sek. JUMPING LUNGE

20 Sek. PAUSE

Core-Workout 2 Runden

1 × LOW BACK COMPLEX jede Position 20 Sekunden halten,
beim letzten Teil 10 Wiederholungen (siehe Seite 180)

Mobility 3 Mobility-Übungen deiner Wahl (ab Seite 181)

WOCHE 3 – TAG 19

Warm-up 2 Runden

10 × BURPEE (siehe Seite 158)
10 × SIT-UP (siehe Seite 170)
10 × KETTLEBELL GOBLET SQUAT (siehe Seite 133)
10 × KETTLEBELL SWING (siehe Seite 169)
1 × INSTEP STRETCH je Seite, Position 5–10 Sekunden halten (siehe Seite 189)

Training 8 Runden: 15, 13, 11, 9, 7, 5, 3 und 1 Wdh. je Übung   **COUNTDOWN**

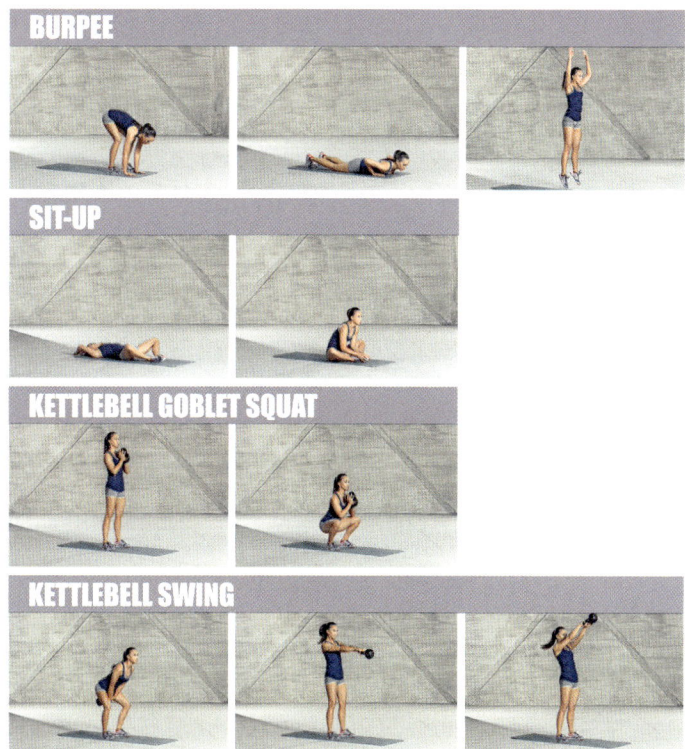

BURPEE

SIT-UP

KETTLEBELL GOBLET SQUAT

KETTLEBELL SWING

Core-Workout 2 Runden

10 × V-UP (siehe Seite 176)
10 × AB BIKE je Seite (siehe Seite 174)
10 × HEEL TOUCH je Seite (siehe Seite 175)
1 × THAI PUSH-UP 30 Sekunden (siehe Seite 178)

Mobility 3 Mobility-Übungen deiner Wahl (ab Seite 181)

Tag 20 und 21 sind deine Rest Days (siehe Seite 72)

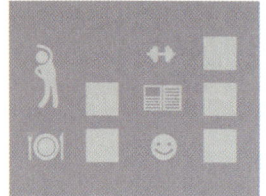

WOCHE 4 – TAG 22

Warm-up 2 Runden

10 × KETTLEBELL SWING (siehe Seite 169)
10 × AIR SQUAT (siehe Seite 132)
10 × BENCH DIP (siehe Seite 155)
1 × PANCAKE STRETCH jede Position 5–10 Sekunden halten (siehe Seite 192)

Training 5 Runden à 1 Min., 3 Durchgänge mit 3 Min. Pause   **EMOM**

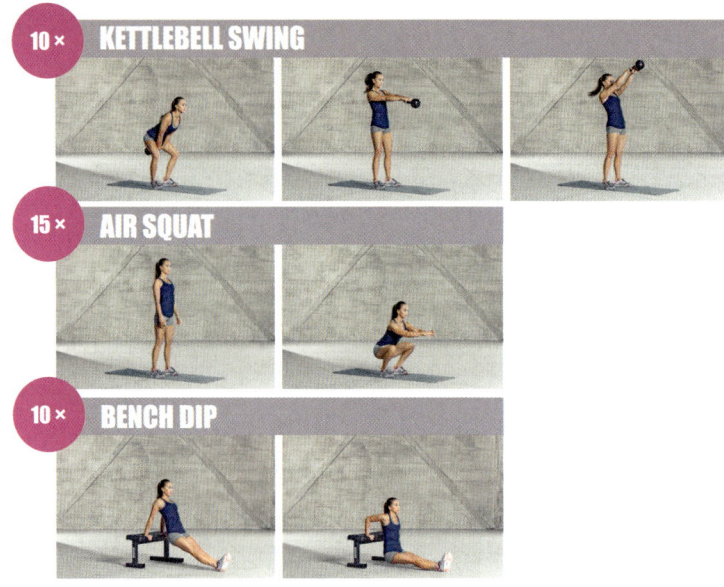

Core-Workout 2 Runden

10 × REVERSE SIT-UP (siehe Seite 172)
10 × HEEL TOUCH je Seite (siehe Seite 175)
10 × RUSSIAN TWIST je Seite (siehe Seite 173)
1 × THAI PUSH-UP 30 Sekunden (siehe Seite 178)

Mobility 3 Mobility-Übungen deiner Wahl (ab Seite 181)

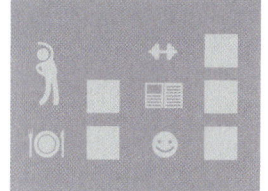

WOCHE 4 – TAG 23

Warm-up 2 Runden

10 × BENCH HOP (siehe Seite 146)
10 × NO WEIGHT THRUSTER (siehe Seite 162)
10 × WALKOUT PUSH-UP (siehe Seite 153)
1 × HAMSTRING STRETCH je Seite, Position 5–10 Sekunden halten (siehe Seite 188)
1 × PEC STRETCH je Seite, Position 5–10 Sekunden halten (siehe Seite 193)
1 × LAT STRETCH je Seite, Position 5–10 Sekunden halten (siehe Seite 194)

Training maximal viele Runden in 5 Min., 3 Durchgänge mit 3 Min. Pause   AMRAP

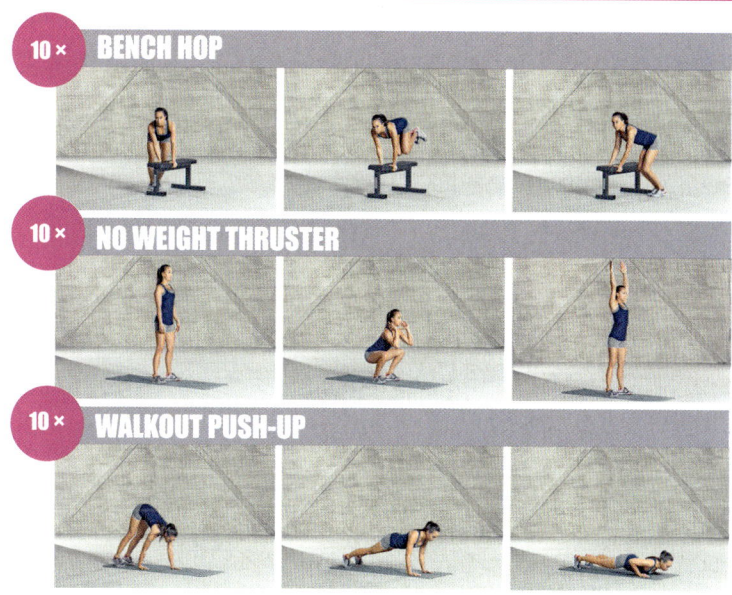

10 × BENCH HOP

10 × NO WEIGHT THRUSTER

10 × WALKOUT PUSH-UP

Core-Workout 2 Runden

1 × LOW BACK COMPLEX jede Position 20 Sekunden halten,
beim letzten Teil 10 Wiederholungen (siehe Seite 180)

Mobility 3 Mobility-Übungen deiner Wahl (ab Seite 181)

WOCHE 4 – TAG 24

Warm-up 2 Runden

10 × AIR SQUAT (siehe Seite 132)
10 × MOUNTAIN CLIMBER (siehe Seite 154)
10 × FLOOR PRESS MIT KURZHANTELN (siehe Seite 168)
5 × KETTLEBELL SWING (siehe Seite 169)
1 × PIGEON STRETCH je Seite, jede Position 5–10 Sekunden halten (siehe Seite 187)

Training 1 Runde auf Zeit   FOR TIME

21 × AIR SQUAT

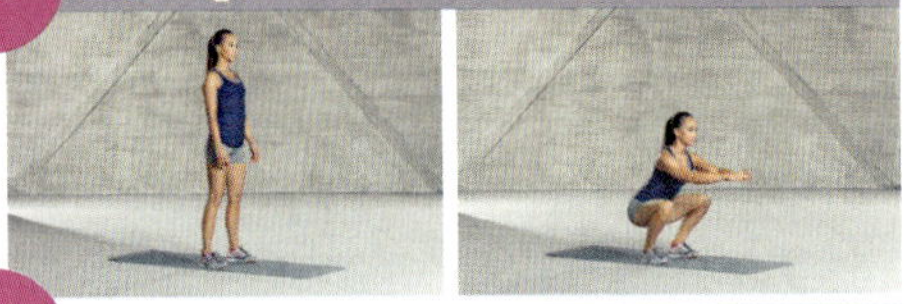

21 × MOUNTAIN CLIMBER

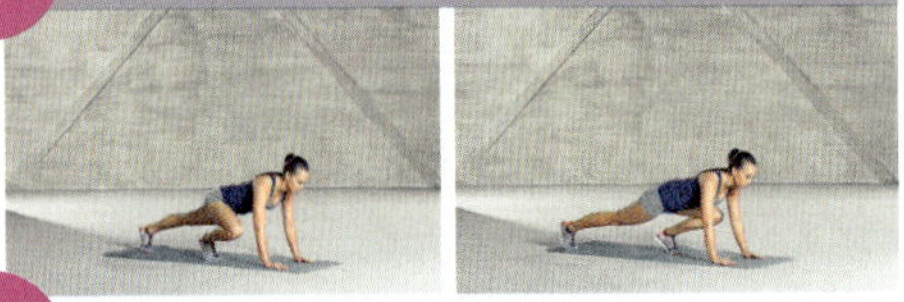

21 × FLOOR PRESS MIT KURZHANTELN

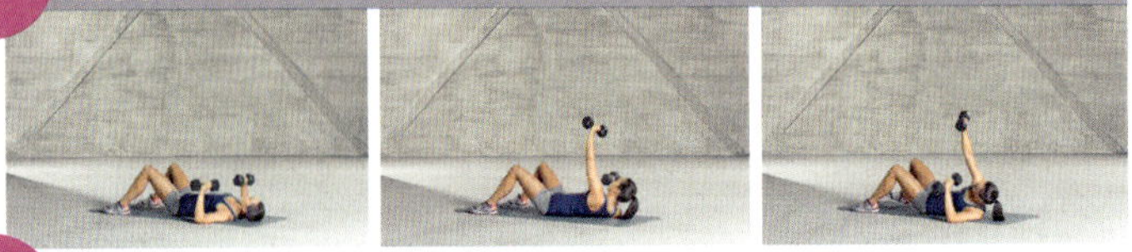

21 × KETTLEBELL SWING

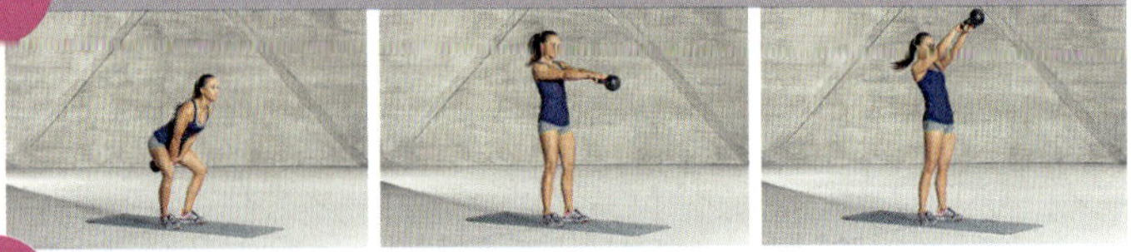

15 × AIR SQUAT

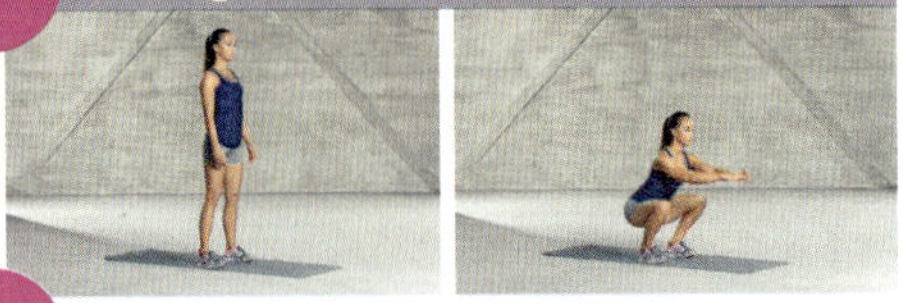

15 × MOUNTAIN CLIMBER

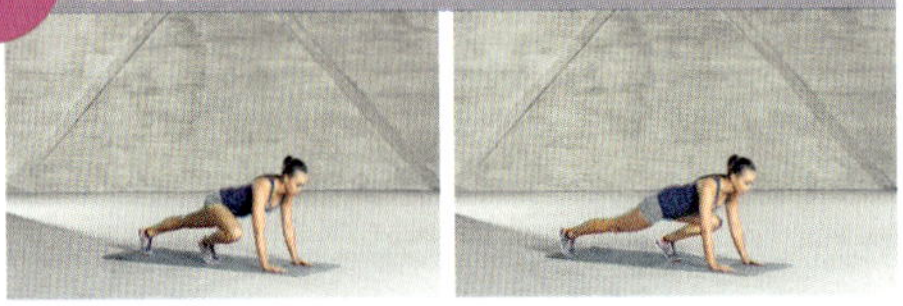

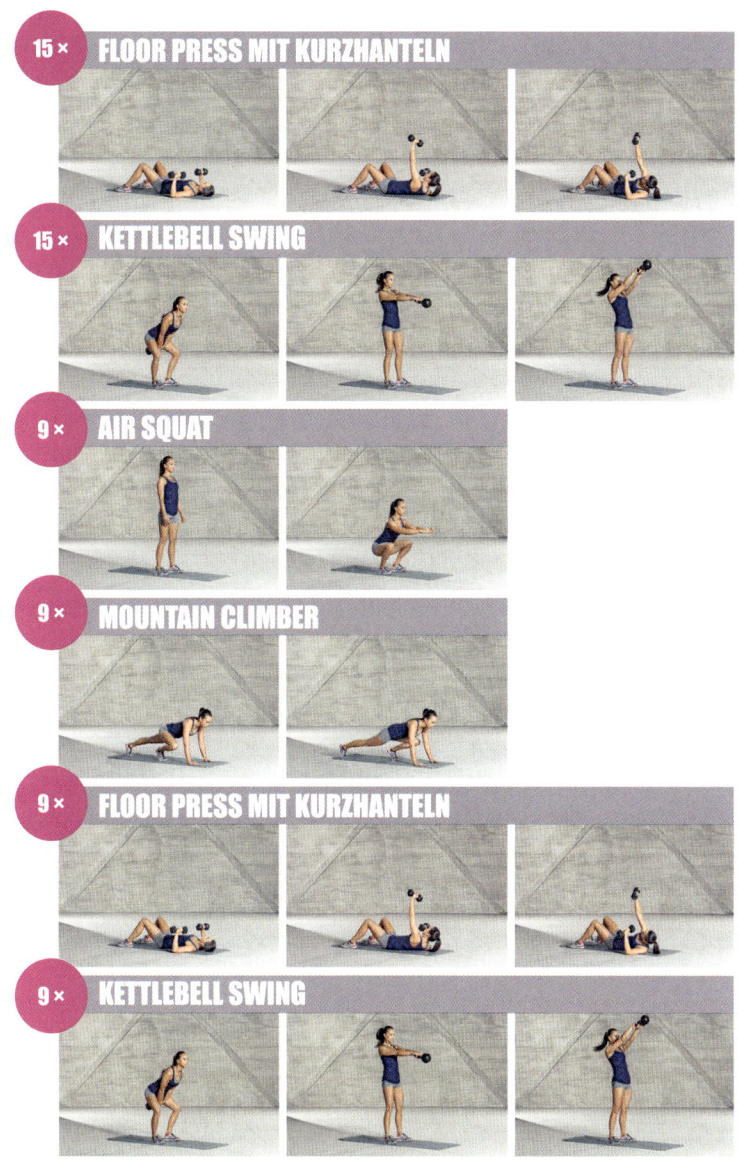

15 × FLOOR PRESS MIT KURZHANTELN

15 × KETTLEBELL SWING

9 × AIR SQUAT

9 × MOUNTAIN CLIMBER

9 × FLOOR PRESS MIT KURZHANTELN

9 × KETTLEBELL SWING

Core-Workout 2 Runden

10 × SIT-UP je Seite (siehe Seite 170)
10 × AB BIKE je Seite (siehe Seite 174)
10 × RUSSIAN TWIST je Seite (siehe Seite 173)
1 × PLANK 30 Sekunden halten (siehe Seite 177)

Mobility 3 Mobility-Übungen deiner Wahl (ab Seite 181)

WOCHE 4 – TAG 25

Warm-up 2 Runden

10 × **BENCH PISTOL** (siehe Seite 142)
10 × **BENCH PUSH-UP** (siehe Seite 151)
10 × **BENCH JUMP** (siehe Seite 141)
1 × **INDIAN SEAT** jede Position 5–10 Sekunden halten (siehe Seite 195)
1 × **PEC STRETCH** je Seite, Position 5–10 Sekunden halten (siehe Seite 193)
1 × **LAT STRETCH** je Seite, Position 5–10 Sekunden halten (siehe Seite 194)

Training 5 Runden, 3 Durchgänge mit 3 Min. Pause   **INTERVALL**

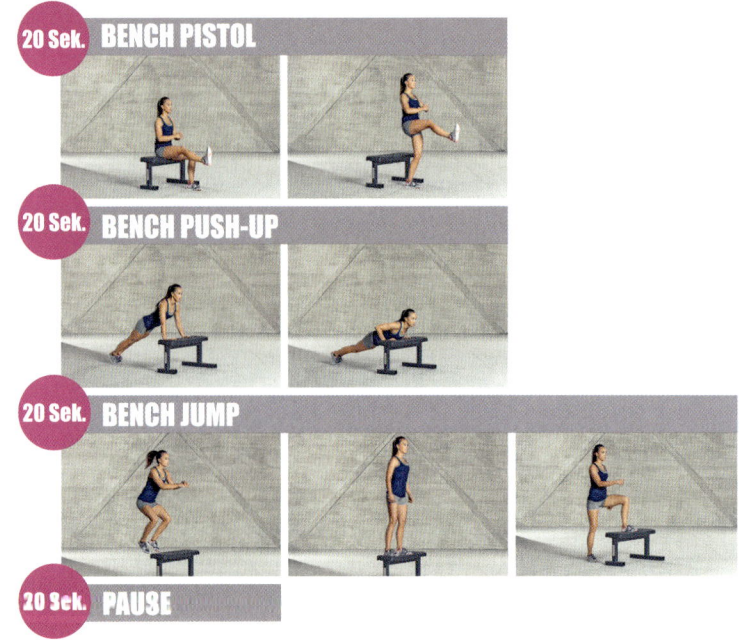

Core-Workout 2 Runden

1 × **LOW BACK COMPLEX** jede Position 20 Sekunden halten,
beim letzten Teil 10 Wiederholungen (siehe Seite 180)

Mobility 3 Mobility-Übungen deiner Wahl (ab Seite 181)

WOCHE 4 – TAG 26

Warm-up 2 Runden

10 × BURPEE (siehe Seite 158)
10 × SIT-UP (siehe Seite 170)
10 × KETTLEBELL GOBLET SQUAT (siehe Seite 133)
1 × KETTLEBELL SWING (siehe Seite 169)
5 × INSTEP STRETCH je Seite, Position 5–10 Sekunden halten (siehe Seite 189)

Training 8 Runden: 15, 13, 11, 9, 7, 5, 3 und 1 Wdh. je Übung   COUNTDOWN

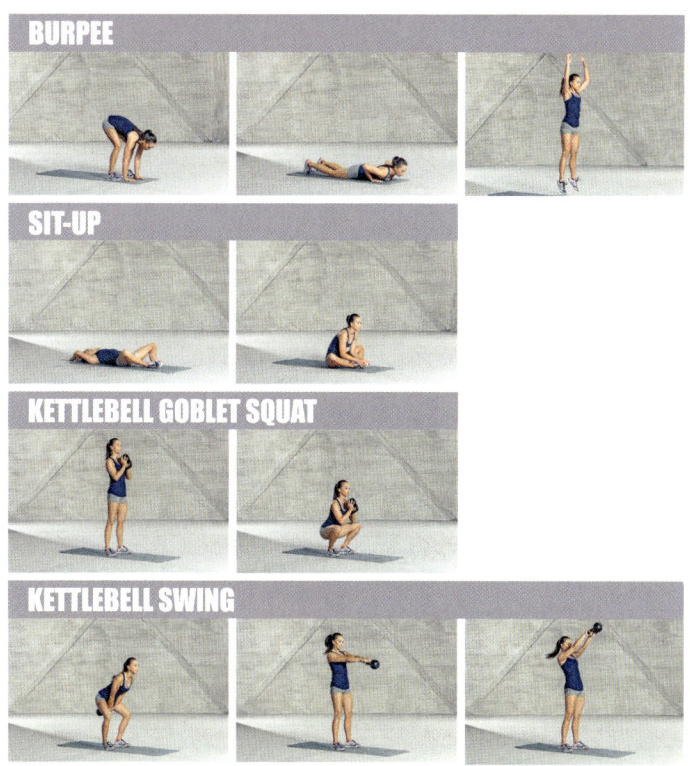

Core-Workout 2 Runden

10 × V-UP (siehe Seite 176)
10 × AB BIKE je Seite (siehe Seite 174)
10 × HEEL TOUCH je Seite (siehe Seite 175)
1 × THAI PUSH-UP 30 Sekunden (siehe Seite 178)

Mobility 3 Mobility-Übungen deiner Wahl (ab Seite 181)

Tag 27 und 28 sind deine
Rest Days (siehe Seite 72)

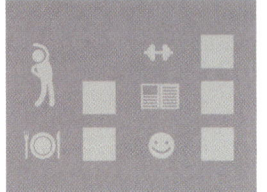

WOCHE 5 – TAG 29

Warm-up 2 Runden

10 × BURPEE BENCH JUMP (siehe Seite 159)
10 × BENCH PUSH-UP (siehe Seite 151)
10 × KETTLEBELL SWING (siehe Seite 169)
1 × INSTEP STRETCH je Seite, Position 5–10 Sekunden halten (siehe Seite 189)

Training 5 Runden à 1 Min., 3 Durchgänge mit 2 Min. Pause   **EMOM**

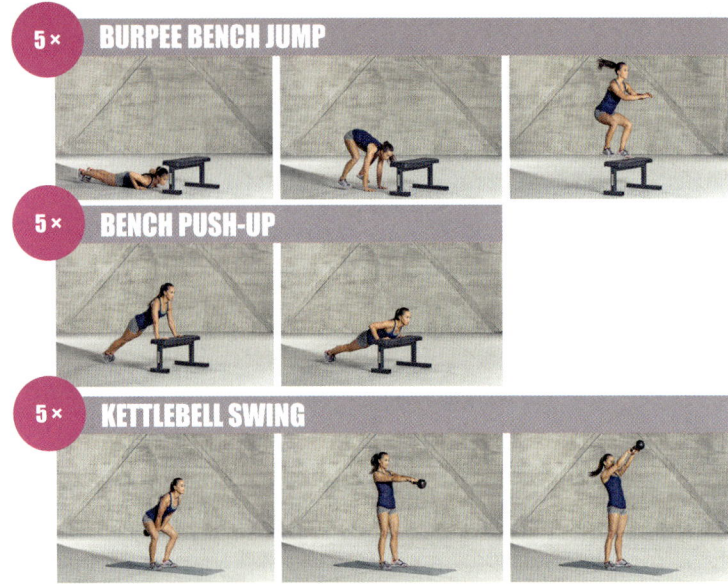

5× **BURPEE BENCH JUMP**

5× **BENCH PUSH-UP**

5× **KETTLEBELL SWING**

Core-Workout 2 Runden

1 × LOW BACK COMPLEX jede Position 25 Sekunden halten,
beim letzten Teil 10 Wiederholungen (siehe Seite 180)

Mobility 3 Mobility-Übungen deiner Wahl (ab Seite 181)

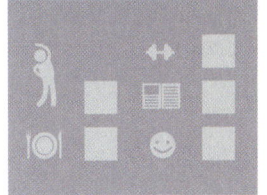

WOCHE 5 – TAG 30

Warm-up 2 Runden

2 × WALL WALK (siehe Seite 156)
10 × BURPEE (siehe Seite 158)
10 × KETTLEBELL GOBLET SQUAT (siehe Seite 133)
10 × LUNGE (siehe Seite 134)
1 × HIP FLEXOR STRETCH je Seite, Position 5–10 Sekunden halten (siehe Seite 189)
1 × LAT STRETCH je Seite, Position 5–10 Sekunden halten (siehe Seite 194)

Training maximal viele Runden in 5 Min., 3 Durchgänge mit 2 Min. Pause AMRAP

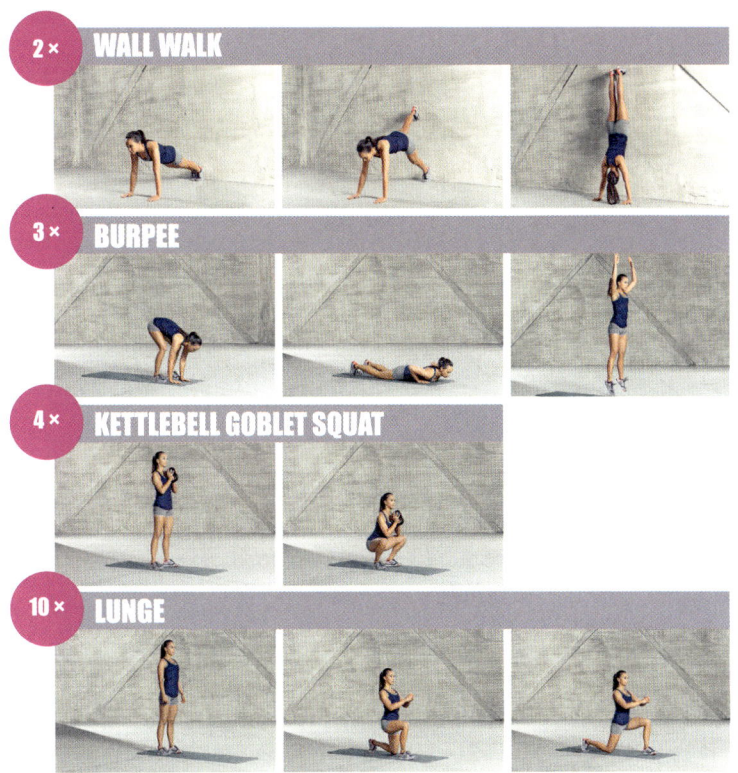

2 × WALL WALK

3 × BURPEE

4 × KETTLEBELL GOBLET SQUAT

10 × LUNGE

Core-Workout 3 Runden

10 × TOE TOUCH (siehe Seite 171)
10 × HEEL TOUCH je Seite (siehe Seite 175)
10 × RUSSIAN TWIST je Seite (siehe Seite 173)
1 × ELEVATED PLANK 30 Sekunden halten (siehe Seite 177)

Mobility 3 Mobility-Übungen deiner Wahl (ab Seite 181)

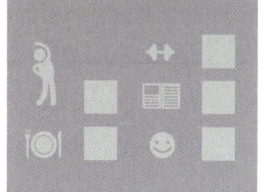

WOCHE 5 – TAG 31

Warm-up 2 Runden

10 × AIR SQUAT (siehe Seite 132)
10 × PUSH-UP (siehe Seite 149)
10 × SIT-UP (siehe Seite 170)
10 × KETTLEBELL SWING (siehe Seite 169)
1 × PIGEON STRETCH je Seite, jede Position 5–10 Sekunden halten (siehe Seite 187)

Training 1 Runde auf Zeit   FOR TIME

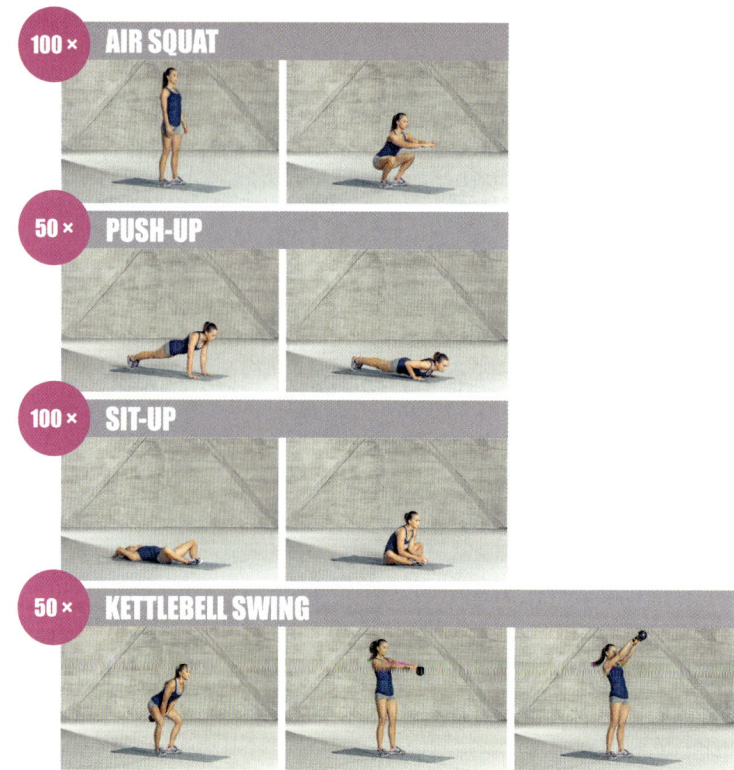

100 × AIR SQUAT

50 × PUSH-UP

100 × SIT-UP

50 × KETTLEBELL SWING

Core-Workout 2 Runden

1 × LOW BACK COMPLEX jede Position 25 Sekunden halten,
beim letzten Teil 10 Wiederholungen (siehe Seite 180)

Mobility 3 Mobility-Übungen deiner Wahl (ab Seite 181)

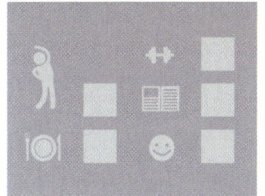
WOCHE 5 – TAG 32

Warm-up 2 Runden

50 × JUMPING JACK (siehe Seite 164)
10 × BENCH DIP (siehe Seite 155)
50 × ROPE SKIPPING (siehe Seite 165)
5 × CALF STRETCH je Seite, Position 5–10 Sekunden halten (siehe Seite 188)
1 × PEC STRETCH je Seite, Position 5–10 Sekunden halten (siehe Seite 193)
1 × LAT STRETCH je Seite, Position 5–10 Sekunden halten (siehe Seite 194)

Training 5 Runden, 3 Durchgänge mit 2 Min. Pause   INTERVALL

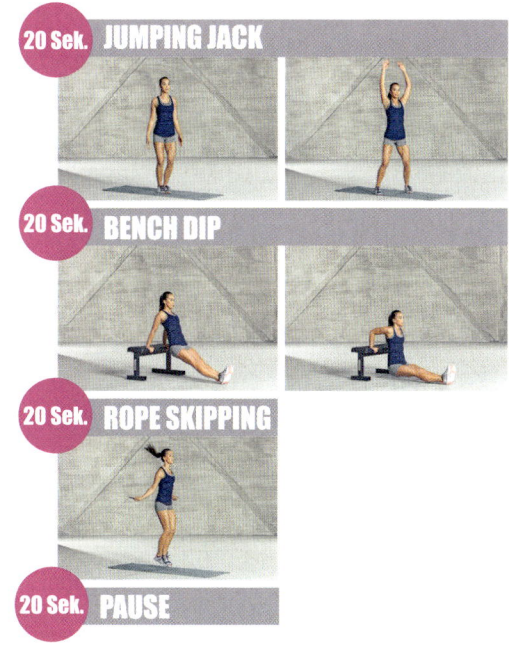

20 Sek. JUMPING JACK

20 Sek. BENCH DIP

20 Sek. ROPE SKIPPING

20 Sek. PAUSE

Core-Workout 3 Runden

10 × FLUTTER KICKS je Seite (siehe Seite 179)
10 × AB BIKE je Seite (siehe Seite 174)
10 × HEEL TOUCH je Seite (siehe Seite 175)
1 × THAI PUSH-UP 30 Sekunden (siehe Seite 178)

Mobility 3 Mobility-Übungen deiner Wahl (ab Seite 181)

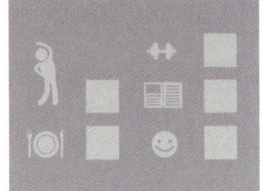

WOCHE 5 – TAG 33

Warm-up 2 Runden

10 × LUNGE (siehe Seite 134)
10 × BURPEE (siehe Seite 158)
10 × KETTLEBELL SWING (siehe Seite 169)
1 × INSTEP STRETCH je Seite, Position 5–10 Sekunden halten (siehe Seite 189)

Training 5 Runden: 50, 40, 30, 20 und 10 Wdh. je Übung   **COUNTDOWN**

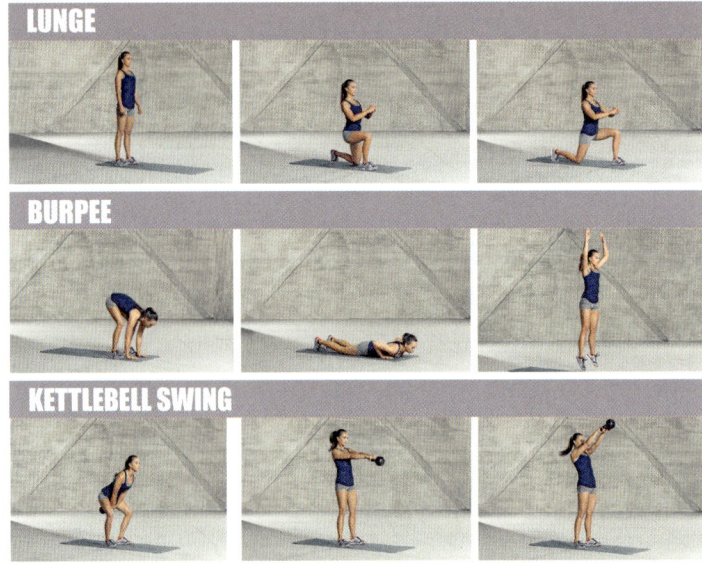

Core-Workout 2 Runden

1 × LOW BACK COMPLEX jede Position 25 Sekunden halten,
beim letzten Teil 10 Wiederholungen (siehe Seite 180)

Mobility 3 Mobility-Übungen deiner Wahl (ab Seite 181)

Tag 34 und 35 sind deine
Rest Days (siehe Seite 72)

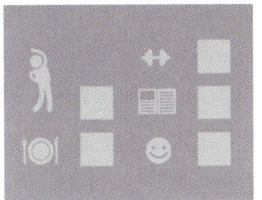

WOCHE 6 – TAG 36

Warm-up 2 Runden

10 × STEP-UP MIT KURZHANTELN (siehe Seite 145)
10 × PUSH-UP (siehe Seite 149)
10 × BURPEE (siehe Seite 158)
1 × INSTEP STRETCH je Seite, Position 5–10 Sekunden halten (siehe Seite 189)

Training 5 Runden à 1 Min., 3 Durchgänge mit 2 Min. Pause   EMOM

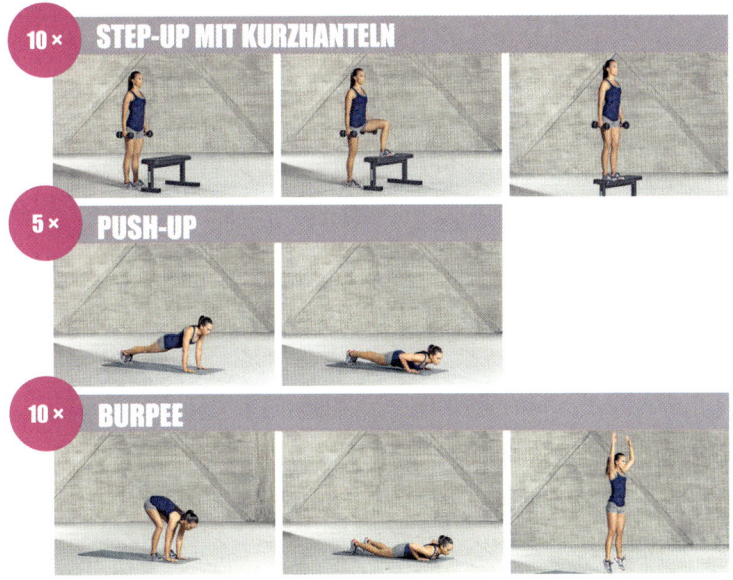

10 ×   STEP-UP MIT KURZHANTELN

5 ×   PUSH-UP

10 ×   BURPEE

Core-Workout 2 Runden

1 × LOW BACK COMPLEX jede Position 25 Sekunden halten,
beim letzten Teil 10 Wiederholungen (siehe Seite 180)

Mobility 3 Mobility-Übungen deiner Wahl (ab Seite 181)

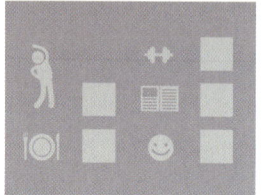

WOCHE 6 – TAG 37

Warm-up 2 Runden

10 × TURKISH GET-UP (siehe Seite 160)
10 × FLOOR PRESS MIT KURZHANTELN (siehe Seite 168)
10 × BENCH HOP (siehe Seite 146)
1 × HIP FLEXOR STRETCH je Seite, Position 5–10 Sekunden halten (siehe Seite 189)
1 × PEC STRETCH je Seite, Position 5–10 Sekunden halten (siehe Seite 193)
1 × LAT STRETCH je Seite, Position 5–10 Sekunden halten (siehe Seite 194)

Training maximal viele Runden in 5 Min., 3 Durchgänge mit 2 Min. Pause   AMRAP

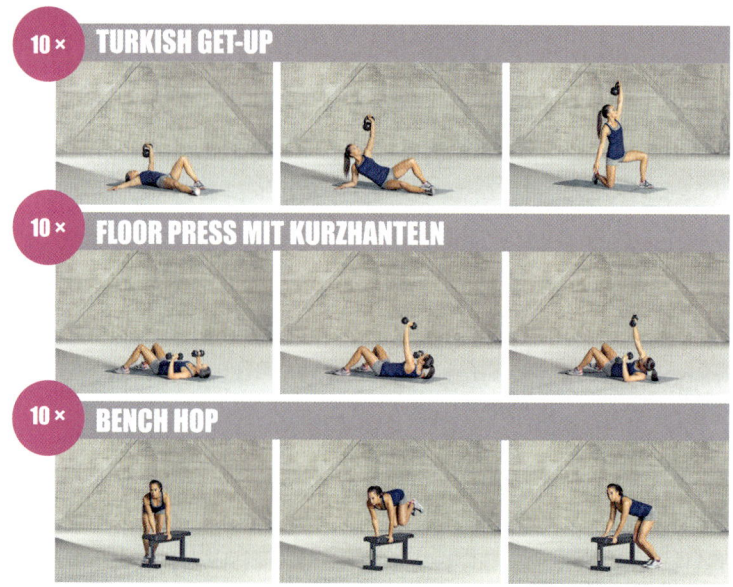

10 × TURKISH GET-UP

10 × FLOOR PRESS MIT KURZHANTELN

10 × BENCH HOP

Core-Workout 3 Runden

10 × TOE TOUCH (siehe Seite 171)
10 × HEEL TOUCH je Seite (siehe Seite 175)
10 × RUSSIAN TWIST je Seite (siehe Seite 173)
1 × ELEVATED PLANK 30 Sekunden halten (siehe Seite 177)

Mobility 3 Mobility-Übungen deiner Wahl (ab Seite 181)

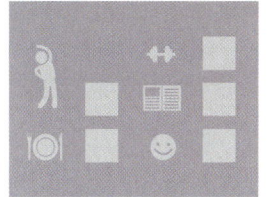

WOCHE 6 – TAG 38

Warm-up 2 Runden

10 × AIR SQUAT (siehe Seite 132)
10 × PUSH-UP (siehe Seite 149)
10 × SIT-UP (siehe Seite 170)
10 × KETTLEBELL SWING (siehe Seite 169)
1 × PIGEON STRETCH je Seite, jede Position 5–10 Sekunden halten (siehe Seite 187)

Training 1 Runde auf Zeit   FOR TIME

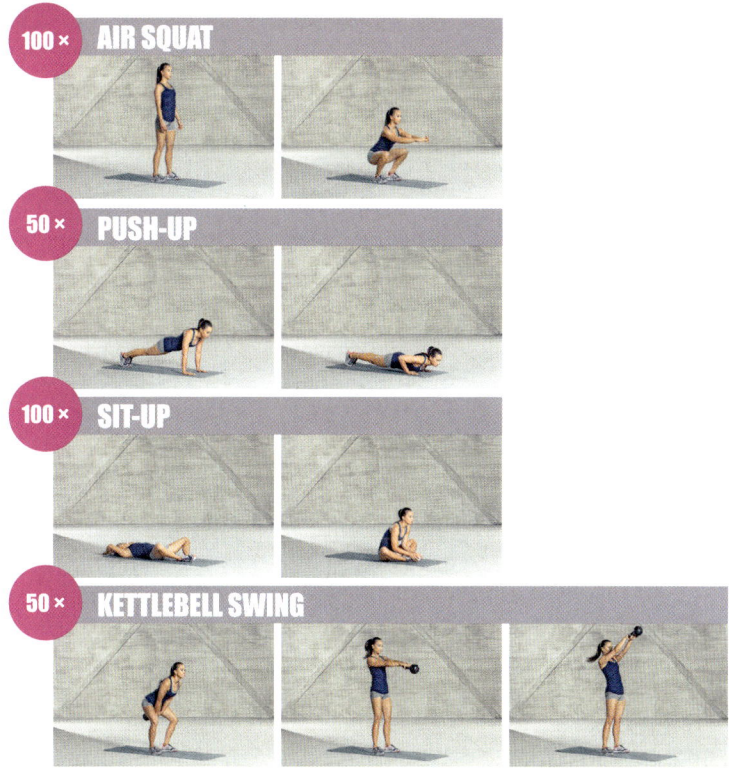

100 × AIR SQUAT

50 × PUSH-UP

100 × SIT-UP

50 × KETTLEBELL SWING

Core-Workout 2 Runden

1 × LOW BACK COMPLEX jede Position 25 Sekunden halten,
beim letzten Teil 10 Wiederholungen (siehe Seite 180)

Mobility 3 Mobility-Übungen deiner Wahl (ab Seite 181)

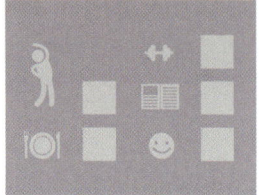

WOCHE 6 – TAG 39

Warm-up 2 Runden

10 × BENCH PISTOL (siehe Seite 142)
10 × MOUNTAIN CLIMBER (siehe Seite 154)
10 × WALKOUT (siehe Seite 152)
1 × INDIAN SEAT jede Position 5–10 Sekunden halten (siehe Seite 195)
1 × PEC STRETCH je Seite, Position 5–10 Sekunden halten (siehe Seite 193)
1 × LAT STRETCH je Seite, Position 5–10 Sekunden halten (siehe Seite 194)

Training 5 Runden, 3 Durchgänge mit 2 Min. Pause   **INTERVALL**

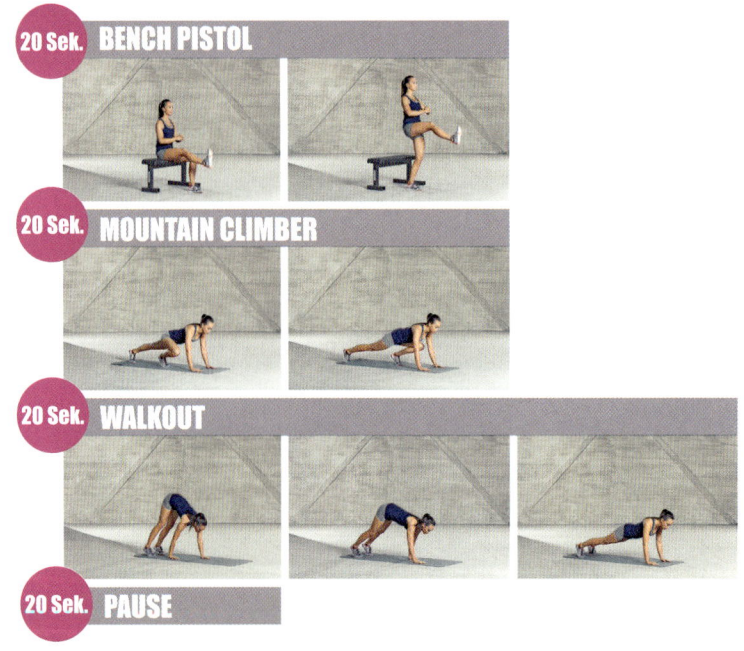

20 Sek. BENCH PISTOL

20 Sek. MOUNTAIN CLIMBER

20 Sek. WALKOUT

20 Sek. PAUSE

Core-Workout 3 Runden

10 × SIT-UP (siehe Seite 170)
10 × AB BIKE je Seite (siehe Seite 174)
10 × HEEL TOUCH je Seite (siehe Seite 175)
1 × THAI PUSH-UP 30 Sekunden (siehe Seite 178)

Mobility 3 Mobility-Übungen deiner Wahl (ab Seite 181)

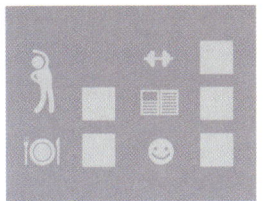

WOCHE 6 – TAG 40

Warm-up 2 Runden

10 × LUNGE (siehe Seite 134)
10 × BURPEE (siehe Seite 158)
10 × KETTLEBELL SWING (siehe Seite 169)
1 × INSTEP STRETCH je Seite, Position 5–10 Sekunden halten (siehe Seite 189)

Training 5 Runden: 50, 40, 30, 20 und 10 Wdh. je Übung   COUNTDOWN

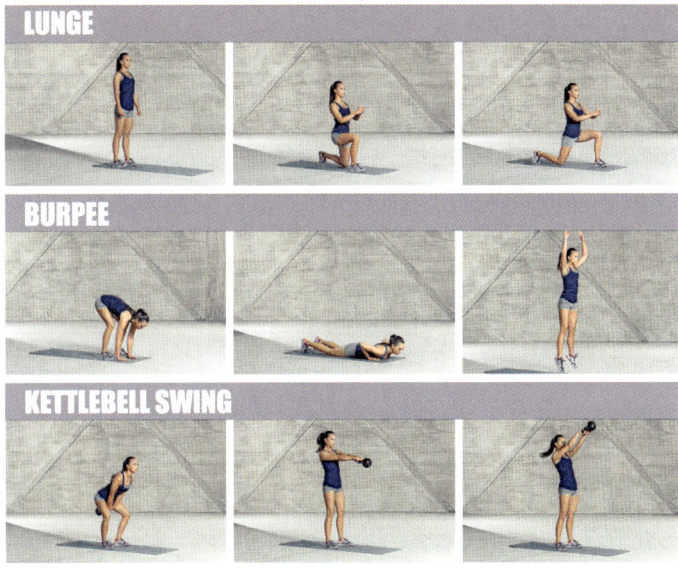

LUNGE

BURPEE

KETTLEBELL SWING

Core-Workout 2 Runden

1 × LOW BACK COMPLEX jede Position 25 Sekunden halten,
beim letzten Teil 10 Wiederholungen (siehe Seite 180)

Mobility 3 Mobility-Übungen deiner Wahl (ab Seite 181)

Tag 41 und 42 sind deine
Rest Days (siehe Seite 72)

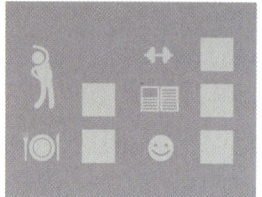

WOCHE 7 – TAG 43

Warm-up 2 Runden

10 × HIPIDI-HOP (siehe Seite 147)
10 × CROSSOVER LUNGE MIT KURZHANTEL (siehe Seite 139)
10 × PUSH-UP (siehe Seite 149)
1 × PANCAKE STRETCH jede Position 5–10 Sekunden halten (siehe Seite 192)

Training 5 Runden à 1 Min., 3 Durchgänge mit 1 Min. Pause EMOM

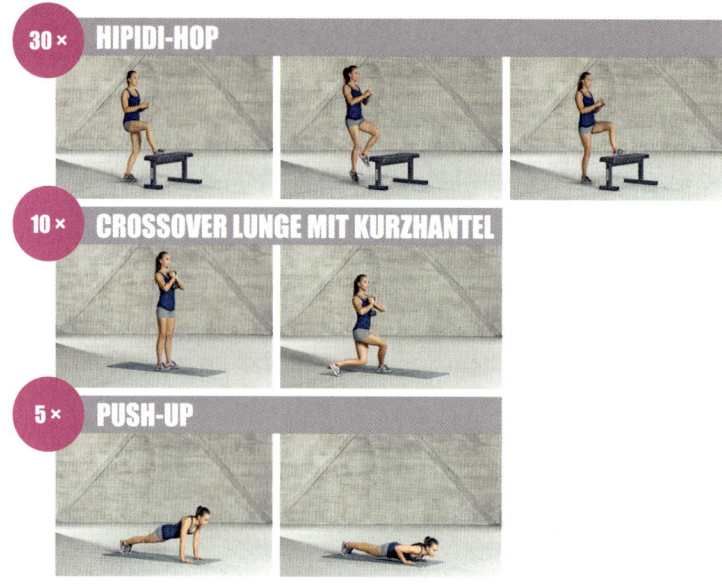

30 × HIPIDI-HOP

10 × CROSSOVER LUNGE MIT KURZHANTEL

5 × PUSH-UP

Core-Workout 2 Runden

1 × LOW BACK COMPLEX jede Position 30 Sekunden halten,
beim letzten Teil 10 Wiederholungen (siehe Seite 180)

Mobility 3 Mobility-Übungen deiner Wahl (ab Seite 181)

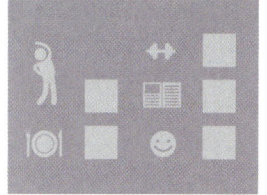

WOCHE 7 – TAG 44

Warm-up 2 Runden

10 × STEP-UP MIT KURZHANTELN (siehe Seite 145)
10 × FLOOR PRESS MIT KURZHANTELN (siehe Seite 168)
50 × ROPE SKIPPING (siehe Seite 165)
5 × CALF STRETCH je Seite, Position 5–10 Sekunden halten (siehe Seite 188)
1 × PEC STRETCH je Seite, Position 5–10 Sekunden halten (siehe Seite 193)
1 × LAT STRETCH je Seite, Position 5–10 Sekunden halten (siehe Seite 194)

Training maximal viele Runden in 5 Min., 3 Durchgänge mit 1 Min. Pause · AMRAP

20 × STEP-UP MIT KURZHANTELN

20 × FLOOR PRESS MIT KURZHANTELN

40 × ROPE SKIPPING

Core-Workout 4 Runden

10 × V-UP (siehe Seite 176)
10 × HEEL TOUCH je Seite (siehe Seite 175)
10 × RUSSIAN TWIST je Seite (siehe Seite 173)
1 × ELEVATED PLANK 30 Sekunden halten (siehe Seite 177)

Mobility 3 Mobility-Übungen deiner Wahl (ab Seite 181)

WOCHE 7 – TAG 45

Warm-up 2 Runden

10 × BURPEE BENCH JUMP (siehe Seite 159)
10 × THRUSTER MIT KURZHANTELN (siehe Seite 163)
10 × SIT-UP (siehe Seite 170)
10 × KETTLEBELL SWING (siehe Seite 169)
10 × PUSH-UP (siehe Seite 149)
1 × PIGEON STRETCH je Seite, jede Position 5–10 Sekunden halten (siehe Seite 187)

Training 1 Runde auf Zeit   **FOR TIME**

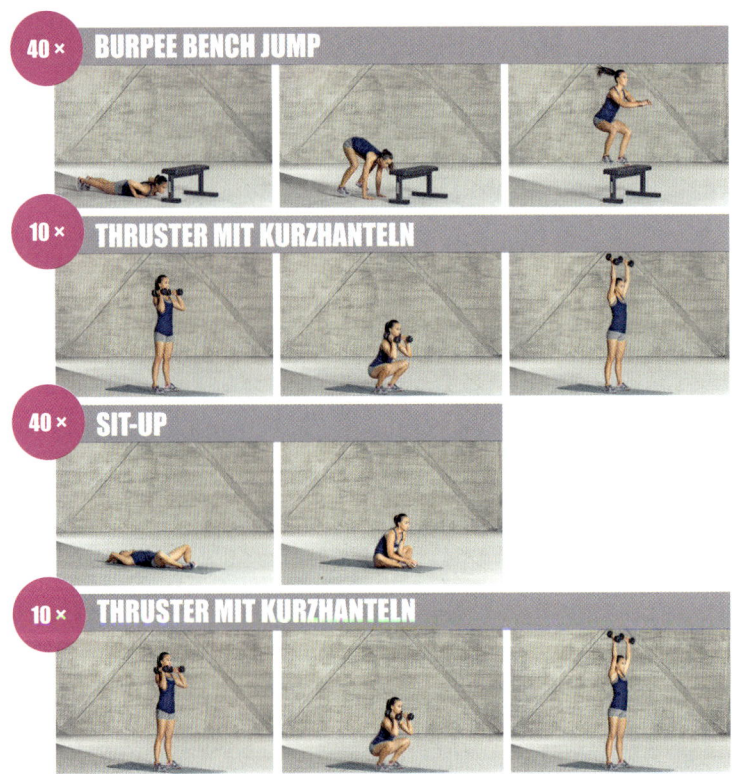

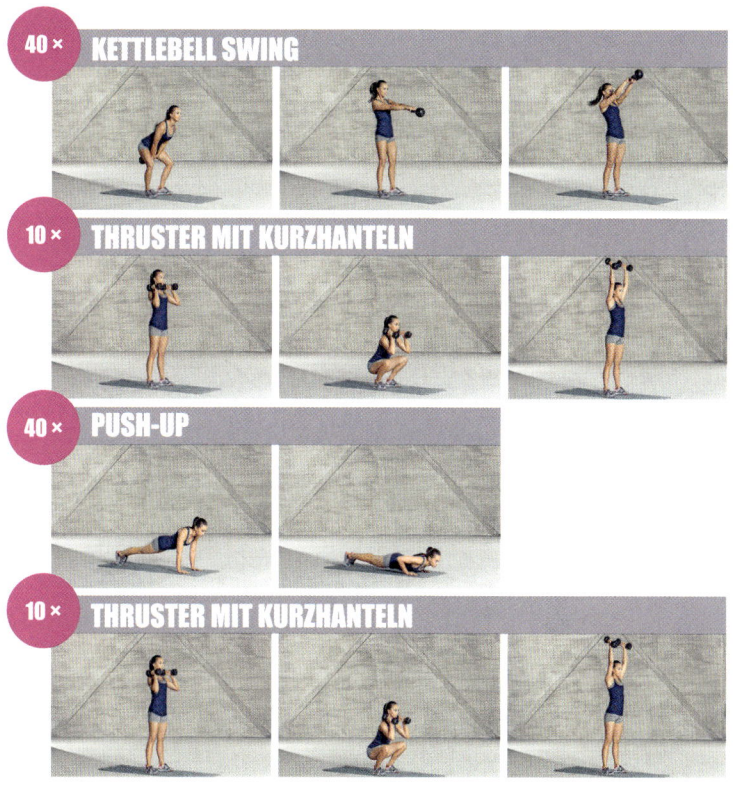

40 × KETTLEBELL SWING

10 × THRUSTER MIT KURZHANTELN

40 × PUSH-UP

10 × THRUSTER MIT KURZHANTELN

Core-Workout 2 Runden

1 × LOW BACK COMPLEX jede Position 30 Sekunden halten,
beim letzten Teil 10 Wiederholungen (siehe Seite 180)

Mobility 3 Mobility-Übungen deiner Wahl (ab Seite 181)

WOCHE 7 – TAG 46

Warm-up 2 Runden

10 × PISTOL (siehe Seite 143)
10 × TOUCH-JUMP-TOUCH (siehe Seite 166)
10 × WALKOUT (siehe Seite 152)
1 × HIP FLEXOR STRETCH je Seite, Position 5–10 Sekunden halten (siehe Seite 189)
1 × PEC STRETCH je Seite, Position 5–10 Sekunden halten (siehe Seite 193)
1 × LAT STRETCH je Seite, Position 5–10 Sekunden halten (siehe Seite 194)

Training 5 Runden, 3 Durchgänge mit 1 Min. Pause   **INTERVALL**

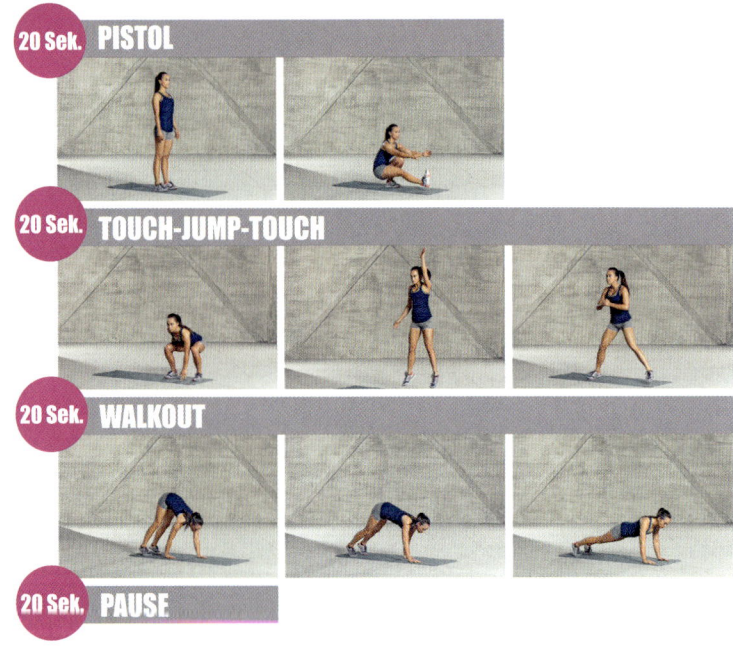

Core-Workout 4 Runden

10 × SIT-UP (siehe Seite 170)
10 × AB BIKE je Seite (siehe Seite 174)
10 × HEEL TOUCH je Seite (siehe Seite 175)
1 × THAI PUSH-UP 30 Sekunden (siehe Seite 178)

Mobility 3 Mobility-Übungen deiner Wahl (ab Seite 181)

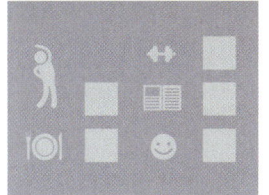

WOCHE 7 – TAG 47

Warm-up 2 Runden

10 × TURKISH GET-UP (siehe Seite 160)
10 × STEP-UP MIT KURZHANTELN (siehe Seite 145)
10 × KETTLEBELL SWING (siehe Seite 169)
10 × BENCH JUMP (siehe Seite 141)
1 × INSTEP STRETCH je Seite, Position 5–10 Sekunden halten (siehe Seite 189)

Training 10 Runden: 10, 9, 8, 7, 6, 5, 4, 3, 2 und 1 Wdh. je Übung   COUNTDOWN

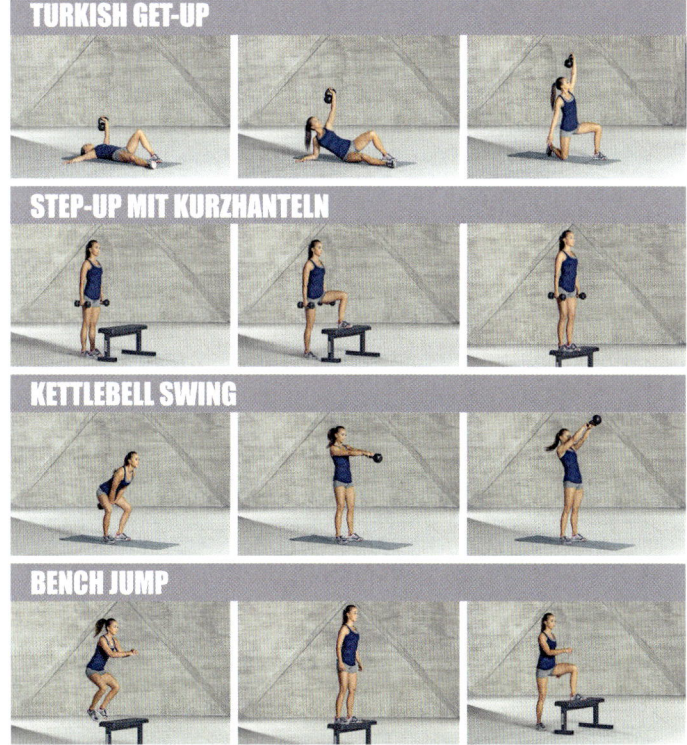

TURKISH GET-UP

STEP-UP MIT KURZHANTELN

KETTLEBELL SWING

BENCH JUMP

Core-Workout 2 Runden

1 × LOW BACK COMPLEX jede Position 30 Sekunden halten,
beim letzten Teil 10 Wiederholungen (siehe Seite 180)

Mobility 3 Mobility-Übungen deiner Wahl (ab Seite 181)

Tag 48 und 49 sind deine
Rest Days (siehe Seite 72)

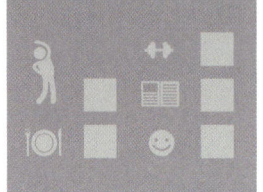

WOCHE 8 – TAG 50

Warm-up 2 Runden

10 × HAND RELEASE PUSH-UP (siehe Seite 150)
10 × SIT-UP (siehe Seite 170)
10 × AIR SQUAT (siehe Seite 132)
1 × INSTEP STRETCH je Seite, Position 5–10 Sekunden halten (siehe Seite 189)

Training 5 Runden à 1 Min., 3 Durchgänge mit 1 Min. Pause   **EMOM**

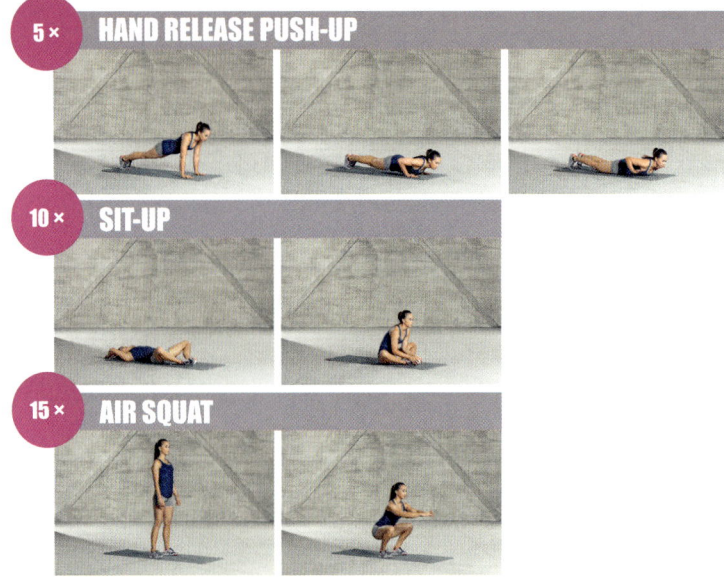

5 × HAND RELEASE PUSH-UP

10 × SIT-UP

15 × AIR SQUAT

Core-Workout 2 Runden

1 × LOW BACK COMPLEX jede Position 30 Sekunden halten,
beim letzten Teil 10 Wiederholungen (siehe Seite 180)

Mobility 3 Mobility-Übungen deiner Wahl (ab Seite 181)

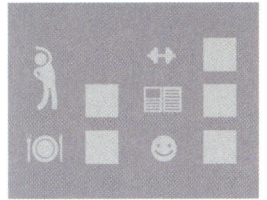

WOCHE 8 – TAG 51

Warm-up 2 Runden

10 × PISTOL (siehe Seite 143)
5 × WALL WALK (siehe Seite 156)
10 × TURKISH GET-UP (siehe Seite 160)
1 × QUAD STRETCH je Seite, Position 5–10 Sekunden halten (siehe Seite 191)
1 × PEC STRETCH je Seite, Position 5–10 Sekunden halten (siehe Seite 193)
1 × LAT STRETCH je Seite, Position 5–10 Sekunden halten (siehe Seite 194)

Training maximal viele Runden in 5 Min., 3 Durchgänge mit 1 Min. Pause   AMRAP

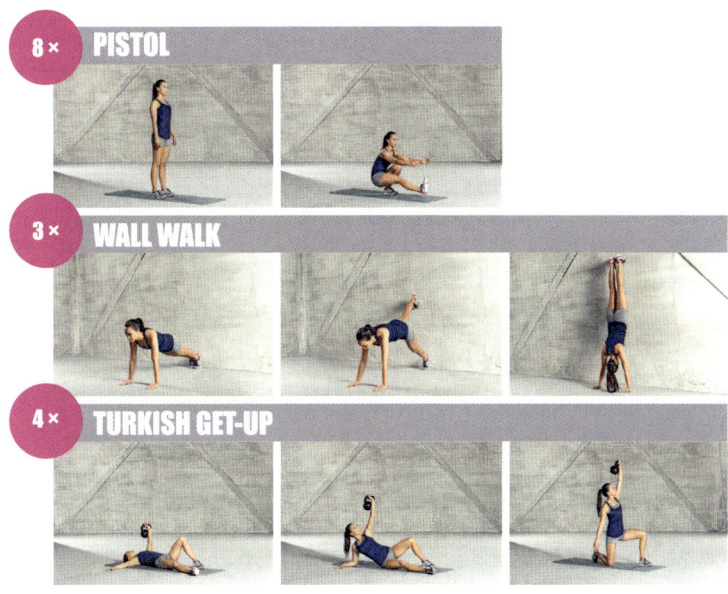

8 × PISTOL

3 × WALL WALK

4 × TURKISH GET-UP

Core-Workout 4 Runden

10 × TOE TOUCH (siehe Seite 171)
10 × HEEL TOUCH je Seite (siehe Seite 175)
10 × RUSSIAN TWIST je Seite (siehe Seite 173)
1 × ELEVATED PLANK 30 Sekunden halten (siehe Seite 177)

Mobility 3 Mobility-Übungen deiner Wahl (ab Seite 181)

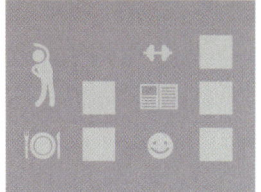

WOCHE 8 – TAG 52

10 × BURPEE BENCH JUMP (siehe Seite 159)
10 × THRUSTER MIT KURZHANTELN (siehe Seite 163)
10 × SIT-UP (siehe Seite 170)
10 × KETTLEBELL SWING (siehe Seite 169)
10 × PUSH-UP (siehe Seite 149)
1 × PIGEON STRETCH je Seite, jede Position 5–10 Sekunden halten (siehe Seite 187)

Training 1 Runde auf Zeit   **FOR TIME**

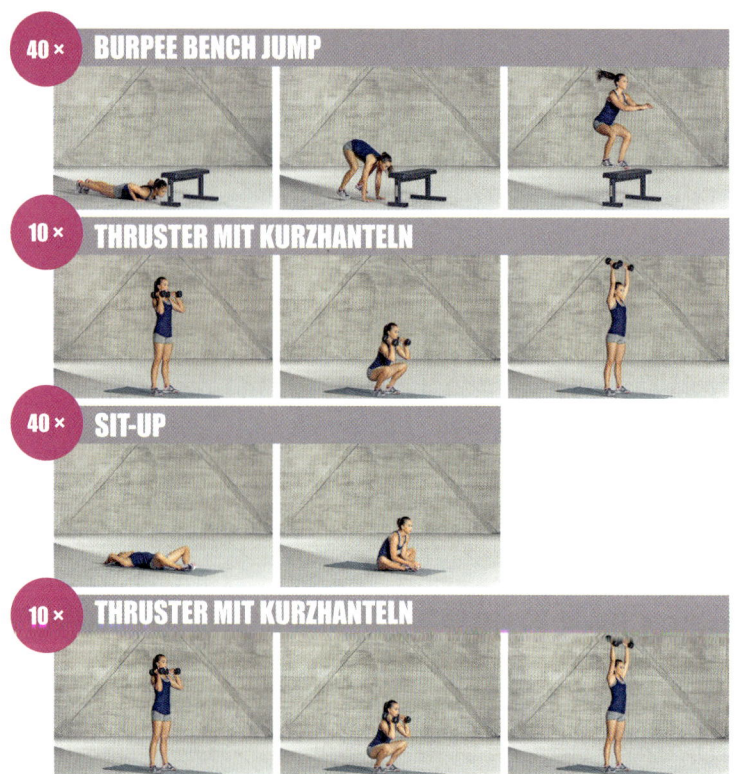

40 × **BURPEE BENCH JUMP**

10 × **THRUSTER MIT KURZHANTELN**

40 × **SIT-UP**

10 × **THRUSTER MIT KURZHANTELN**

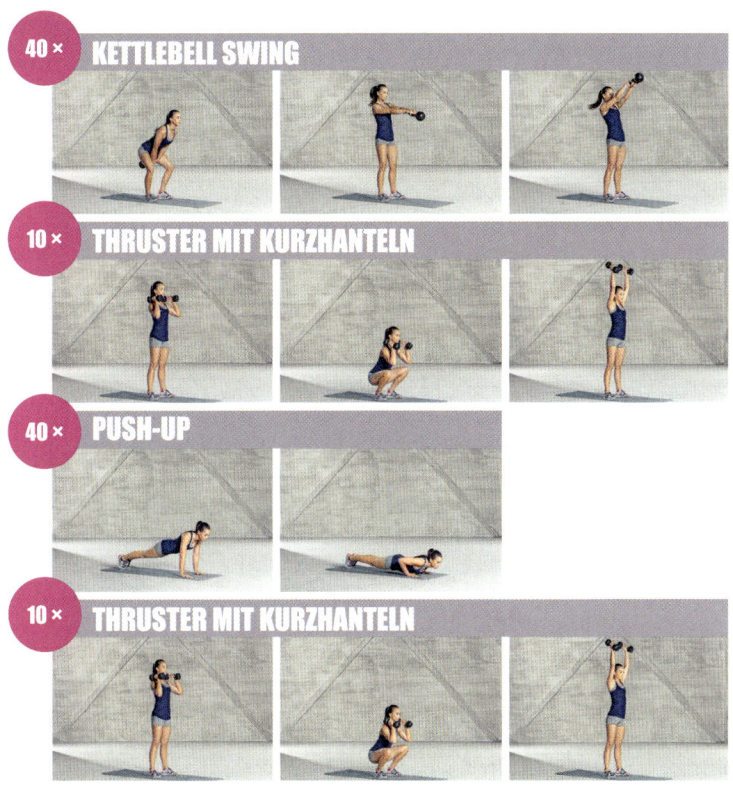

40 × **KETTLEBELL SWING**

10 × **THRUSTER MIT KURZHANTELN**

40 × **PUSH-UP**

10 × **THRUSTER MIT KURZHANTELN**

Core-Workout 2 Runden

1 × LOW BACK COMPLEX jede Position 30 Sekunden halten,
beim letzten Teil 10 Wiederholungen (siehe Seite 180)

Mobility 3 Mobility-Übungen deiner Wahl (ab Seite 181)

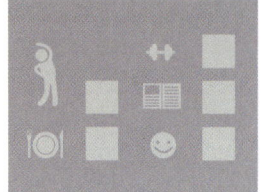

WOCHE 8 – TAG 53

Warm-up 2 Runden

10 × **HIPIDI-HOP** (siehe Seite 147)
10 × **FLOOR PRESS MIT KURZHANTELN** (siehe Seite 168)
10 × **MOUNTAIN CLIMBER** (siehe Seite 154)
1 × **HIP FLEXOR STRETCH** je Seite, Position 5–10 Sekunden halten (siehe Seite 189)
1 × **PEC STRETCH** je Seite, Position 5–10 Sekunden halten (siehe Seite 193)
1 × **LAT STRETCH** je Seite, Position 5–10 Sekunden halten (siehe Seite 194)

Training 5 Runden, 3 Durchgänge mit 1 Min. Pause   **INTERVALL**

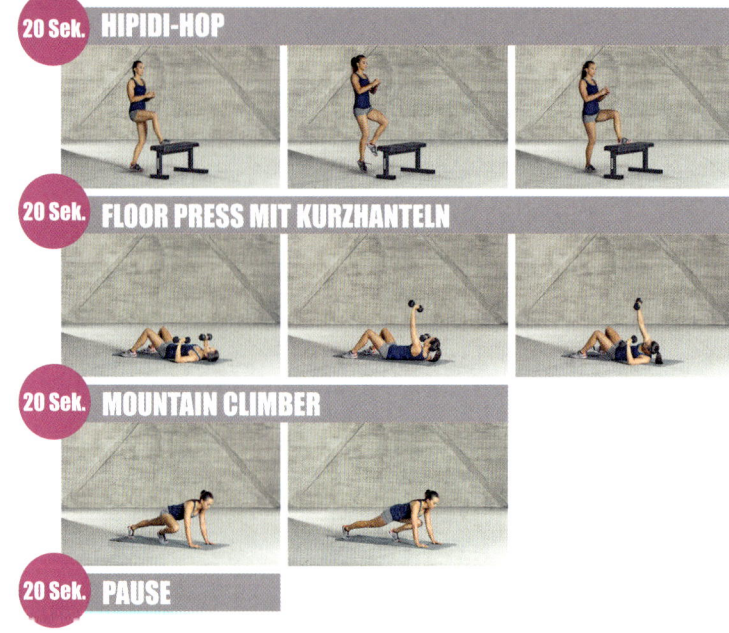

Core-Workout 4 Runden

10 × **SIT-UP** (siehe Seite 170)
10 × **AB BIKE** je Seite (siehe Seite 174)
10 × **HEEL TOUCH** je Seite (siehe Seite 175)
1 × **THAI PUSH-UP** 30 Sekunden (siehe Seite 178)

Mobility 3 Mobility-Übungen deiner Wahl (ab Seite 181)

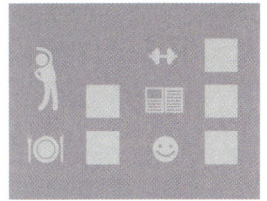

WOCHE 8 – TAG 54

Warm-up 2 Runden

10 × TURKISH GET-UP (siehe Seite 160)
10 × STEP-UP MIT KURZHANTELN (siehe Seite 145)
10 × KETTLEBELL SWING (siehe Seite 169)
10 × BENCH JUMP (siehe Seite 141)
1 × INSTEP STRETCH je Seite, Position 5–10 Sekunden halten (siehe Seite 189)

Training 10 Runden: 10, 9, 8, 7, 6, 5, 4, 3, 2 und 1 Wdh. je Übung   COUNTDOWN

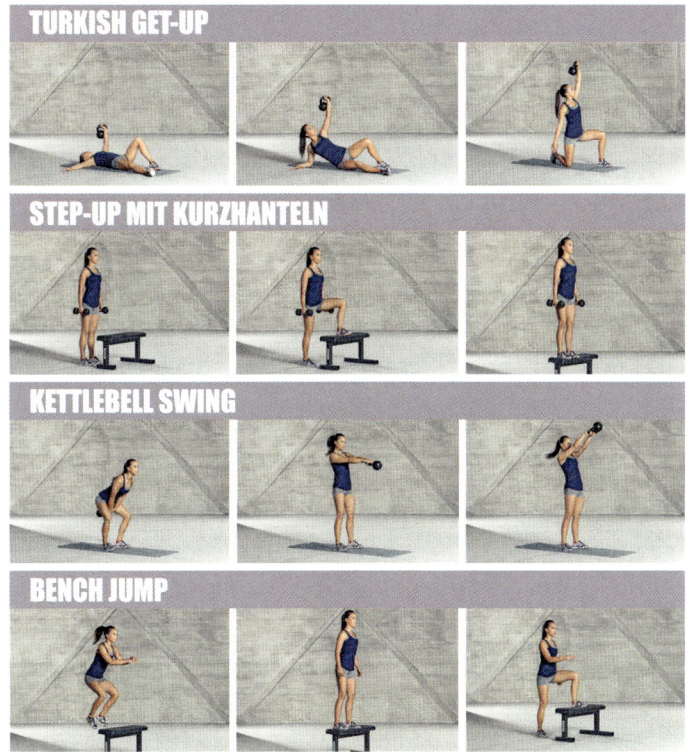

TURKISH GET-UP

STEP-UP MIT KURZHANTELN

KETTLEBELL SWING

BENCH JUMP

Core-Workout 2 Runden

1 × LOW BACK COMPLEX jede Position 30 Sekunden halten,
beim letzten Teil 10 Wiederholungen (siehe Seite 180)

Mobility 3 Mobility-Übungen deiner Wahl (ab Seite 181)

Tag 55 und 56 sind deine Rest Days (siehe Seite 72)

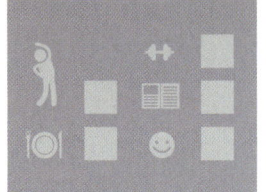

WOCHE 9 – TAG 57

Warm-up 2 Runden

10 × JUMPING LUNGE (siehe Seite 137)
10 × BURPEE BENCH JUMP (siehe Seite 159)
10 × V-UP (siehe Seite 176)
1 × INSTEP STRETCH je Seite, Position 5–10 Sekunden halten (siehe Seite 189)

Training 5 Runden à 1 Min., 3 Durchgänge mit 1 Min. Pause   EMOM

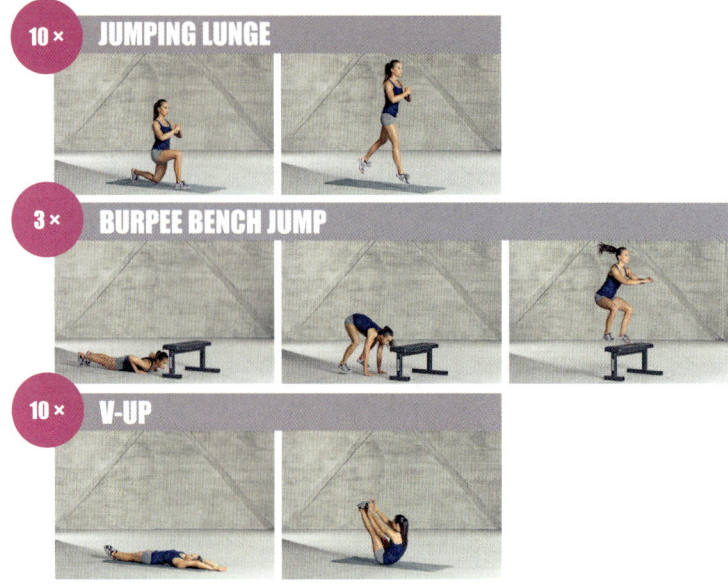

10 × JUMPING LUNGE

3 × BURPEE BENCH JUMP

10 × V-UP

Core-Workout 2 Runden

1 × LOW BACK COMPLEX jede Position 30 Sekunden halten,
beim letzten Teil 10 Wiederholungen (siehe Seite 180)

Mobility 3 Mobility-Übungen deiner Wahl (ab Seite 181)

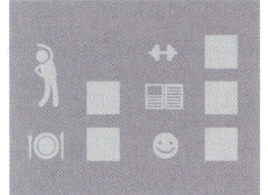

WOCHE 9 – TAG 58

Warm-up 2 Runden

10 × FLOOR PRESS MIT KURZHANTELN (siehe Seite 168)
10 × KETTLEBELL SWING (siehe Seite 169)
50 × ROPE SKIPPING (siehe Seite 165)
5 × CALF STRETCH je Seite, Position 5–10 Sekunden halten (siehe Seite 188)
1 × PEC STRETCH je Seite, Position 5–10 Sekunden halten (siehe Seite 193)
1 × LAT STRETCH je Seite, Position 5–10 Sekunden halten (siehe Seite 194)

Training maximal viele Runden in 5 Min., 3 Durchgänge mit 1 Min. Pause   AMRAP

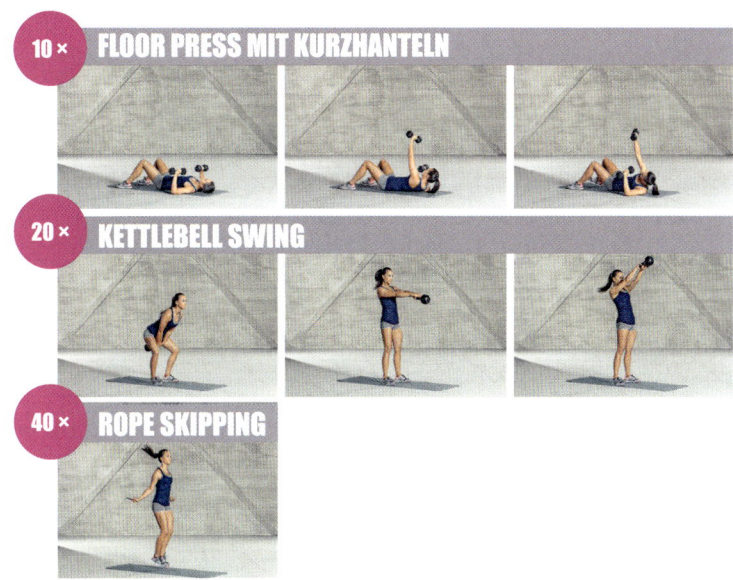

10 × FLOOR PRESS MIT KURZHANTELN

20 × KETTLEBELL SWING

40 × ROPE SKIPPING

Core-Workout 4 Runden

10 × SIT-UP (siehe Seite 170)
10 × RUSSIAN TWIST je Seite (siehe Seite 173)
10 × AB BIKE je Seite (siehe Seite 174)
1 × THAI PUSH-UP 30 Sekunden (siehe Seite 178)

Mobility 3 Mobility-Übungen deiner Wahl (ab Seite 181)

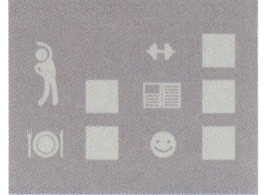

WOCHE 9 – TAG 59

Warm-up 2 Runden

10 × PUSH-UP (siehe Seite 149)
10 × TOUCH-JUMP-TOUCH (siehe Seite 166)
10 × KETTLEBELL GOBLET SQUAT (siehe Seite 133)
1 × SCORPION jede Position 5–10 Sekunden halten (siehe Seite 190)

Training 1 Runde auf Zeit   **FOR TIME**

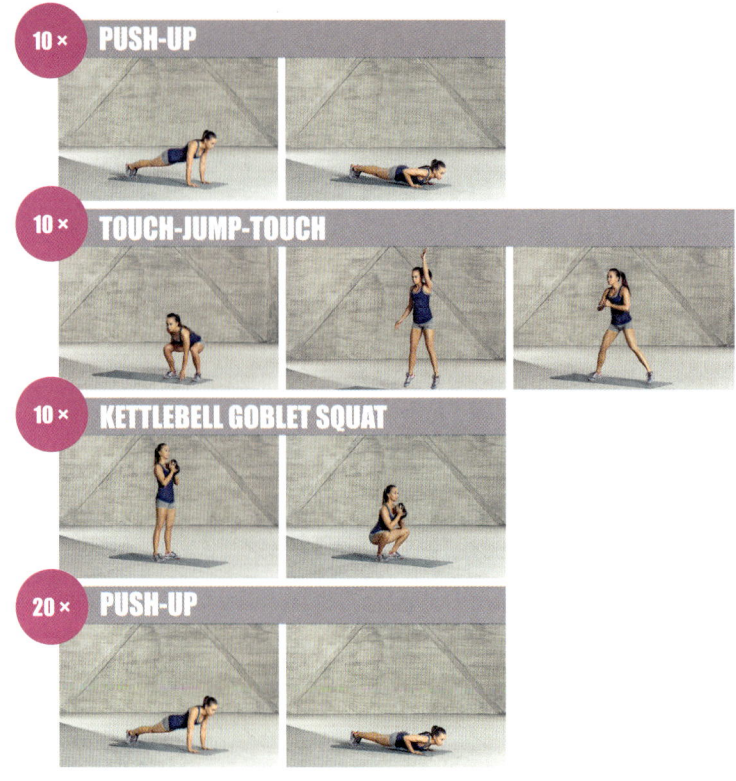

10 × **PUSH-UP**

10 × **TOUCH-JUMP-TOUCH**

10 × **KETTLEBELL GOBLET SQUAT**

20 × **PUSH-UP**

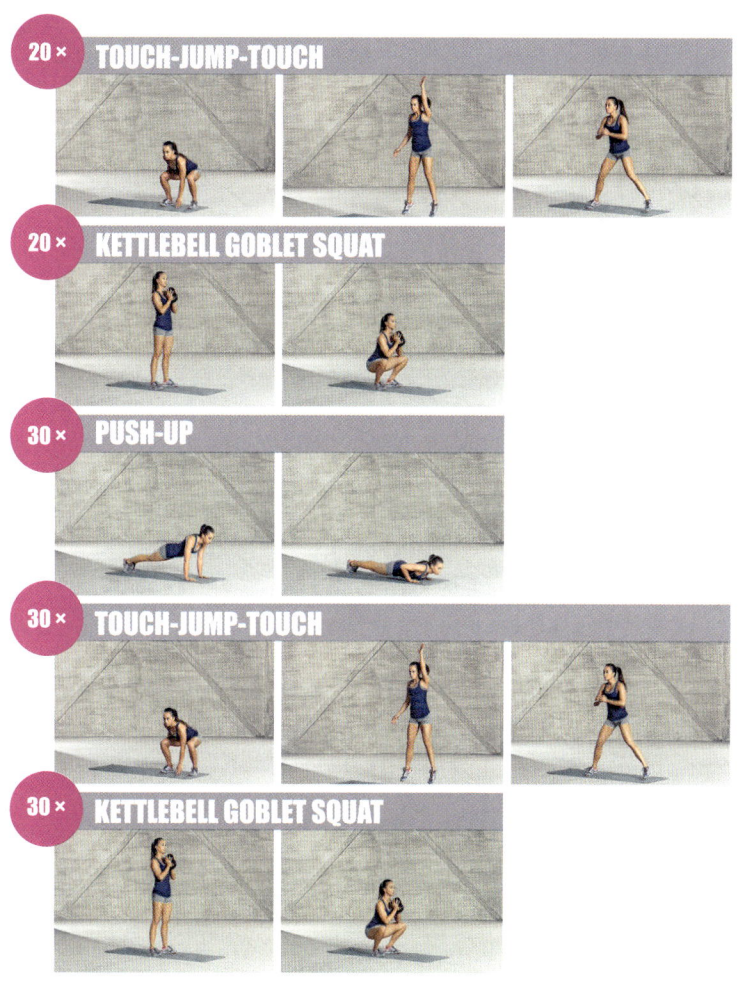

20 × **TOUCH-JUMP-TOUCH**

20 × **KETTLEBELL GOBLET SQUAT**

30 × **PUSH-UP**

30 × **TOUCH-JUMP-TOUCH**

30 × **KETTLEBELL GOBLET SQUAT**

Core-Workout 2 Runden

1 × **LOW BACK COMPLEX** jede Position 30 Sekunden halten,
beim letzten Teil 10 Wiederholungen (siehe Seite 180)

Mobility 3 Mobility-Übungen deiner Wahl (ab Seite 181)

WOCHE 9 – TAG 60

Warm-up 2 Runden

50 × JUMPING JACK (siehe Seite 164)
10 × THRUSTER MIT KURZHANTELN (siehe Seite 163)
10 × BURPEE (siehe Seite 158)
1 × DIAMOND SEAT Position 5–10 Sekunden halten (siehe Seite 191)
1 × PEC STRETCH je Seite, Position 5–10 Sekunden halten (siehe Seite 193)
1 × LAT STRETCH je Seite, Position 5–10 Sekunden halten (siehe Seite 194)

Training 5 Runden, 3 Durchgänge mit 1 Min. Pause   INTERVALL

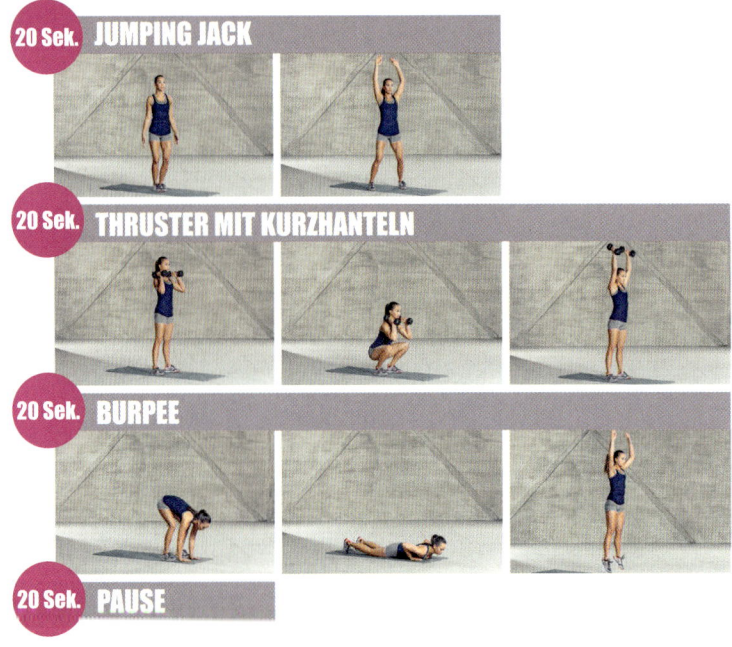

20 Sek. JUMPING JACK

20 Sek. THRUSTER MIT KURZHANTELN

20 Sek. BURPEE

20 Sek. PAUSE

Core-Workout 4 Runden

10 × SIT-UP (siehe Seite 170)
10 × AB BIKE je Seite (siehe Seite 174)
10 × HEEL TOUCH je Seite (siehe Seite 175)
1 × THAI PUSH-UP 30 Sekunden (siehe Seite 178)

Mobility 3 Mobility-Übungen deiner Wahl (ab Seite 181)

Und jetzt …
hast du es geschafft!
SUUUPER, Glückwunsch!

WIE GEHT'S WEITER?

Am besten sportlich! Damit du fit bleibst und unerwünschte Pölsterchen auch in Zukunft keine Chance haben, zeige ich dir hier, wie du mit dem Training fortfahren kannst.

Nach acht Wochen harter Arbeit ist es Zeit für eine Trainingspause – und zwar eine komplette Woche lang! Ein bis zwei Active-Rest-Day-Einheiten kannst du einlegen, aber sonst sollst du nichts weiter tun als entspannen. Nach der Ruhewoche geht es in den nächsten Trainingszyklus. Beginne dazu am Anfang des Programms, aber leg nun noch eine Schippe drauf:

▌ Im **EMOM**-Workout erhöhst du die Rundenzahl des Trainings von 5 auf 7 Runden. So kannst du den ganzen Zyklus durchtrainieren, nur deine Pausenzeiten werden wie gewohnt mit der Zeit immer kürzer.

▌ Für die **AMRAP**-Einheit gilt das bekannte Prinzip, allerdings wird die Belastungszeit im Training nun wie folgt angepasst: Erhöhe sie von 5 auf 7 Minuten und schau, wie viele Runden du schaffst. Die Pausenzeit reduziert sich wieder nach und nach.

▌ Die **FOR-TIME**-Session ändert sich inhaltlich nicht. Aber du solltest gegen dich selbst antreten. Suche dir die alten Rundenzeiten heraus und versuche, jedes Mal besser zu sein. Wichtig: Bitte trainiere nur maximal 40 Minuten.

▌ Auch das **INTERVALL**-Workout kennst du, hier werden jedoch die Intervalle selbst länger. Anstatt 20 Sekunden powerst du nun 30 Sekunden und passt die Pausenzeiten wieder im Laufe der Wochen an.

▌ Beim **COUNTDOWN** baust du einfach nach und nach die „vergessenen" Zahlen ein, bis du schließlich nicht nur 16, 14, 12, 10, 8, 6, 4 und 2 Wiederholungen je Übung, sondern die komplette 16-15-14-13-12-11-10-9-8-7-6-5-4-3-2-1-Abfolge schaffst. Wichtig: Du solltest nicht länger als 40 Minuten trainieren.

▌ Das **Warm-up** und deine **Mobility**-Session verändern sich nicht. Beim **Core-Workout** trainierst du jetzt jedoch bei allen Workout-Typen 4 Runden.

Für jeden weiteren Trainingszyklus gilt: Fordern dich die Workouts nicht mehr, steigerst du wie beschrieben – Rundenanzahl und Minuten in 2er-Schritten, bei den Intervallen legst du 10 Sekunden drauf und beim COUNTDOWN arbeitest du mit mehr Zahlen.

DIE MATTISON-MOVES: SAUBERE ARBEIT WIRD BELOHNT

In meinem 60-Tage-Programm erwartet dich ein Mix aus Kraftübungen, Mobility-Bewegungen, Core-Workout und Stretches. Damit du alle Bewegungen auch wirklich korrekt ausführst, findest du auf den nächsten Seiten eine ausführliche Erklärung jeder einzelnen Übung. Am besten liest du dir diese vorab einmal in Ruhe durch, um zu wissen, worauf es ankommt. Oft reicht schon eine falsche Fußstellung, um unsauber zu arbeiten. Das kann im schlimmsten Fall zu Verletzungen, wird aber garantiert zu weniger Effekt führen. Ich empfehle zur Eigenkontrolle, die ersten Male vor einem Spiegel zu trainieren oder dich währenddessen mit dem Handy zu filmen. Noch besser ist es, zu zweit zu arbeiten und sich gegenseitig im Auge zu haben. Die Mühe lohnt sich – keep moving!

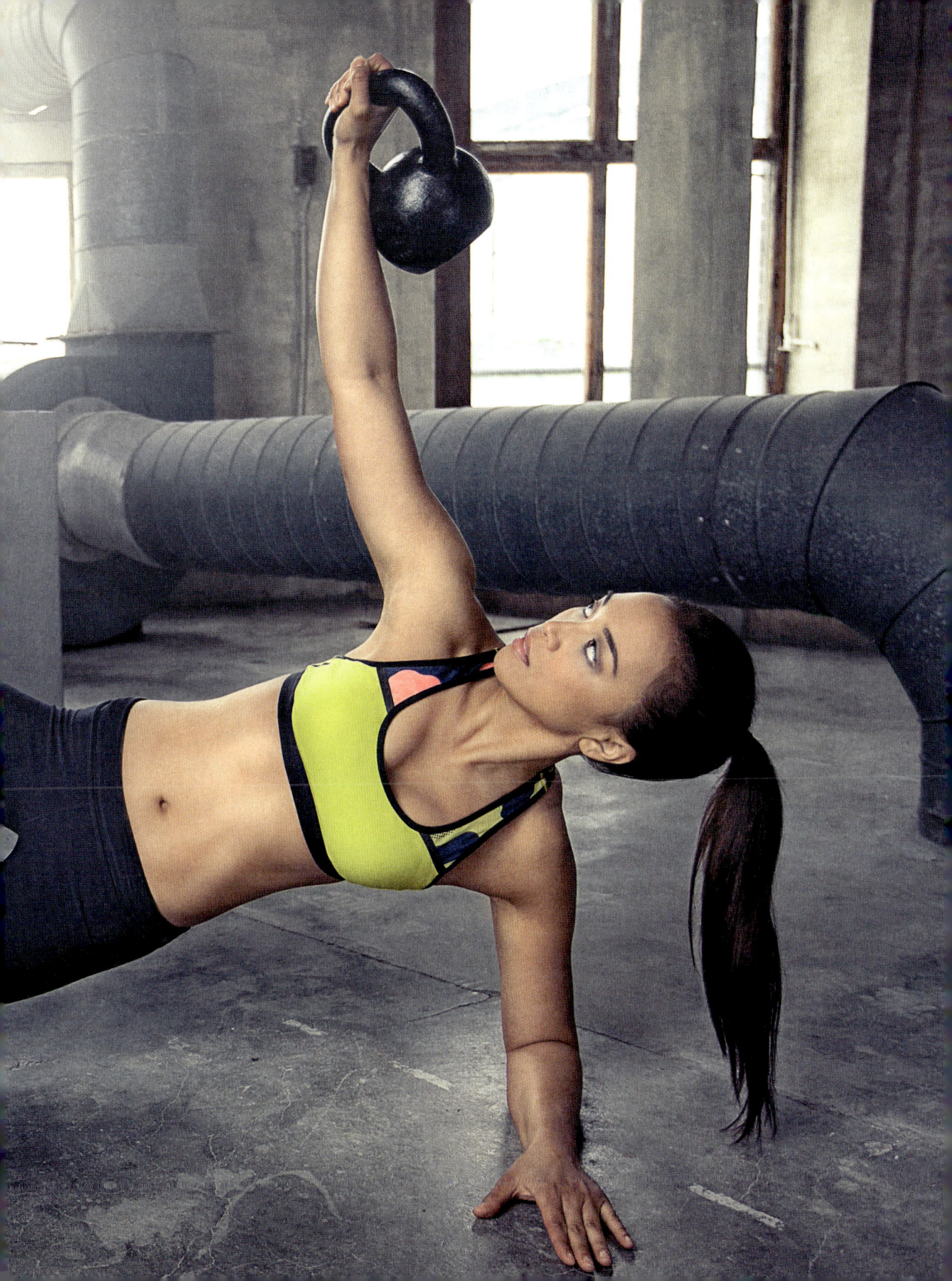

AIR SQUAT

Die Kraft-Exemplare
Diese Übungen sind der reinste Obst-
laden: Sie verwandeln Orangen- in
Aprikosenhaut und Birnen- in Apfel-Pos.

1 Hüftbreiter Stand. Augen schließen und leicht nach oben springen. Wie sind deine Füße ausgerichtet, wenn du ganz instinktiv landest? Zeigen die Zehen gerade nach vorn oder sind sie etwas nach außen gedreht? Die jeweilige Fußposition ist für dich ideal. Die Arme lang neben dem Körper halten. Der Bauch ist fest.

2 Das Gewicht auf die Fersen verlagern, Knie beugen und dabei den Po absenken, bis sich dieser auf Höhe oder knapp unterhalb der Knie befindet. Gleichzeitig die Hände locker fassen und mit ausgestreckten Armen auf Brusthöhe anheben, um den Ober- körper so aufrecht wie möglich zu halten. Die Schultern bleiben dabei tief. Darauf achten, dass die Knie nicht über die Zehen hinausschieben. Wieder aufrichten.

TIPP Heben sich die Fersen automatisch an, wenn du in die Kniebeuge gehst? Dann führe die Bewegung nur so tief aus, dass du die Fersen noch am Boden halten kannst.

1

2

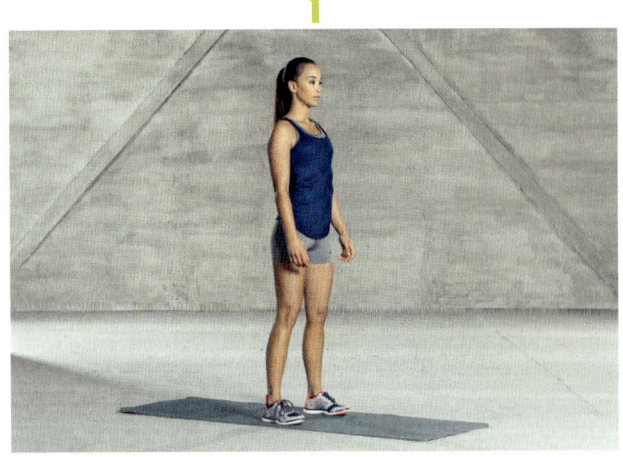
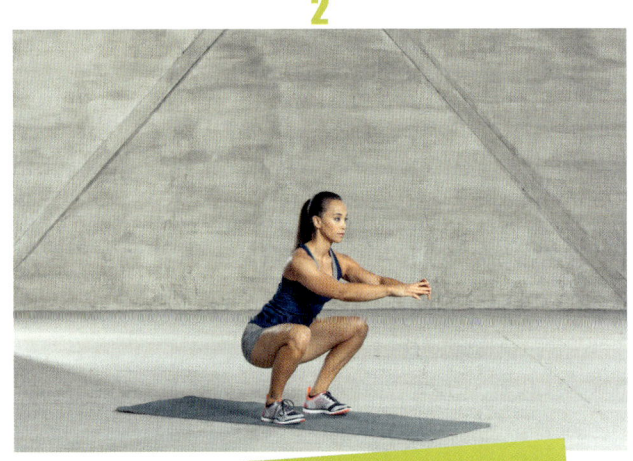

Benefit: sorgt für einen tollen Knack-Po und starke Beine, trainiert außerdem den unteren Rücken und die Bauchmuskeln

KETTLEBELL GOBLET SQUAT

1 Hüftbreiter Stand. Eine Kettlebell mit beiden Händen an der Kugelseite umfassen und auf Brusthöhe anheben. Der Griff zeigt schräg nach unten, die Ellenbogen zum Boden. Schultern tief halten, Bauch anspannen.

2 Füße leicht nach außen drehen, um die Pomuskeln zu aktivieren. Die Beine langsam beugen und den Po absenken, bis eine tiefe Kniebeuge erreicht ist. Der Oberkörper bleibt aufrecht, der Rücken ist gerade. Die Armhaltung verändert sich nicht. Fersen fest in den Boden drücken und zügig wieder aufrichten.

1

2

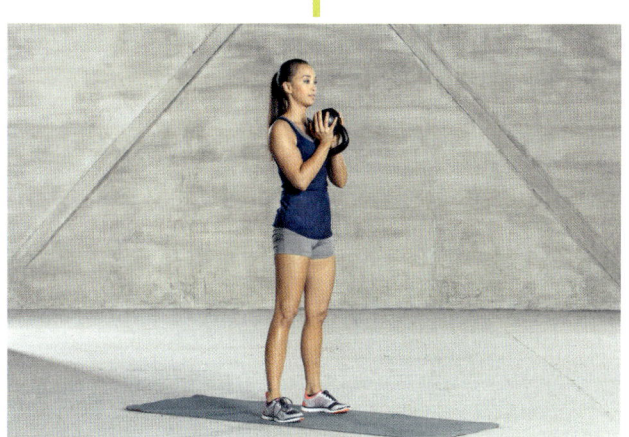
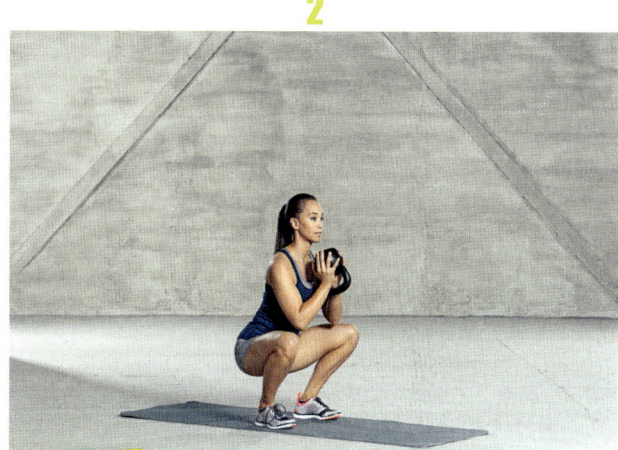

Benefit: intensiviert den Straff-Effekt auf den Po und die Beine, trainiert zudem die Schultern

LUNGE

1   Hüftbreiter Stand. Die Arme lang neben dem Körper halten. Der Bauch ist fest.

2   Die Arme anwinkeln, die Hände befinden sich auf Brusthöhe, Finger verschränken. Alternativ die Hände in die Hüften stützen. Die Schultern sind tief. Den linken Fuß einen großen Schritt vorsetzen. Beide Knie beugen. Das linke Knie nicht über das Sprunggelenk hinausschieben, Ober- und Unterschenkel bilden einen 90-Grad-Winkel. Das rechte Knie senkrecht zum Boden führen, kurzer Bodenkontakt, Knie nicht absetzen, sondern nur kurz auftippen. Druck auf die linke Ferse geben und zurück zur Ausgangsposition kommen.

Den nächsten Lunge mit dem rechten Bein vorn ausführen, beide Seiten immer im Wechsel trainieren.

1
2

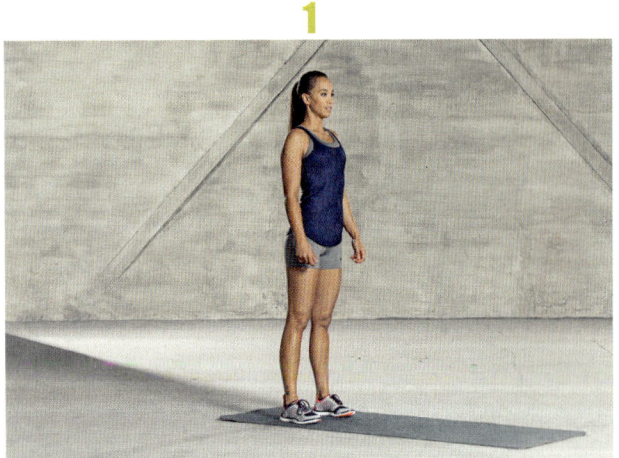
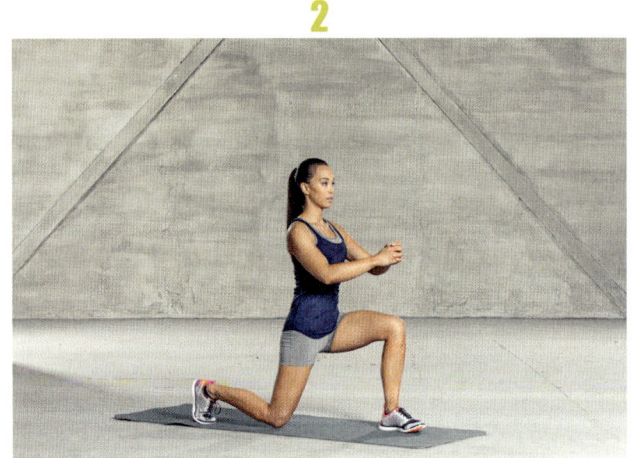

Benefit: strafft die Oberschenkel und den Po und fördert zudem die Koordination sowie das Balancegefühl

LUNGE MIT KURZHANTELN

1 Hüftbreiter Stand. In beiden Händen jeweils eine Kurzhantel an den Außenseiten der Oberschenkel halten. Der Bauch ist fest.

2 Den linken Fuß einen großen Schritt vorsetzen. Beide Knie beugen. Das linke Knie nicht über das Sprunggelenk hinausschieben, Ober- und Unterschenkel bilden einen 90-Grad-Winkel. Das rechte Knie senkrecht zum Boden führen, nur kurz den Boden streifen, Knie nicht absetzen. Der Oberkörper bleibt aufrecht, die Hantelhaltung verändert sich nicht. Druck auf die linke Ferse geben und zurück zur Ausgangsposition kommen.

Den nächsten Lunge mit Kurzhanteln mit dem rechten Bein vorn ausführen, beide Seiten immer im Wechsel trainieren.

1

2

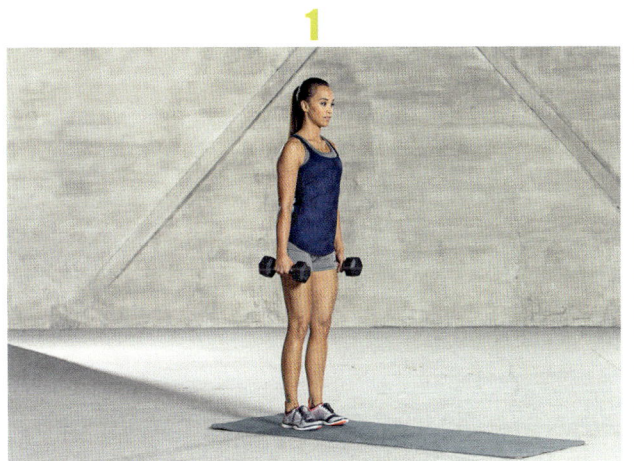
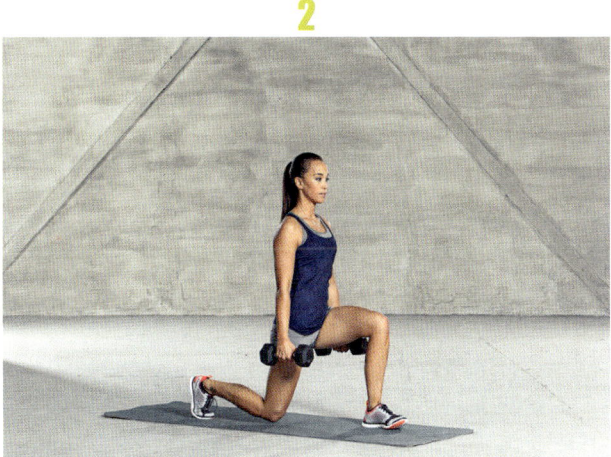

Benefit: setzt einen größeren Trainingsreiz für die Bein-, die Po- und die Bauchmuskulatur

JUMP SQUAT

1 Hüftbreiter Stand. In die tiefe Kniebeuge gehen, der Po befindet sich unterhalb der Knie. Bauch anspannen, den Rücken gerade halten. Die Hände locker fassen und mit ausgestreckten Armen auf Brusthöhe anheben.

2 Fest mit beiden Füßen vom Boden abdrücken und senkrecht in die Luft springen. Dabei die Hüfte strecken und die Arme dynamisch nach hinten unten führen, die Schultern bleiben tief. Sanft auf dem ganzen Fuß landen, dann das Gewicht auf die Fersen bringen und direkt wieder in die tiefe Kniebeuge gehen.

1

2

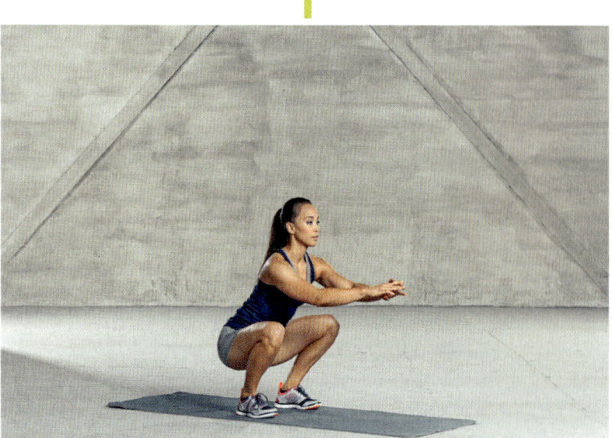
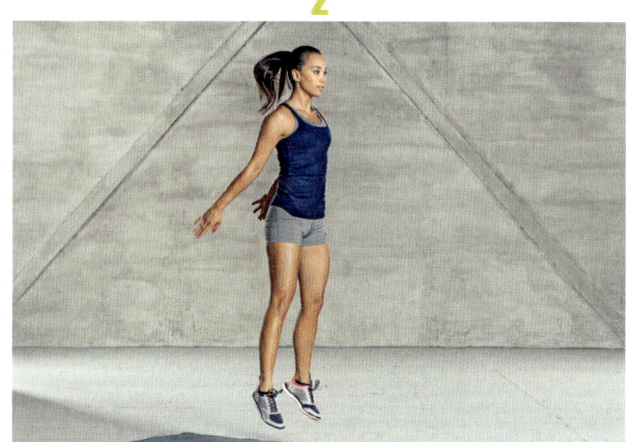

Benefit: verbessert die Sprungkraft, trainiert die Beine und formt den Po

JUMPING LUNGE

1 Hüftbreiter Stand. Die Arme lang neben dem Körper halten. Der Bauch ist fest.

2 Arme anwinkeln und die Hände auf Brusthöhe zusammenführen. Alternativ die Hände in die Hüften stützen. Die Schultern sind tief. Den rechten Fuß einen großen Schritt vorsetzen. Beide Knie beugen. Das rechte Knie nicht über das Sprunggelenk hinausschieben, Ober- und Unterschenkel bilden einen 90-Grad-Winkel. Das linke Knie in Richtung Boden führen, aber nicht absetzen.

3 Druck auf den rechten Fuß und den linken Vorfuß geben und senkrecht in die Luft springen. Sanft landen und sofort zurück zu Position 2 kommen. Aufrichten, rechten Fuß ransetzen und wieder die Ausgangsposition einnehmen.

Den nächsten Jumping Lunge mit dem linken Bein vorn ausführen, beide Seiten immer im Wechsel trainieren.

TIPP Wenn du dich unsicher fühlst, du also hin- und herkippelst, dann beuge die Beine anfangs nicht ganz so stark. Fortgeschrittene wechseln die Beine in der Luft, gelangen also von der Lunge-Position mit dem rechten Bein vorn mit dem Sprung direkt in die Lunge-Position mit dem linken Bein vorn.

1   **2**   **3**

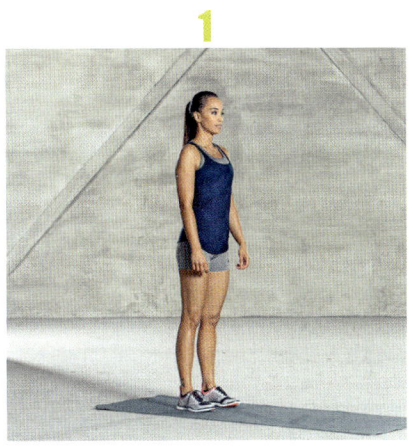 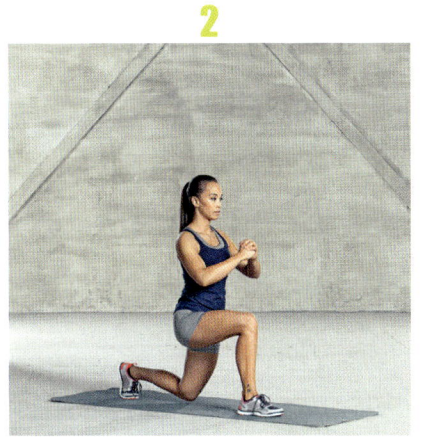 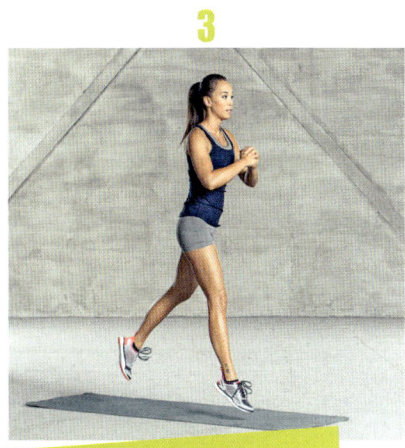

Benefit: verbessert die Stabilität, pusht die Ausdauer und kräftigt die Beine

CROSSOVER LUNGE

1   Hüftbreiter Stand. Die Arme lang neben dem Körper halten. Der Bauch ist fest.
2   Arme anwinkeln und die Hände auf Brusthöhe zusammenführen. Die Ellenbogen zeigen leicht nach außen. Den linken Fuß hinter dem rechten kreuzen – nur der Vorfuß setzt auf – und in die Kniebeuge gehen. Der Oberkörper bleibt aufrecht. Wieder aufrichten und zurück in die Ausgangsposition kommen, die Hände bleiben zusammen.

Den nächsten Crossover Lunge mit dem linken Bein vorn ausführen, beide Seiten immer im Wechsel trainieren.

1

2

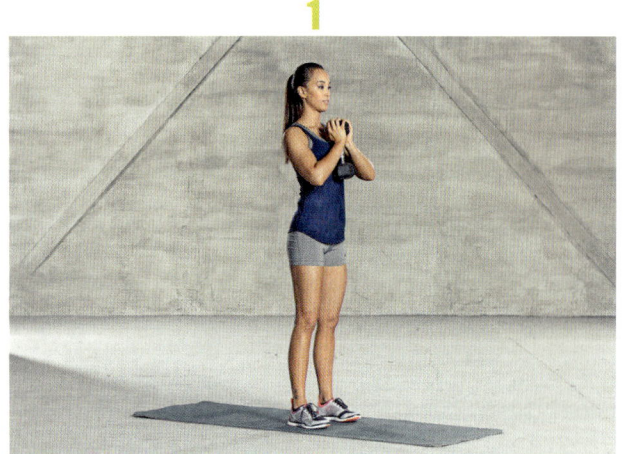
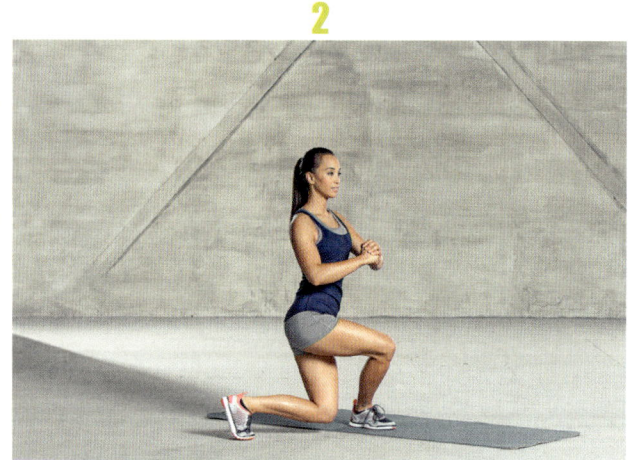

Benefit: kräftigt besonders die seitlichen Pomuskeln und die vorderen Oberschenkel. Auch die Koordination ist gefragt.

CROSSOVER LUNGE MIT KURZHANTEL

1 Hüftbreiter Stand. Arme anwinkeln, mit beiden Händen ein Kurzhantel-Ende umgreifen und die Hantel auf Brusthöhe halten. Die Ellenbogen zeigen nach außen, die Schultern sind tief. Der Bauch ist fest.

2 Den linken Fuß hinter dem rechten kreuzen – nur der Vorfuß setzt auf – und in die Kniebeuge gehen. Der Oberkörper bleibt aufrecht. Wieder aufrichten und zurück in die Ausgangsposition kommen.

Den nächsten Crossover Lunge mit Kurzhantel mit dem linken Bein vorn ausführen, beide Seiten immer im Wechsel trainieren.

1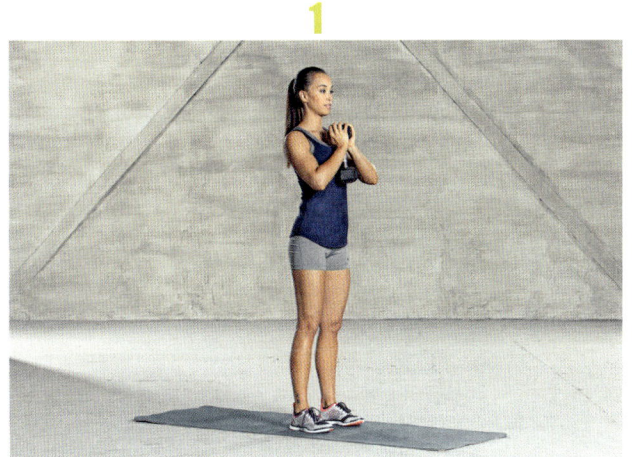

2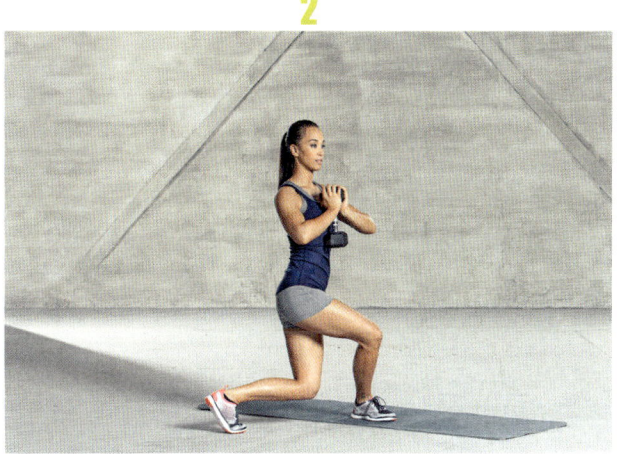

Benefit: setzt einen starken Reiz für die Po- und Oberschenkelmuskeln. Zudem werden die Schultern trainiert.

SIDE LUNGE

1 Hüftbreiter Stand. Die Arme lang neben dem Körper halten. Der Bauch ist fest.

2 Arme anwinkeln und die Hände auf Brusthöhe zusammenführen. Die Ellenbogen zeigen leicht nach außen. Den rechten Fuß einen großen Schritt zur Seite setzen. Rechtes Bein beugen und den Po absenken, das linke Bein ist gestreckt. Der Oberkörper bleibt aufrecht. Wieder aufrichten und zurück zur Ausgangsposition kommen, die Hände bleiben zusammen.

Den nächsten Side Lunge zur linken Seite ausführen, beide Seiten immer im Wechsel trainieren.

1 **2**

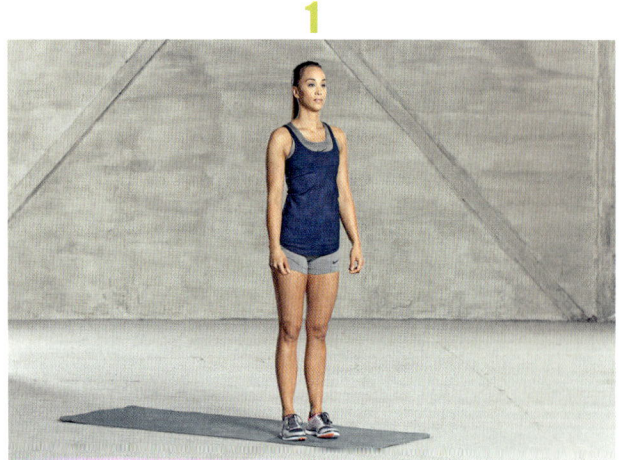 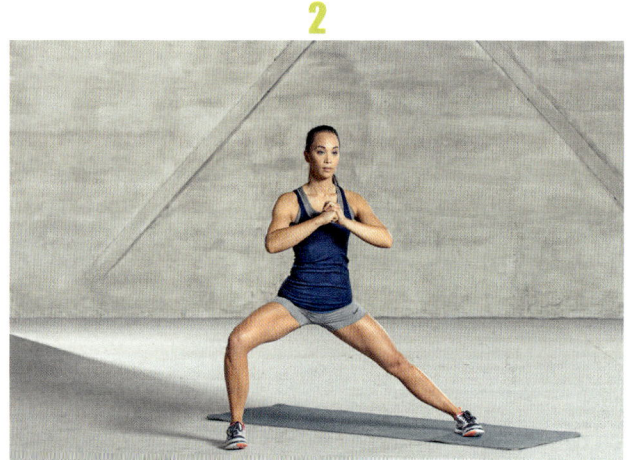

Benefit: stärkt und dehnt zugleich die komplette innere Beinpartie

BENCH JUMP

1   Vor einer etwa kniehohen Bank aufstellen. Knie leicht beugen, den Oberkörper etwas vorlehnen und die Arme neben dem Körper halten. Der Bauch ist fest.

2   Mit beiden Füßen fest vom Boden abdrücken, die Knie nach oben ziehen und die Arme zur Unterstützung seitlich mitführen.

3   Mit beiden Füßen möglichst sanft auf der Bank landen, die Knie sollten dabei nicht nach innen zeigen. Beine strecken, der gesamte Körper ist gerade.

4   Zuerst mit dem rechten, dann mit dem linken Fuß von der Bank absteigen.

Direkt zum nächsten Sprung ansetzen. Am Boden findet keine Pause statt. Bei der nächsten Wiederholung erst mit dem linken und dann mit dem rechten Fuß absteigen.

1

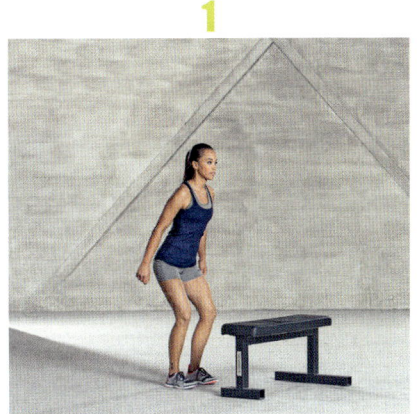

2

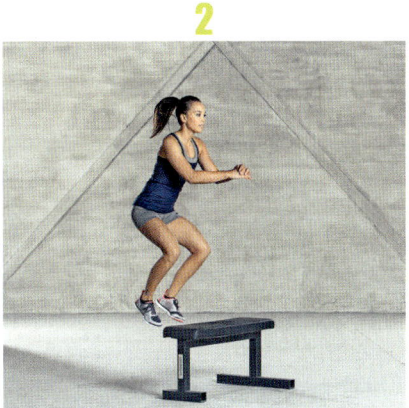

3

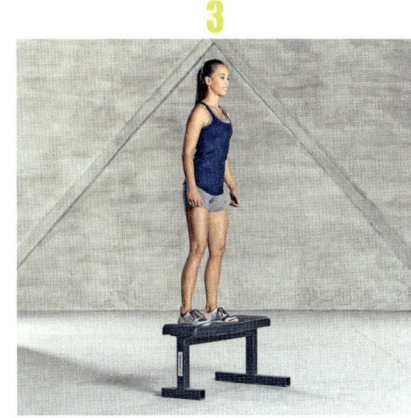

4

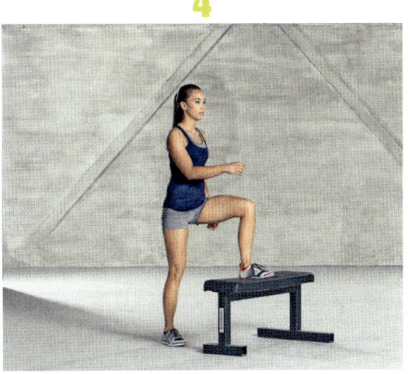

Benefit: hebt die Kraft der hinteren Beinmuskulatur – inklusive Po – auf die nächste Stufe, auch die Sprungkraft verbessert sich. Daneben ist die Koordination gefragt und die Ausdauerleistung wird gesteigert.

BENCH PISTOL

1   Auf eine etwa kniehohe Bank setzen. Arme leicht anwinkeln und die Hände vor der
    Brust verschränken, die Ellenbogen zeigen nach außen. Das linke Knie über das Fuß-
    gelenk bringen und das Gewicht auf den linken Fuß verlagern. Nun das rechte Knie
    auf Hüfthöhe anheben und den Unterschenkel ausstrecken. Das Bein sollte mög-
    lichst eine Linie bilden, eine leichte Kniebeugung ist aber in Ordnung. Zehen dabei
    anziehen.

2   Druck auf die linke Ferse geben und aufstehen, ohne das rechte Bein abzusenken.
    Das linke Knie dabei leicht nach außen drücken. Nun das Standbein wieder beugen,
    bis der Po die Sitzfläche erreicht. Die Haltung des rechten Beins verändert sich
    dabei nicht.

Beim nächsten Bench Pistol mit dem rechten Fuß abdrücken und das linke Bein ausstrecken, beide Seiten immer im Wechsel trainieren.

1

2

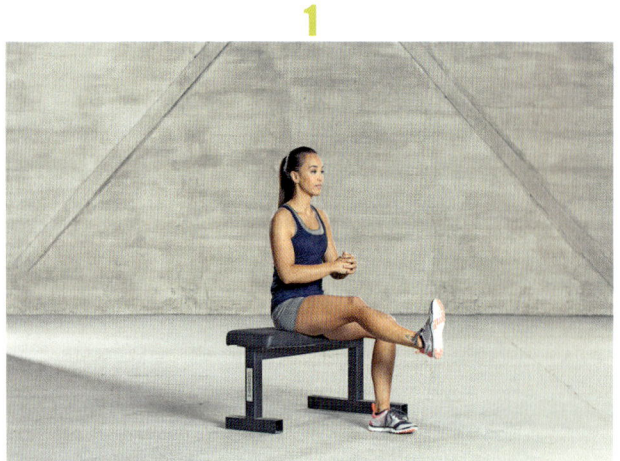
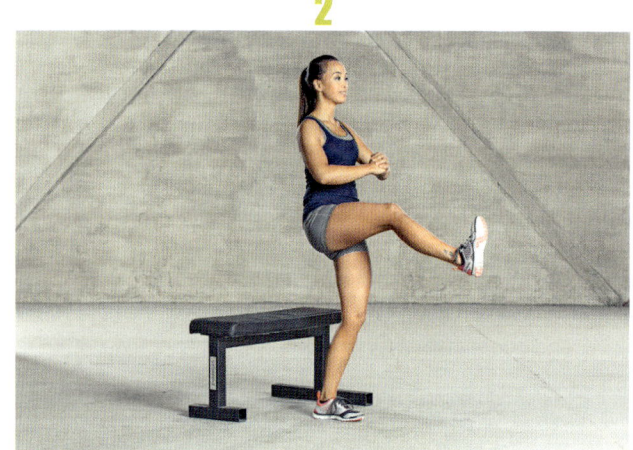

Benefit: fordert die gesamte Ober-
schenkelmuskulatur und den Po,
zudem arbeiten der Hüftbeuger und
der untere Rücken unterstützend mit

PISTOL

1   Hüftbreiter Stand. Die Arme lang neben dem Körper halten. Der Bauch ist fest.

2   Arme auf Schulterhöhe nach vorne ausstrecken, die Handflächen zeigen zueinander.
Rechtes Knie auf Hüfthöhe anheben und den Unterschenkel ausstrecken, die Zehen
ziehen zum Körper. Jetzt das Gewicht auf die linke Ferse bringen und das Bein stark
beugen, bis – je nach Beweglichkeit – die linke Pobacke entweder die linke hintere
Wade berührt oder die Hüfte unter Kniehöhe ist. Rechtes Bein weiterhin in der
Luft parallel zum Boden halten. Starken Druck auf die linke Ferse geben und wieder
aufrichten.

Beim nächsten Pistol mit dem rechten Bein aufstehen, beide Seiten immer im Wechsel
trainieren.

1
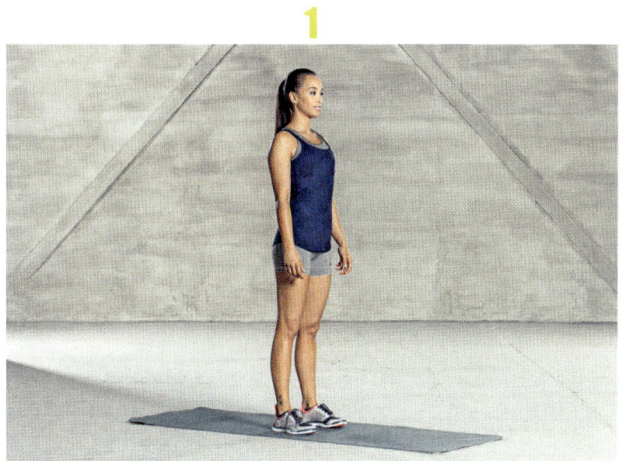

2
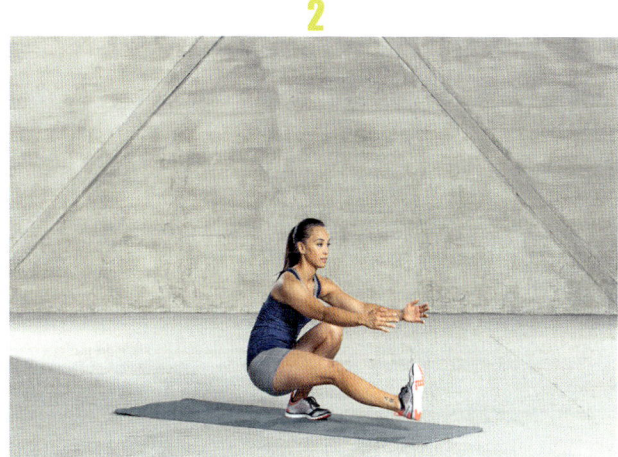

Benefit: schult die Koordination und das Gleichgewichtsgefühl, trainiert zudem die Oberschenkel und den Po. Auch die Hüftbeuger und der untere Rücken sind gefordert.

STEP-UP

1 Vor einer kniehohen Bank aufstellen, die Arme lang neben dem Körper halten.

2 Das linke Knie anheben und den linken Fuß auf die Sitzfläche stellen.

3 Jetzt den rechten Fuß nachziehen und auf der Sitzfläche zum Stehen kommen. Wer möchte, nimmt beim Step-up auch die Arme mit Schwung mit.

4 Zuerst mit dem linken Fuß von der Bank absteigen …

5 … dann den rechten Fuß nachziehen und wieder in die Ausgangsposition kommen.

Den Step-up immer im Wechsel trainieren, einmal mit dem linken Fuß beginnen und mit diesem zuerst von der Bank absteigen, bei der nächsten Wiederholung mit dem rechten. Finde einen Rhythmus und führe den Ablauf so zügig wie möglich aus.

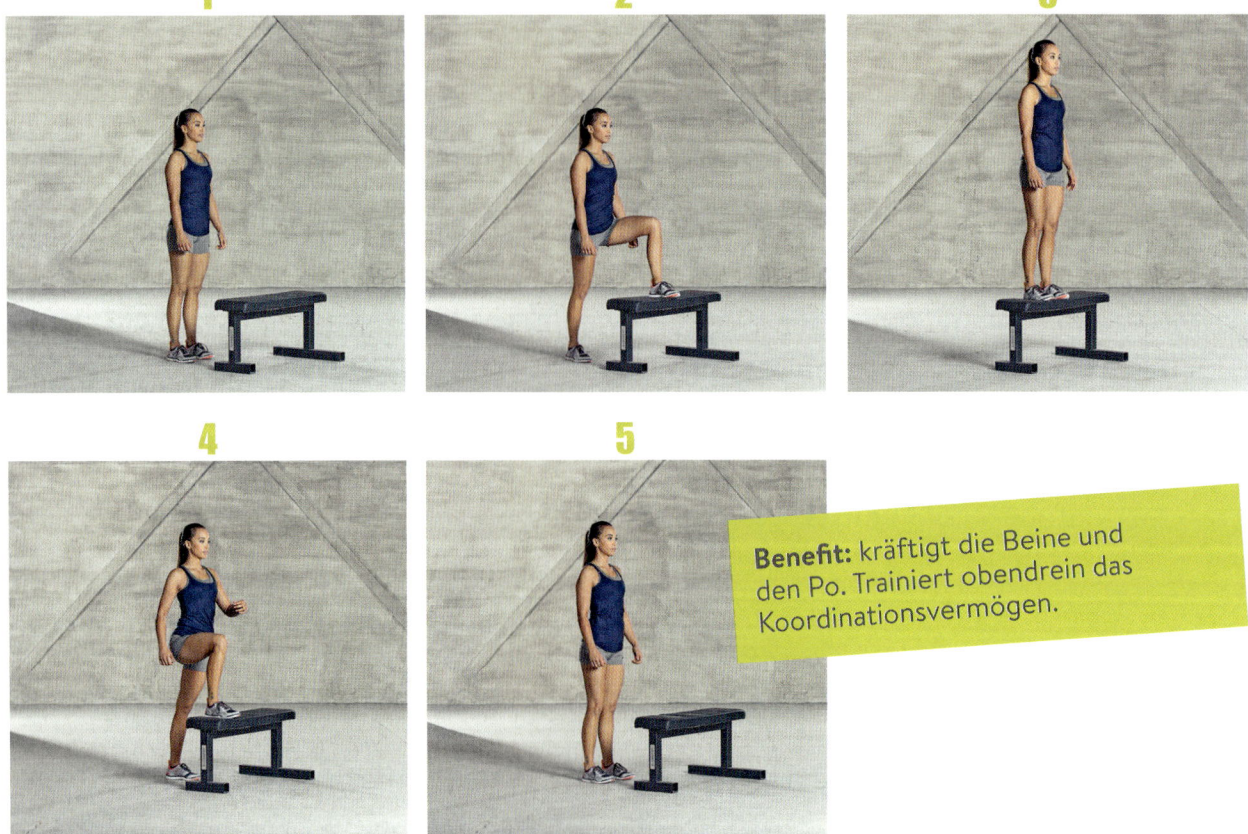

1   **2**   **3**

4   **5**

Benefit: kräftigt die Beine und den Po. Trainiert obendrein das Koordinationsvermögen.

STEP-UP MIT KURZHANTELN

1 Mit je einer Kurzhantel in jeder Hand vor einer kniehohen Bank aufstellen. Die Arme
lang neben dem Körper halten, die Schulterblätter nach hinten unten ziehen.
2 Den linken Fuß auf die Sitzfläche stellen. Dabei die Arme lang lassen.
3 Jetzt den rechten Fuß nachziehen und auf der Sitzfläche zum Stehen kommen.
4 Zuerst mit dem linken Fuß von der Bank absteigen ...
5 ... dann den rechten Fuß nachziehen und wieder in die Ausgangsposition kommen.

Den Step-up immer im Wechsel trainieren, einmal mit dem linken Fuß beginnen und mit
diesem zuerst von der Bank absteigen, dann mit dem rechten. Versuche einen Rhythmus
zu finden und den Ablauf so zügig wie möglich auszuführen.

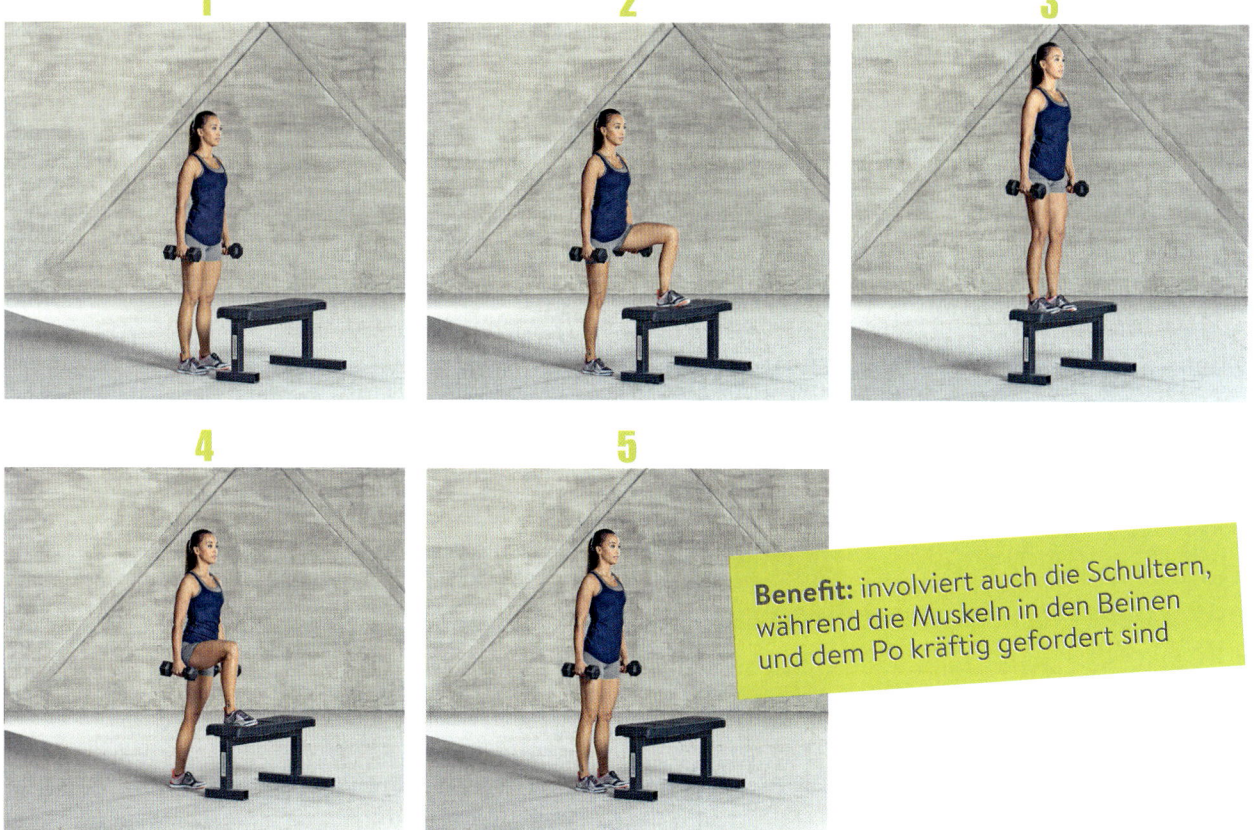

Benefit: involviert auch die Schultern, während die Muskeln in den Beinen und dem Po kräftig gefordert sind

BENCH HOP

1   An der Längsseite einer etwa kniehohen Bank mit geschlossenen Füßen aufstellen, mit den Händen in der vorderen Hälfte auf die Bank stützen. Oberkörper dazu mit geradem Rücken vorlehnen, die Beine sind leicht gebeugt.

2   Mit beiden Füßen kraftvoll vom Boden abdrücken, Druck auf die Hände geben und mit angewinkelten Beinen auf die andere Bankseite springen. In der Sprungphase befinden sich die Schultern über den Handgelenken.

3   Mit geschlossenen Füßen landen.

Direkt zum nächsten Sprung auf die rechte Seite ansetzen. Versuche einen guten Rhythmus zu finden und das Tempo möglichst hoch zu halten.

1
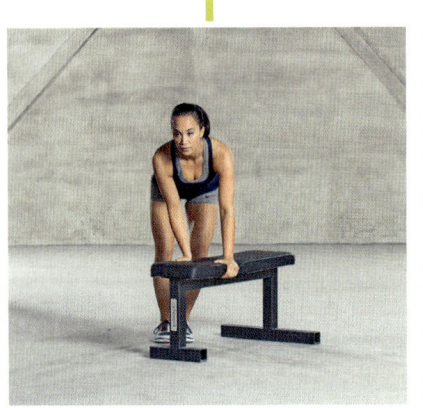

2
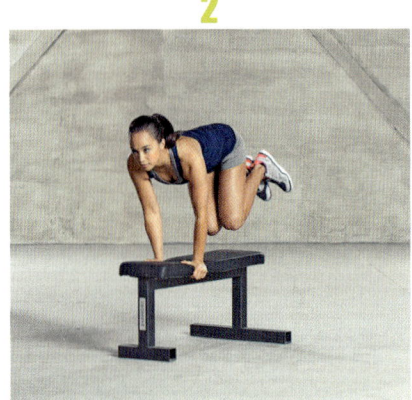

3
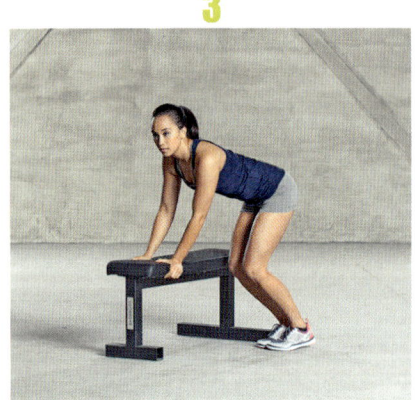

Benefit: verbessert die Ausdauer und stärkt die Brustmuskeln, Schultern und Waden. Auch die Koordination wird gefordert.

HIPIDI-HOP

1 Arme anwinkeln und die Hände auf Brusthöhe zusammenführen. Vor einer kniehohen Bank aufstellen. Rechten Fuß anheben und die Kante der Sitzfläche antippen, die Ferse ist in der Luft. Das Standbein leicht beugen.

2 Mit dem linken Fuß vom Boden abdrücken und das linke Knie anheben. Gleichzeitig den rechten Fuß von der Bank lösen und zum Boden führen.

3 Auf dem rechten Fuß landen, gleichzeitig tippt jetzt der linke Vorfuß die Sitzfläche der Bank an.

Sofort zur nächsten Wiederholung ansetzen, der Oberkörper bleibt dabei gerade und fest angespannt. Die Schultern sind tief. Führe den Ablauf so zügig wie möglich aus!

1   **2**   **3**

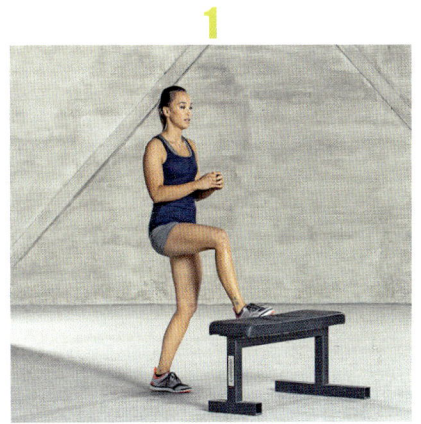 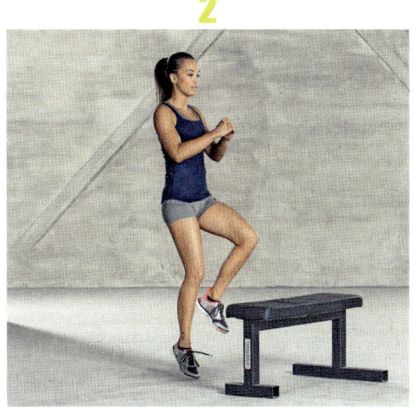 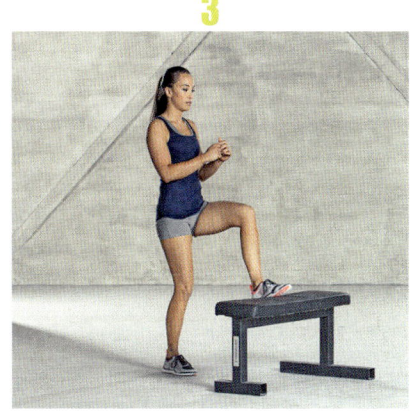

Benefit: erhöht die Beweglichkeit der Beine, verbessert die Ausdauer und das Koordinationsvermögen

KNEE PUSH-UP

1   In den Vierfüßlerstand gehen und mit den Händen ein Stück nach vorn wandern.
    Jetzt den Po absenken, sodass Oberschenkel und Rumpf eine Linie bilden. Die
    Handgelenke sind unter den Schultern, der Bauch ist fest. Unterschenkel vom
    Boden abheben und kreuzen.

2   Oberkörper absenken, dazu die Arme stark beugen und die Ellenbogen eng
    am Körper lassen. Den Kopf in Verlängerung der Wirbelsäule halten. Die Brust
    berührt kurz den Boden, dann wieder nach oben drücken, Ellenbogen dabei ganz
    durchstrecken.

1

2

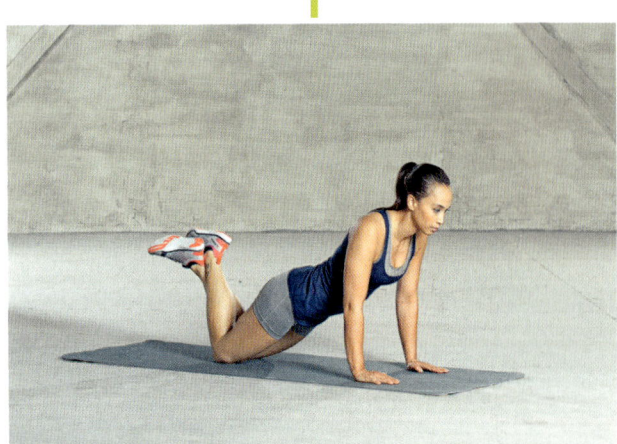
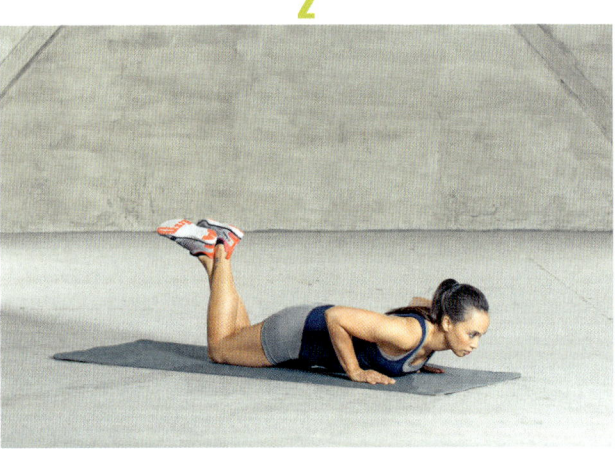

Benefit: trainiert die Brustmuskulatur, die Schultern, den Trizeps und den Bizeps. Auch der Rücken ist involviert.

PUSH-UP

1 In die Liegestützposition gehen, die Handgelenke befinden sich unter den Schultern. Po und Bauch fest anspannen, Kopf in Verlängerung der Wirbelsäule halten, um eine gerade Körperlinie zu bilden. Füße entweder geschlossen (macht die Übung schwerer) oder fußbreit geöffnet (erleichtert die Ausführung etwas) aufstellen.

2 Arme stark beugen und den Körper absenken, bis die Brust kurz den Boden berührt, den Oberkörper aber nicht ganz ablegen. Die Ellenbogen dabei eng am Körper halten. Wieder nach oben in die Ausgangsposition stemmen, Ellenbogen dabei ganz durchstrecken. Spannung halten.

1

2

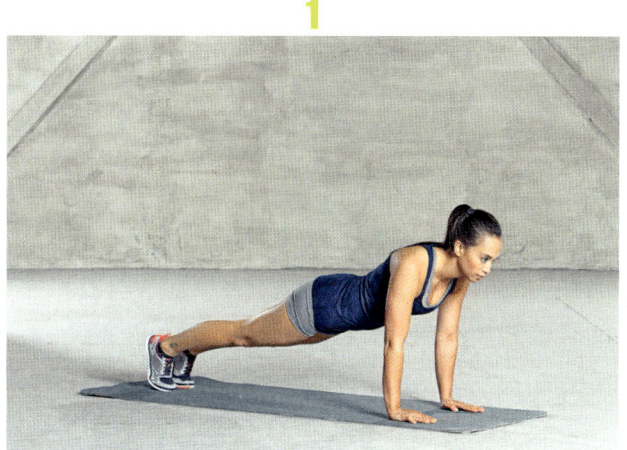
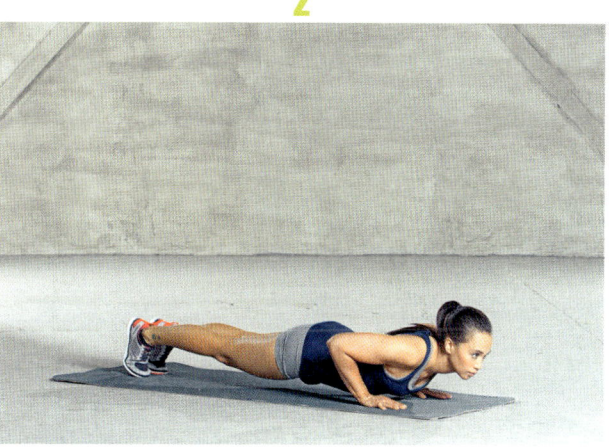

Benefit: intensiviert das Training der Brustmuskulatur, der Schultern, des Trizeps und des Bizeps. Zudem ist der Rücken stark gefordert.

HAND RELEASE PUSH-UP

1 In die Liegestützposition gehen, die Handgelenke befinden sich unter den Schultern. Po und Bauch fest anspannen, Kopf in Verlängerung der Wirbelsäule halten, um eine gerade Körperlinie zu bilden. Füße entweder geschlossen (macht die Übung schwerer) oder fußbreit geöffnet (erleichtert die Ausführung etwas) aufstellen.

2 Arme stark beugen und den Körper bis knapp über den Boden absenken. Die Ellenbogen eng am Körper halten.

3 Jetzt den Körper auf dem Boden ablegen, die Hände vom Boden lösen und einen Moment in der Luft halten. Dann wieder aufstützen und den Körper in die Ausgangsposition stemmen, Ellenbogen dabei ganz durchstrecken.

1

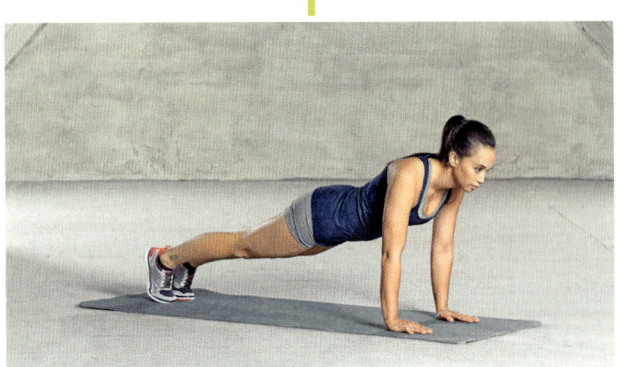

2

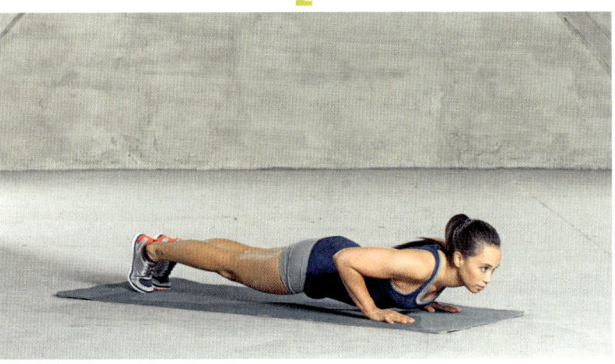

3

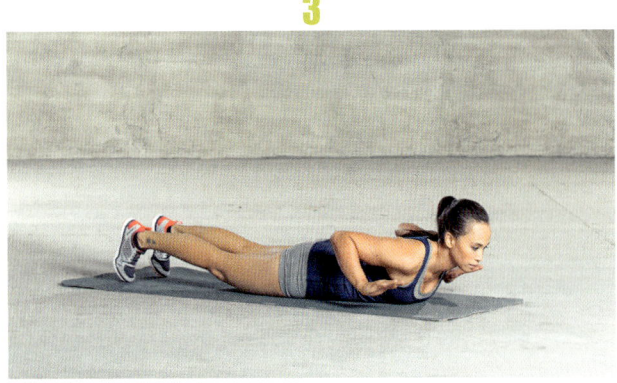

Benefit: stärkt die Brustmuskulatur, den Trizeps, den Bizeps und auch den oberen Rücken

BENCH PUSH-UP

1   Auf eine etwa kniehohe Bank stützen, die Handgelenke befinden sich unter den Schultern. Kopf in Verlängerung der Wirbelsäule halten. Mit beiden Füßen einen großen Schritt zurückgehen, Füße schließen, Bauch und Po fest anspannen. Der ganze Körper bildet eine Linie.

2   Arme beugen und den Oberkörper absenken, bis die Brust gerade die Sitzfläche berührt. Ellenbogen dabei eng am Körper lassen. Druck auf die Hände geben und den Körper wieder nach oben stemmen, bis die Arme gestreckt sind, Ellenbogen dabei ganz durchdrücken. Bauch- und Pospannung während der ganzen Ausführung halten!

1

2

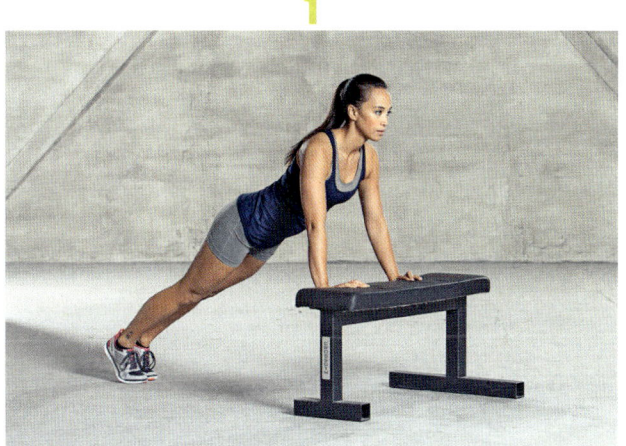
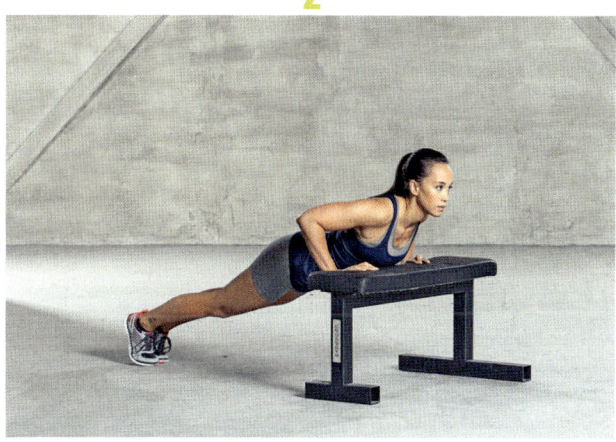

Benefit: kräftigt die Brustmuskeln, den Trizeps und den Bizeps

WALKOUT

1 Hüftbreiter Stand. Die Arme lang neben dem Körper halten. Der Bauch ist fest.

2 Weit vorbeugen und mit den Händen auf dem Boden aufstützen. Die Beine bleiben möglichst gestreckt, die Fersen sind in der Luft. Mit der linken Hand einen Schritt nach vorn wandern.

3 Dann mit der rechten Hand nachsetzen, der Po bleibt oben.

4 Mit den Händen so weit vorgehen, bis eine Liegestützposition erreicht ist, in der sich die Schultern über den Handgelenken befinden und der Körper eine gerade Linie bildet. Bauch und Po fest anspannen!

5 Jetzt mit der rechten Hand einen Schritt zurückgehen.

6 Mit der linken Hand nachziehen und so weit zurückwandern, bis Position 2 wieder erreicht ist. Am Ende wieder aufrichten und in die Ausgangsposition kommen.

Beim nächsten Walkout mit der rechten Hand beginnen, immer im Wechsel trainieren.

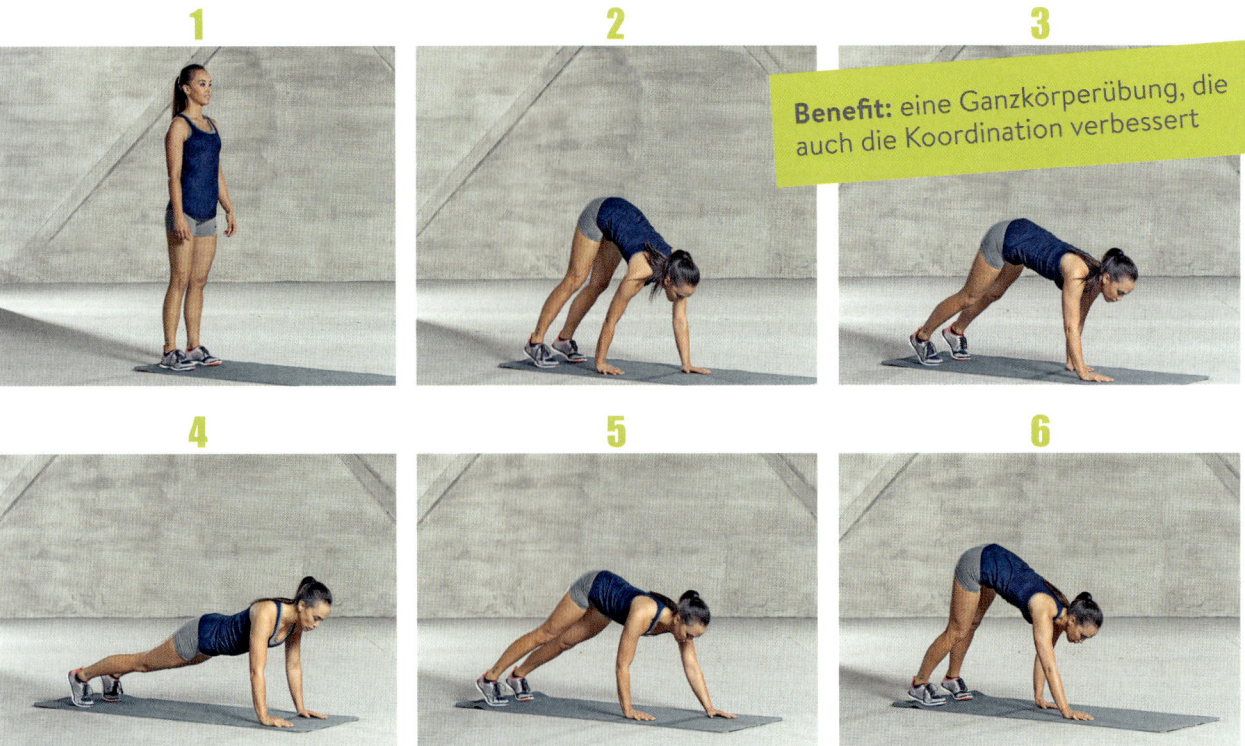

Benefit: eine Ganzkörperübung, die auch die Koordination verbessert

WALKOUT PUSH-UP

1 Übungsablauf wie beim Walkout. In Position 4 kurz pausieren und …

2 … einen Liegestütz ausführen. Dazu die Arme beugen, die Ellenbogen eng am Körper
halten und mit der Brust kurz den Boden berühren. Der gesamte Körper ist angespannt (Po!, Bauch!) und bildet eine Linie. Wieder hochdrücken und den Walkout
rückwärts ausführen.

1

2

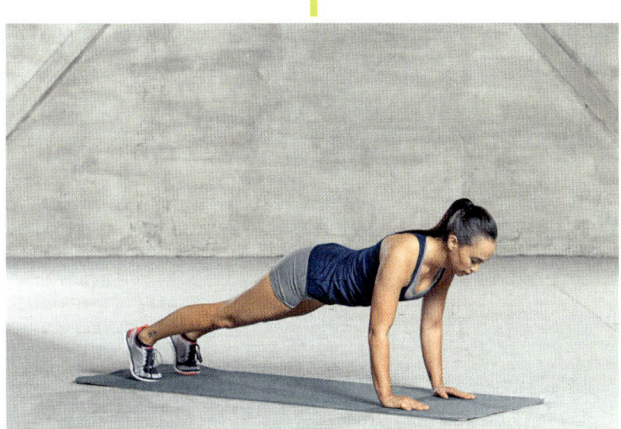 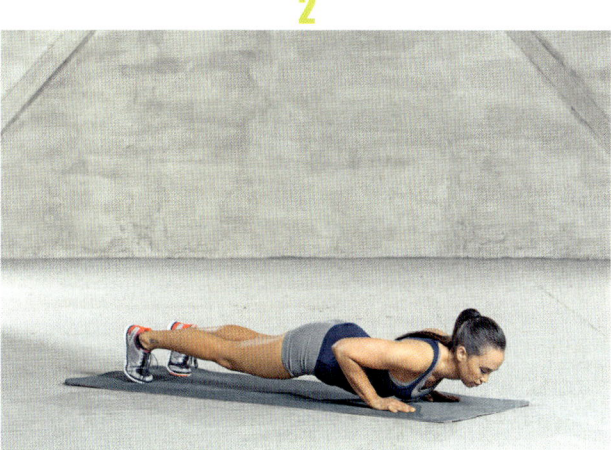

Benefit: Bei dieser Übungsvariante werden Brust und Schultern noch stärker involviert.

MOUNTAIN CLIMBER

1   Eine Liegestützposition einnehmen. Die Handgelenke befinden sich unter den Schultern, Bauch und Po sind fest angespannt. Rechten Fuß vom Boden lösen und das rechte Knie in Richtung rechter Ellenbogen führen. Zehen kurz aufsetzen …

2   … und den Fuß sofort zurück nach hinten stellen. Die Bewegung direkt mit dem linken Fuß wiederholen und in einen flotten Wechselrhythmus kommen. Dabei die Spannung im Oberkörper halten, sodass du nicht beim Wechsel „mitwippst". Bauch und Po bleiben fest, der Po tief.

TIPP Wenn du die Übung schwerer machen willst, kannst du die Füße beim Nachvorneziehen in der Luft halten und nicht absetzen.

1

2

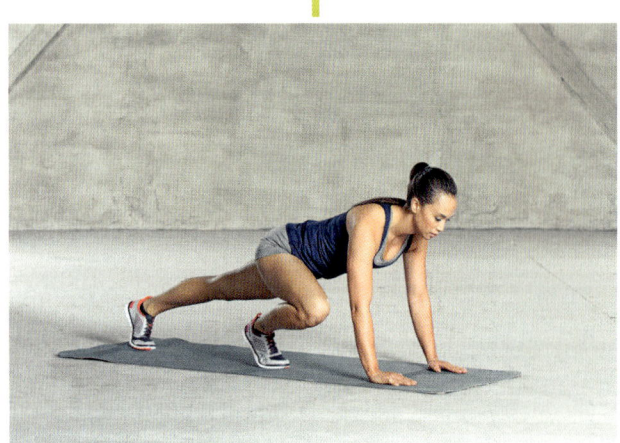
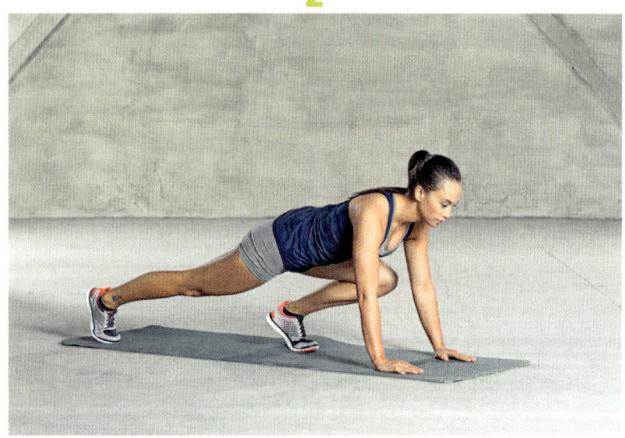

Benefit: trainiert die Ausdauer und den gesamten Körper, wobei der Rumpf und der Schultergürtel die meiste Arbeit leisten

BENCH DIP

1   Auf die Kante einer Trainingsbank setzen. Hände an der Kante aufstützen, die Finger zeigen nach vorn. Beine schließen und ausstrecken. Druck auf die Hände geben, die Arme strecken und den Körper von der Bank wegdrücken. Dabei mit den Fersen ein Stück nach vorn wandern, Zehen anziehen.

2   Po in Richtung Boden absenken, dazu die Arme beugen, bis Ober- und Unterarm etwa einen 90-Grad-Winkel bilden (nicht tiefer gehen!). Die Ellenbogen zeigen nach hinten. Po nicht absetzen, Position kurz halten, dann wieder hochdrücken.

TIPP Um die Übung zu intensivieren, die Fersen auf einer kniehohen Bank ablegen. Leichter wird sie, wenn du die Beine anwinkelst und die Füße komplett aufstellst.

1

2

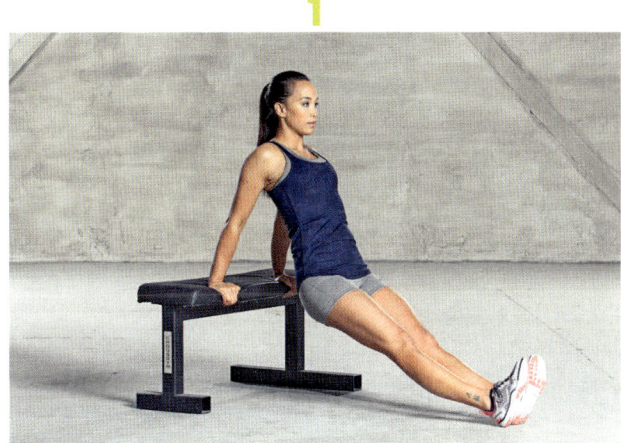
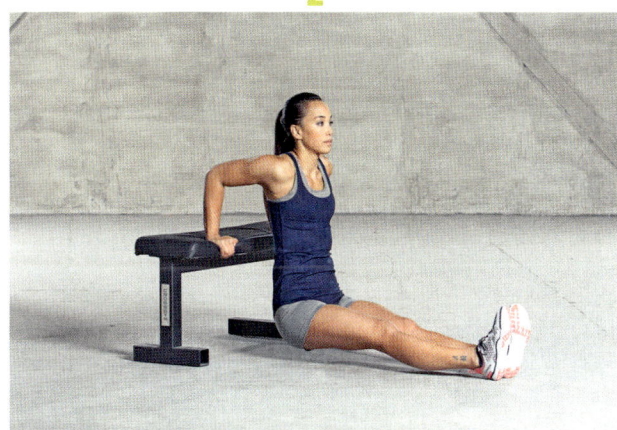

Benefit: sagt dem Winkearm Tschüss, neben dem Trizeps arbeiten auch die Schulter- und Brustmuskeln mit

WALL WALK

1   In einer tiefen Liegestützposition vor eine Wand legen, die Fersen berühren den Beton. Die Ellenbogen sind eng am Körper.

2   Zum Liegestütz hochdrücken.

3   Den rechten Vorfuß ein Stück weiter oben gegen die Wand drücken ...

4   ... und den linken Vorfuß nachziehen. Gleichzeitig mit den Händen näher zur Wand wandern.

5   Auf diese Weise nach und nach weiter nach oben fortbewegen, bis eine Handstand-position erreicht ist.

6   Erst mit der rechten Hand einen Schritt vorgehen und den rechten Vorfuß etwas weiter unten gegen die Wand drücken.

7   Stück für Stück mit den Händen nach vorn und gleichzeitig mit den Vorfüßen nach unten laufen ...

8   ... bis du wieder in der Liegestützposition angekommen bist.

9   Arme beugen, Ellenbogen eng am Körper halten und den Körper kurz am Boden ablegen. Sofort wieder hochdrücken und zur nächsten Wiederholung ansetzen.

Benefit: Diese Ganzkörperübung mit dem Schwerpunkt Schultern pusht das Selbstbewusstsein und sie verbessert die Koordination.

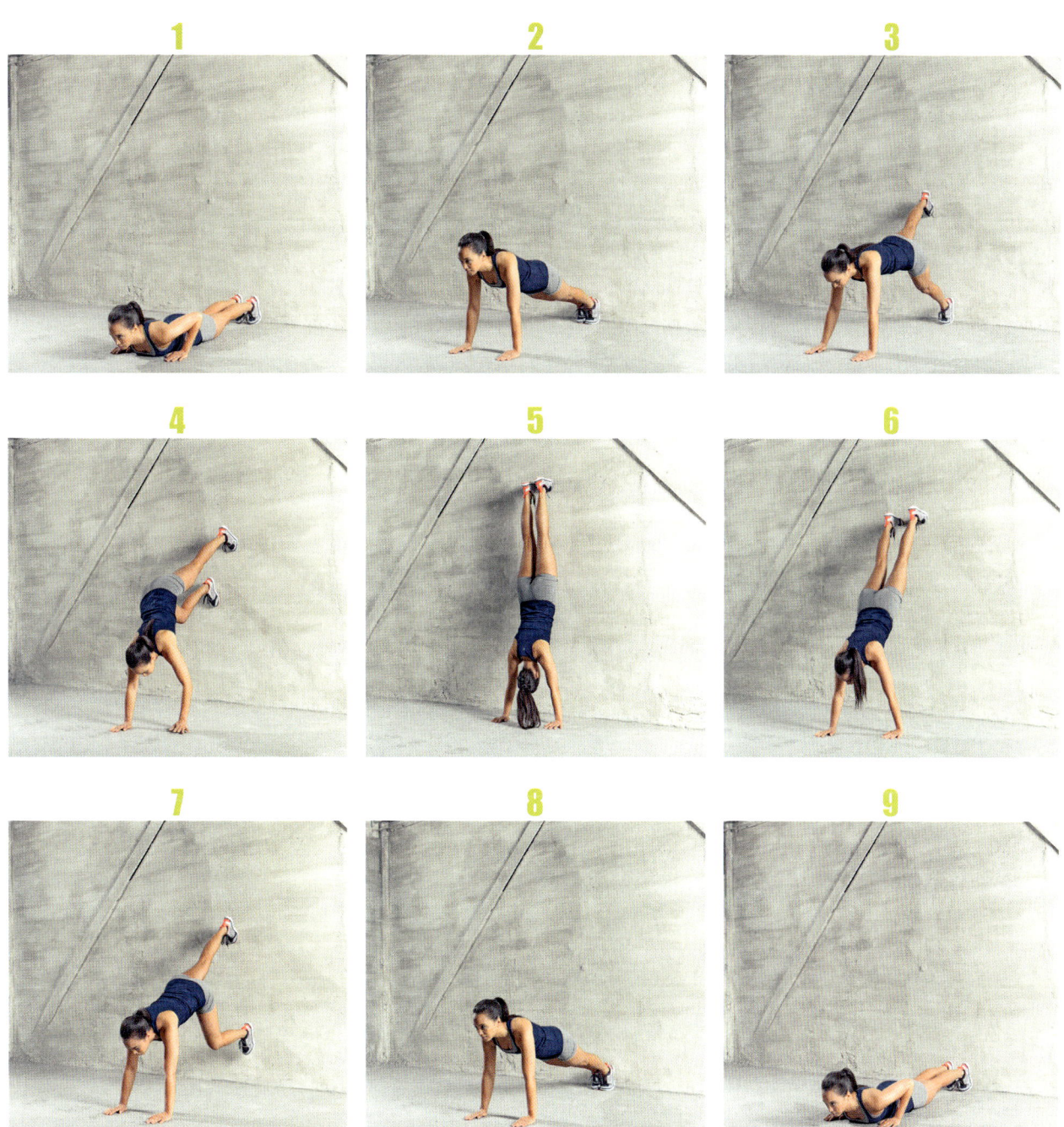

BURPEE

1 Hüftbreiter Stand. Die Arme sind lang neben dem Körper. Bauch anspannen, der Blick geht nach vorn.

2 Vorbeugen und die Hände vor den Füßen aufstützen. Die Knie leicht beugen.

3 Druck auf die Hände geben und mit den Füßen nach hinten …

4 … in die Liegestützposition springen. Den Bauch und den Po fest anspannen! Die Handgelenke befinden sich unter den Schultern.

5 Auf dem Boden ablegen, Arme dazu langsam beugen. Die Ellenbogen bleiben dabei eng am Körper.

6 Aus den Armen heraus wieder nach oben drücken und mit beiden Füßen vor zu den Händen springen. Möglichst auf dem ganzen Fuß landen.

7 Nun mit beiden Füßen kräftig vom Boden abdrücken und so hoch wie möglich senkrecht in die Luft springen. Die Arme dabei gestreckt nach oben führen, die Oberarme sind neben den Ohren. Auf eine leise, sanfte Landung achten.

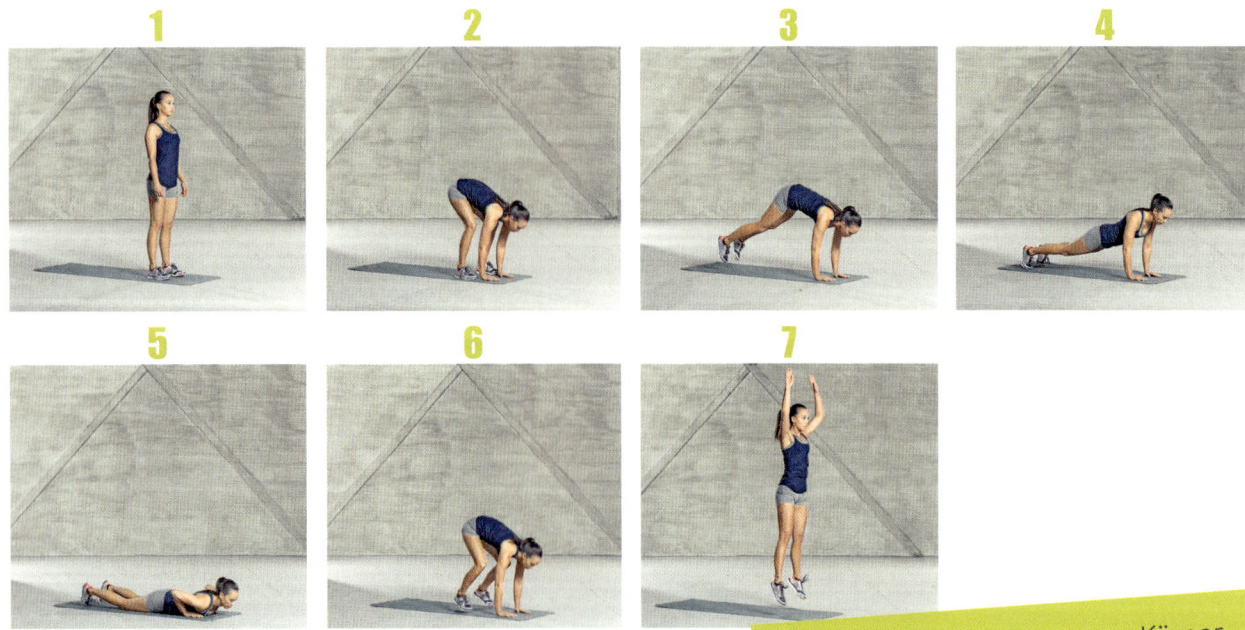

Benefit: stärkt den gesamten Körper, pusht Kraftausdauer und Sprungkraft

BURPEE BENCH JUMP

1–6 Einen Burpee vor einer Bank ausführen …

7–9 … jedoch den Strecksprung am Schluss gegen einen Bench Jump tauschen. Dazu mit beiden Füßen fest vom Boden abdrücken, hochspringen, die Arme schwungvoll mitnehmen und auf der Bank zum Stehen kommen. Dann wieder nach hinten von der Bank herunterspringen und sanft landen.

Wer sich unsicher fühlt, lässt den Rücksprung weg und steigt langsam von der Bank ab (wie zum Beispiel beim Bench Jump auf Seite 141). Fortgeschrittene drehen sich auf der Bank um und führen den nächsten Burpee dann auf der anderen Seite der Bank aus.

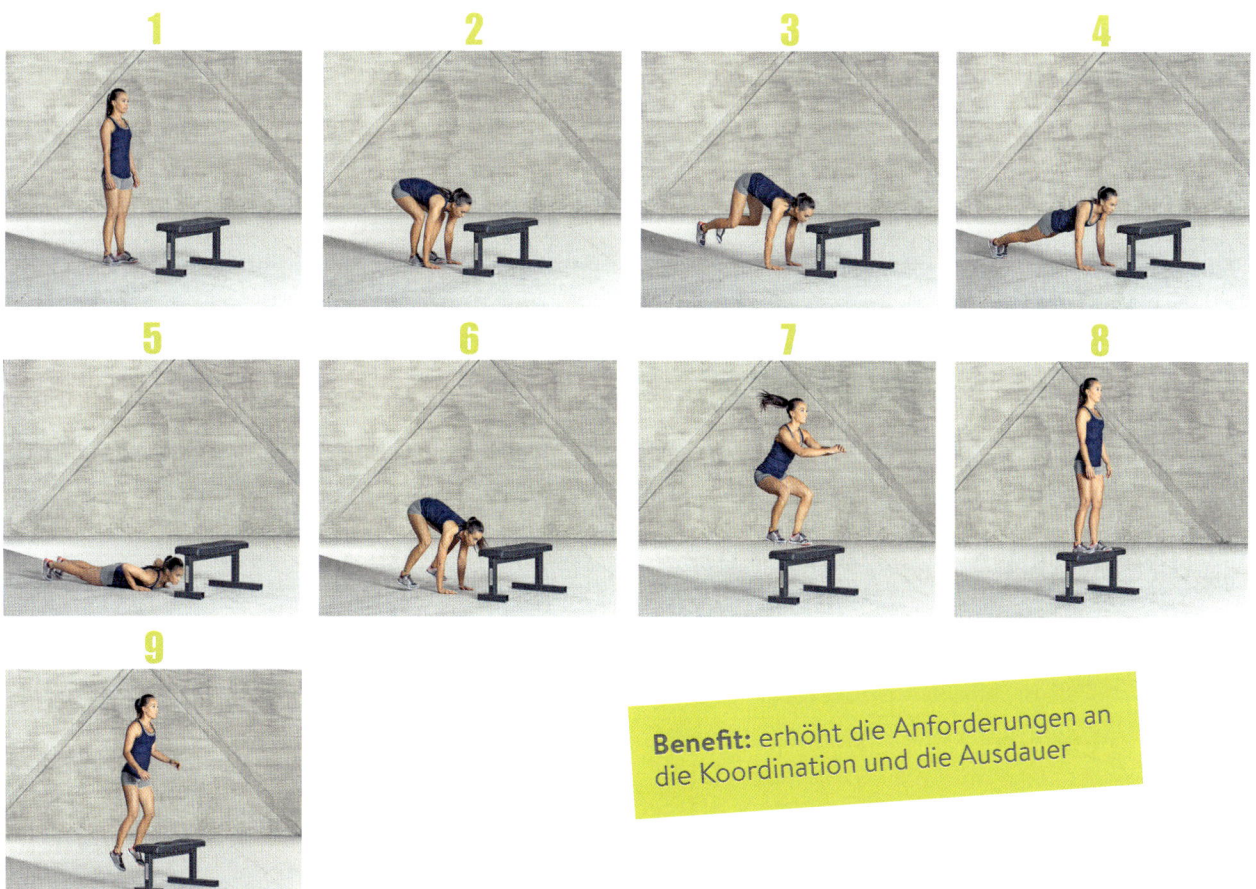

Benefit: erhöht die Anforderungen an die Koordination und die Ausdauer

TURKISH GET-UP

1   In der linken Hand eine Kettlebell halten. Dabei liegt die Kugel am Handrücken an, die Finger umschließen den Griff. Auf den Rücken legen. Rechten Arm auf Schulterhöhe seitlich ausstrecken, linken Arm senkrecht nach oben strecken, die Position der Kettlebell verändert sich nicht, das Handgelenk bleibt während der gesamten Übung fest. Linken Fuß aufstellen.

2   Oberkörper anheben und auf den rechten Unterarm stützen. Der linke Arm bleibt gestreckt, der Blick folgt der Kettlebell.

3   Körper über die rechte Seite vom Boden wegdrücken. Dazu Druck auf die rechte Hand geben und den rechten Arm strecken. Gleichzeitig das rechte Bein strecken und die Hüfte anheben, bis Rumpf und Bein eine Linie bilden.

4   Druck auf den linken Fuß geben, rechten Fuß vom Boden lösen und das rechte Knie nach hinten zur rechten Hand führen und aufsetzen. Rechte Hand vom Boden lösen und den Oberkörper aufrichten, dabei nach links drehen, um in eine Lunge-Position zu kommen. Beide Knie zeigen nach vorn. Das linke Bein ist im 90-Grad-Winkel gebeugt vor dem Körper aufgestellt, das rechte Knie stützt auf dem Boden, der rechte Vorfuß stabilisiert die Position. Der rechte Arm ist lang neben dem Körper, der linke bleibt gestreckt über der Schulter in Position.

5   Den rechten Vorfuß fest in den Boden drücken und den Körper zum Stand aufrichten.

Den nächsten Turkish Get-up mit der Kettlebell in der rechten Hand ausführen, beide Seiten immer im Wechsel trainieren.

TIPP Achte darauf, dass der Arm, der die Kettlebell führt, während der gesamten Übung gerade bleibt und das Handgelenk nicht abknickt. Am besten schaust du dabei immer die Kettlebell an. Sobald der Turkish Get-up zum Stand problemlos klappt, kannst du die Übung auch rückwärts ausführen. Dazu beginnst du in der stehenden Endposition und gelangst über die Positionen 4, 3 und 2 wieder in die liegende Ausgangsposition für den nächsten Turkish Get-up.

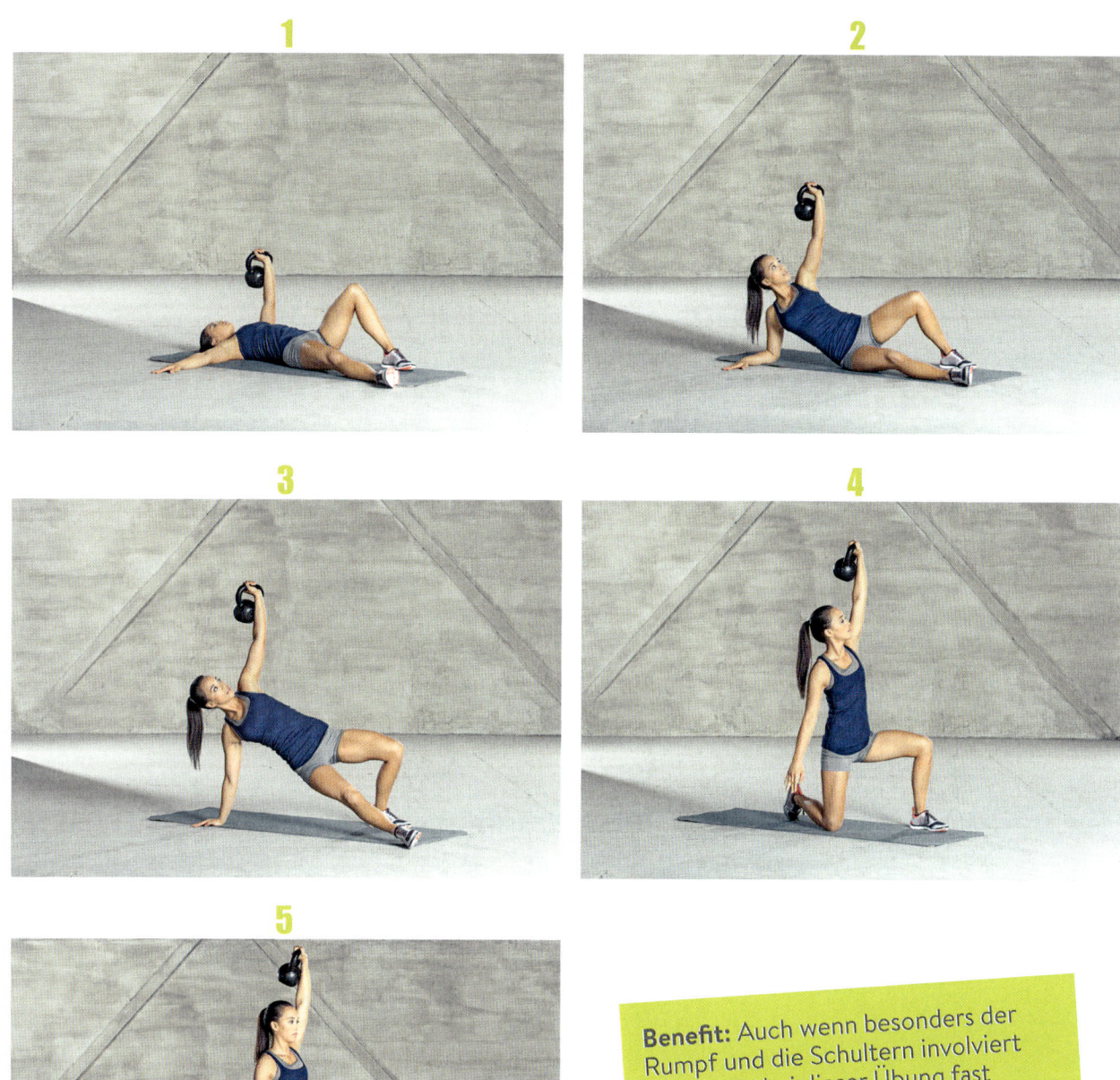

Benefit: Auch wenn besonders der Rumpf und die Schultern involviert sind, muss bei dieser Übung fast jeder Muskel mitarbeiten.

NO WEIGHT THRUSTER

1   Hüftbreiter Stand. Die Arme lang neben dem Körper halten. Füße leicht nach außen drehen, sodass der Po automatisch angespannt ist. Der Bauch ist fest und bleibt es auch während der ganzen Übung.

2   In die tiefe Kniebeuge gehen, der Po befindet sich unterhalb der Knie. Die Knie nicht über die Zehen hinausschieben. Unterarme anwinkeln, die Hände sind neben dem Gesicht.

3   Fersen fest in den Boden drücken und den Körper wieder aufrichten. Dabei die Arme senkrecht nach oben strecken.

Versuche, bei dieser Übung in eine Art Flow zu kommen. Die Arme gehen dann mit jeder Wiederholung beim Aufrichten automatisch mit in die Höhe und winkeln sich beim Kniebeugen an.

1   **2**   **3**

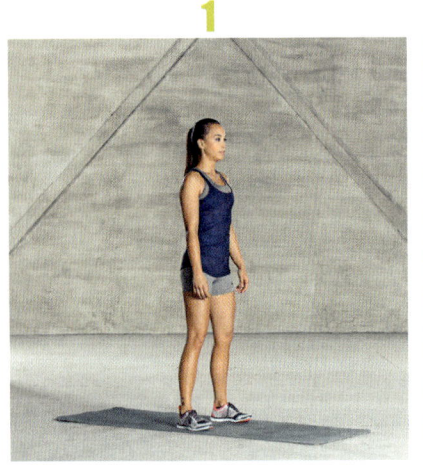 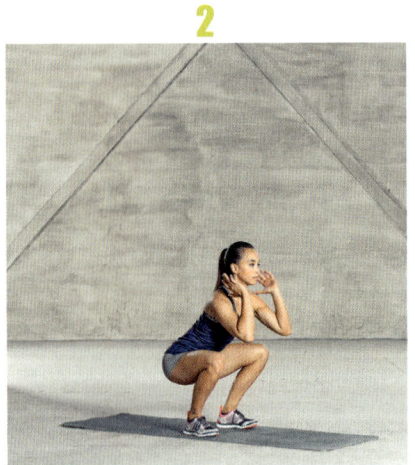 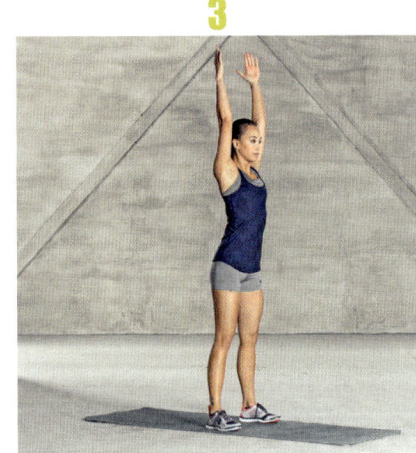

Benefit: formt vor allem die vorderen, aber auch die hinteren Oberschenkel und den Po. Zudem verbessert diese Übung deine Haltung.

THRUSTER MIT KURZHANTELN

1 Hüftbreiter Stand. In beiden Händen jeweils eine Kurzhantel halten. Arme anwinkeln, sodass sich die Kurzhanteln unterhalb des Kinns befinden und parallel zueinander stehen. Füße leicht nach außen drehen, um die Pomuskeln zu aktivieren. Der Bauch ist fest.

2 In die tiefe Kniebeuge gehen, der Po befindet sich unterhalb der Knie. Die Knie nicht über die Zehen hinausschieben. Die Armhaltung verändert sich nicht.

3 Fersen fest in den Boden drücken und den Körper aufrichten. Dabei die Arme senkrecht nach oben strecken, die Handgelenke bleiben fest und knicken nicht ab.

Versuche, auch hier in eine Art Flow zu kommen. Die Arme gehen dann mit jeder Wiederholung beim Aufrichten automatisch mit in die Höhe und winkeln sich beim Kniebeugen an.

1   **2**   **3**

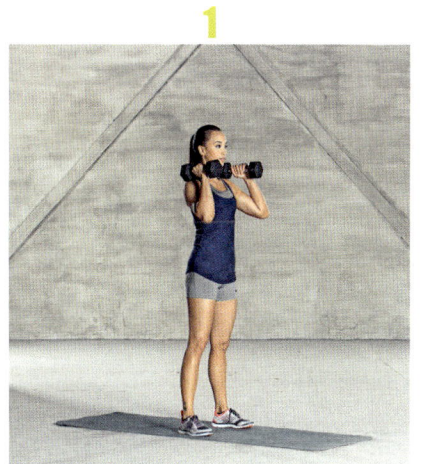 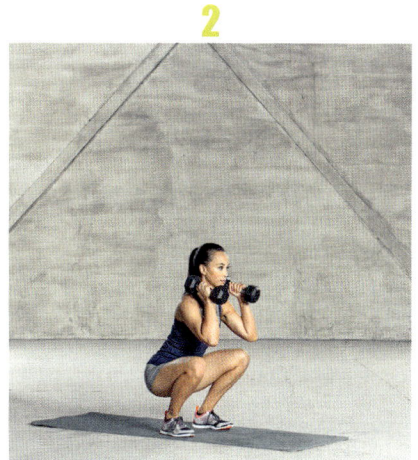 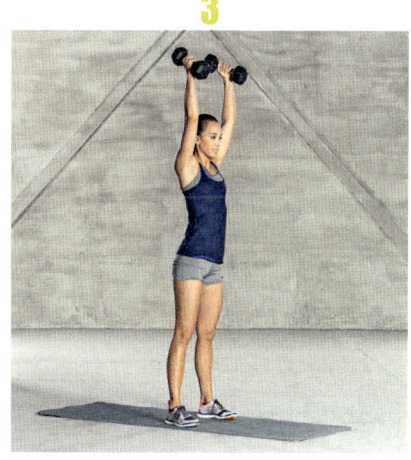

Benefit: Hier wird der Effekt auf die Oberschenkel und den Po durch ein Training für die Schulterpartie ergänzt.

JUMPING JACK

1   Mit geschlossenen Füßen aufstellen, Knie leicht beugen. Die Arme lang neben dem Körper halten und bis in die Fingerspitzen anspannen. Schulterblätter dabei nach hinten unten ziehen.

2   Mit den Füßen in eine leichte Grätsche springen und gleichzeitig die Arme über die Seite nach oben führen. Arme sofort absenken und gleichzeitig die Füße durch eine Sprungbewegung wieder schließen.

Alle Wiederholungen zügig nacheinander ausführen.

1

2

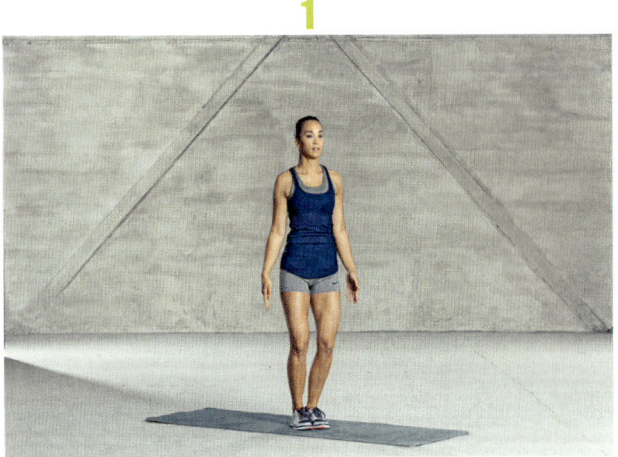
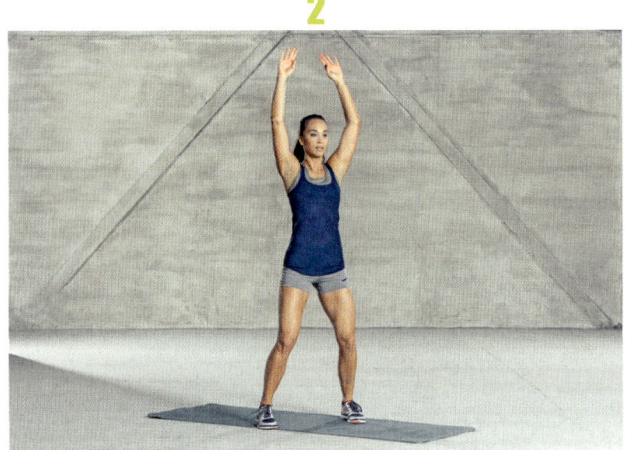

Benefit: verbessert die Ausdauer und schult das Koordinationsvermögen

ROPE SKIPPING

Mit geschlossenen Füßen aufstellen. Die Enden des Springseils in beide Hände nehmen und das Seil hinter dem Körper halten. Seil mit beiden Händen locker aus den Handgelenken nach vorn und unter den Füßen durchschlagen. Mit beiden Füßen über das Seil springen und sanft auf den Vorfüßen landen. Fersen nicht absetzen.
Immer so rasch wie möglich zur nächsten Wiederholung ansetzen. Versuche, ohne Zwischensprünge auszukommen! Das heißt, du musst schnell schlagen (oder sehr hoch springen, was auf Dauer ziemlich anstrengend ist).

TIPP Wie du die richtige Seillänge für dich findest, erfährst du auf Seite 76.

1

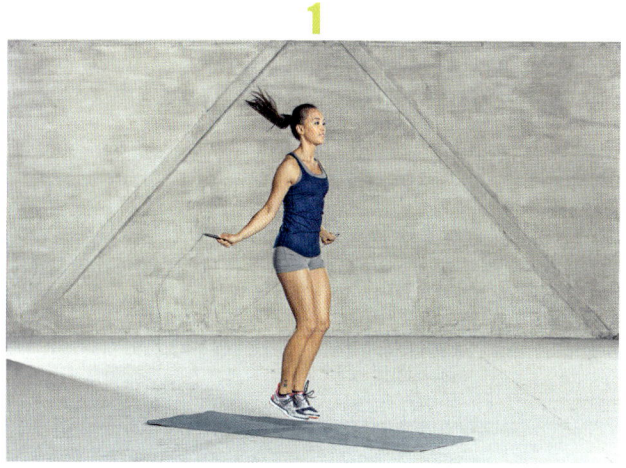

Benefit: fördert die Koordination und trainiert die Ausdauer

TOUCH-JUMP-TOUCH

1   Aus dem hüftbreiten Stand in die Kniebeuge gehen. Oberkörper vorlehnen und mit der linken Hand zum Touch auf den Boden tippen.

2   Fest mit beiden Füßen vom Boden abdrücken und senkrecht zum Jump in die Luft springen. Linken Arm dabei nach oben schwingen.

3   Auf beiden Füßen landen und gleich in die Kniebeuge gehen. Oberkörper vorlehnen und erneut mit der linken Hand zum Touch auf den Boden tippen. Aufrichten …

4   … und direkt zur Seite bewegen: Mit dem rechten Fuß beginnend zwei Schritte nach rechts springen. Arme dabei anwinkeln und Hände vor der Brust fassen.

5   Den linken Fuß jeweils nachsetzen und die Knie leicht beugen.

6   Aus dieser Position heraus wieder in die Kniebeuge gehen. Vorlehnen und nun den rechten Arm nach unten führen und den Boden zum Touch berühren.

7   Mit beiden Füßen fest vom Boden abdrücken und senkrecht in die Luft springen. Rechten Arm beim Jump mit nach oben schwingen.

8   Auf beiden Füßen landen, in die Kniebeuge gehen und nochmals mit der rechten Hand den Touch ausführen.

Nach dem nächsten Jump geht die Seitbewegung nach links. Den Ablauf ohne Pause trainieren und die Seitbewegung nach rechts und links immer im Wechsel einbauen.

Benefit: pusht die Ausdauer, daneben wird auch die Koordination geschult

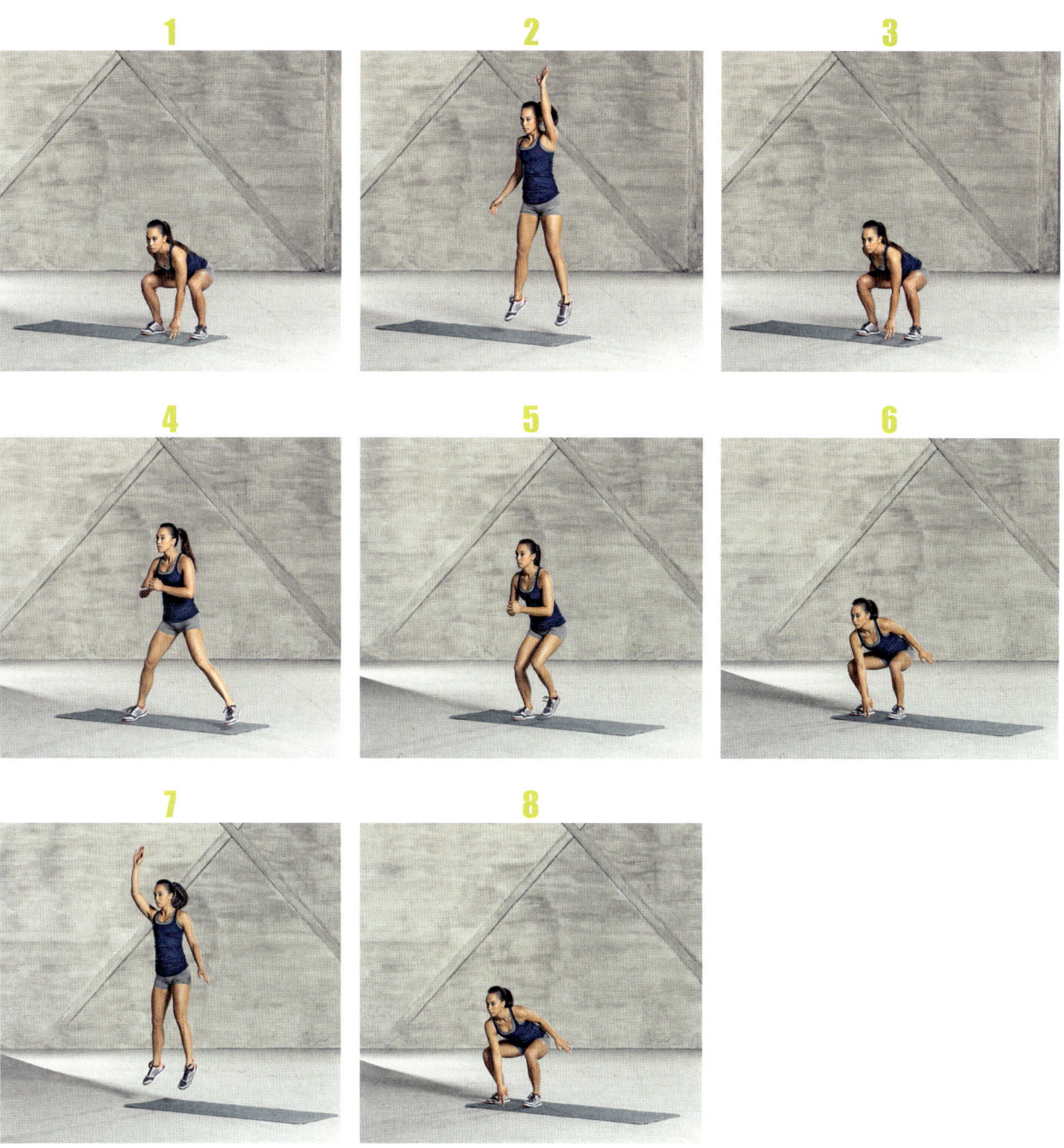

FLOOR PRESS MIT KURZHANTELN

1 In jeder Hand eine Kurzhantel halten. Auf den Rücken legen, die Füße bequem aufstellen. Die Knie nicht nach außen fallen lassen. Oberarme auf Schulterhöhe seitlich ablegen, die Unterarme aufstellen. Die Hanteln sind parallel zum Boden und die inneren Enden zeigen zueinander.

2 Kopf anheben, seitlich aufdrehen und die linke Hantel so weit wie möglich nach oben schieben, bis sich das Schulterblatt vom Boden löst. Dazu den Arm strecken und dabei die Hantel nicht nach vorn oder hinten kippen lassen, das Handgelenk bleibt stabil. Der Blick folgt der Hand.

3 Linken Oberarm – aber nicht den Kopf – ablegen und den Ablauf mit dem rechten Arm wiederholen. Der untere Rücken bleibt die ganze Zeit über fest am Boden.

1   **2**   **3**

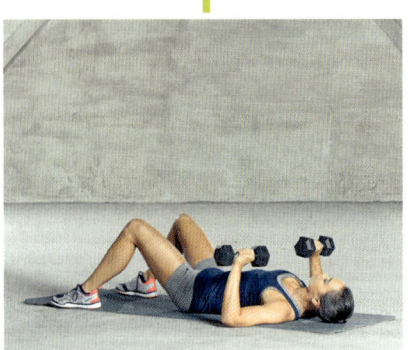 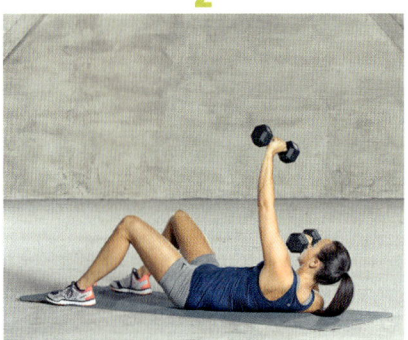 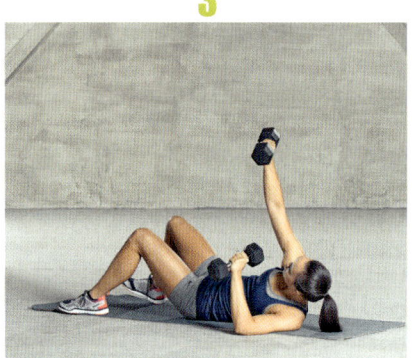

Benefit: stärkt die Brustmuskeln, die Schultern und den Trizeps

KETTLEBELL SWING

1 Mit beiden Händen den Griff einer Kettlebell umfassen. Im hüftbreiten Stand etwas in die Knie gehen, den Oberkörper mit geradem Rücken vorlehnen und die Kettlebell mit gestreckten Armen zwischen den Beinen nach hinten führen.

2 Beine strecken, Hüfte explosiv, schwungholend nach vorn schieben und die Kettlebell mit gestreckten Armen über Brusthöhe ...

3 ... bis mindestens auf Augenhöhe schwingen. Dabei die ganze Zeit den Bauch und den Po fest anspannen, um die Bewegung kontrolliert ausführen zu können.

Direkt die nächste Wiederholung anschließen, um die Kettlebell Swings in einer fließenden Bewegung zu trainieren.

TIPP Achte unbedingt auf einen geraden Rücken, du darfst weder mit einem Hohlkreuz noch mit einem runden Rücken arbeiten! Dabei hilft dir deine Bauchspannung.

1
2
3

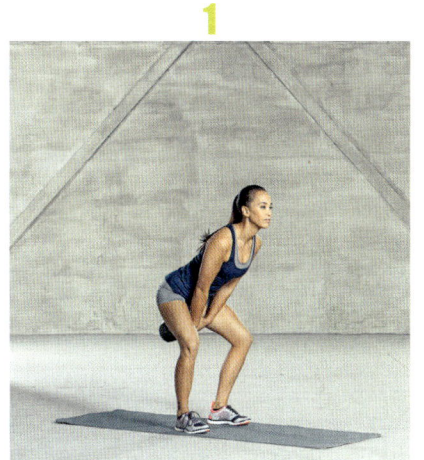
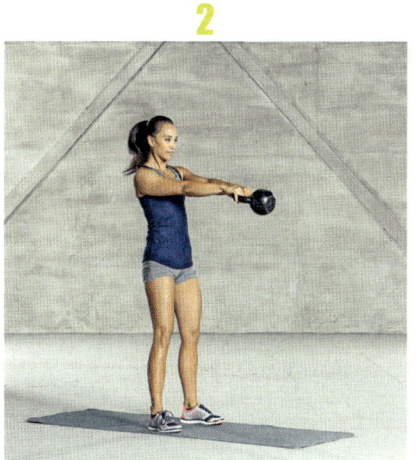
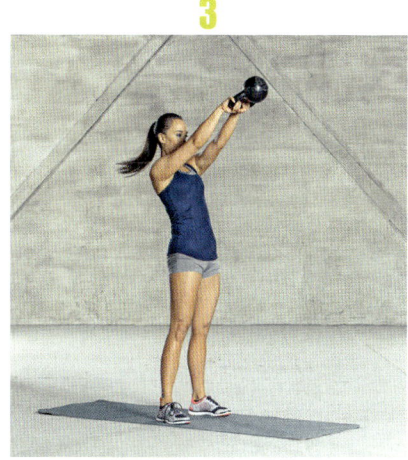

Benefit: trainiert die Hüftbeuger, kräftigt den Rumpf und unteren Rücken, sorgt zudem für mehr Flexibilität in der Hüfte. Daneben ist auch die Ausdauer gefragt.

SIT-UP

Das Core-Workout
Nun folgen die Übungen, die es auf einen definierten Bauch und einen starken Rücken abgesehen haben.

1 In Rückenlage auf den Boden legen. Die Fußsohlen aneinanderlegen, dazu die Beine anwinkeln und die Knie nach außen fallen lassen. Handrücken über dem Kopf auf dem Boden ablegen.

2 Oberkörper in einer fließenden Bewegung ohne Schwung aufrichten und vorbeugen, bis die Schulter über der Hüfte ist. Mit den Händen kurz die Füße berühren.

Oberkörper direkt wieder ablegen und zur nächsten Wiederholung ansetzen.

TIPP Wenn es dir noch etwas an Flexibilität fehlt, kannst du die Beinstellung variieren: Stelle die Füße hüftbreit auf und berühre dann beim Aufrichten mit den Händen den Boden zwischen den Füßen.

1

2

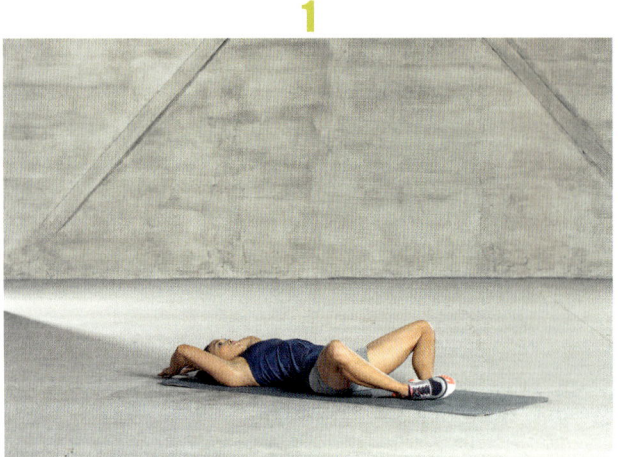
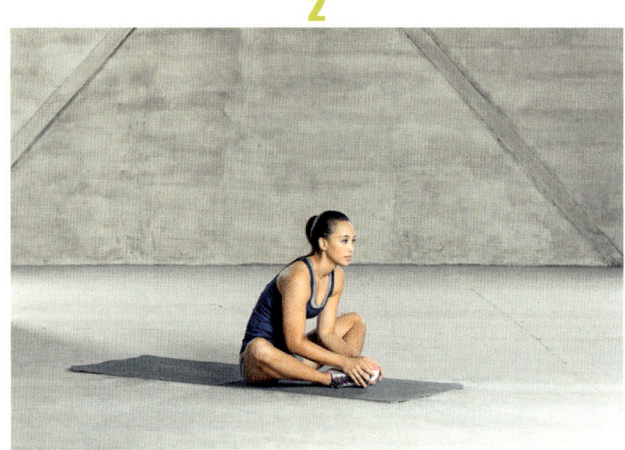

Benefit: trainiert die geraden Bauchmuskeln sowie den Rücken und die Hüftmuskulatur

TOE TOUCH

1 Auf den Rücken legen. Arme und Beine senkrecht nach oben strecken. Die Zehen anziehen, die Beine dürfen ruhig leicht gebeugt sein.

2 Die gestreckten Finger zu den Zehen führen, dazu den oberen Rücken vom Boden lösen. Blick folgt der Hand.

Schultern wieder ablegen – nicht jedoch den Kopf – und direkt zur nächsten Wiederholung ansetzen.

1   **2**

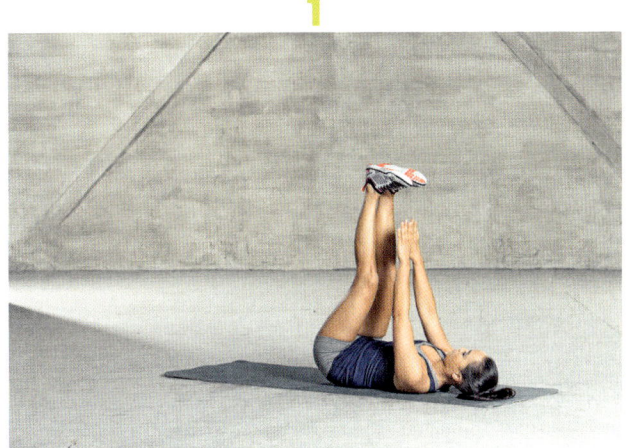   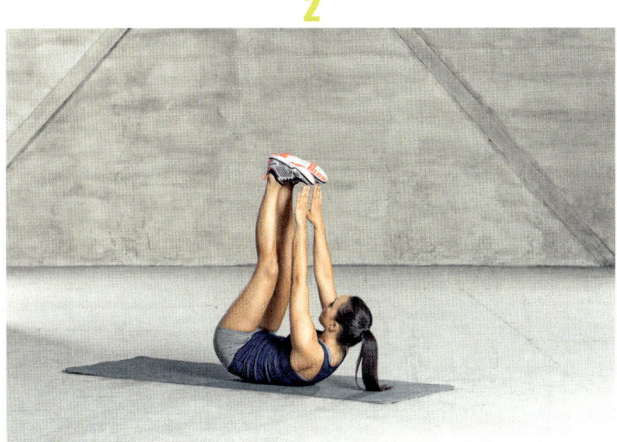

Benefit: spricht gezielt die geraden Bauchmuskeln an

REVERSE SIT-UP

1 Auf den Rücken legen, Hände unter das Becken schieben, die Handflächen liegen auf dem Boden auf. Die geschlossenen Beine senkrecht in die Luft strecken, die Zehen anziehen.

2 Füße in Richtung Decke kicken, den Po dazu vom Boden lösen. Dabei nicht mit den Armen nachdrücken, sondern nur mit der Bauchmuskulatur arbeiten. Der Bauch ist fest, der Rest des Körpers bewegt sich nicht.

Becken wieder absenken und über die Ausgangsposition direkt zur nächsten Wiederholung ansetzen.

1

2

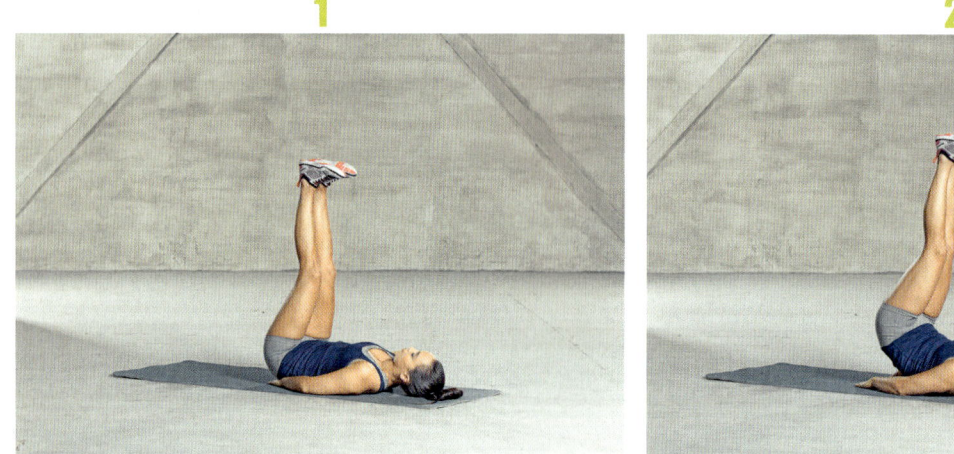
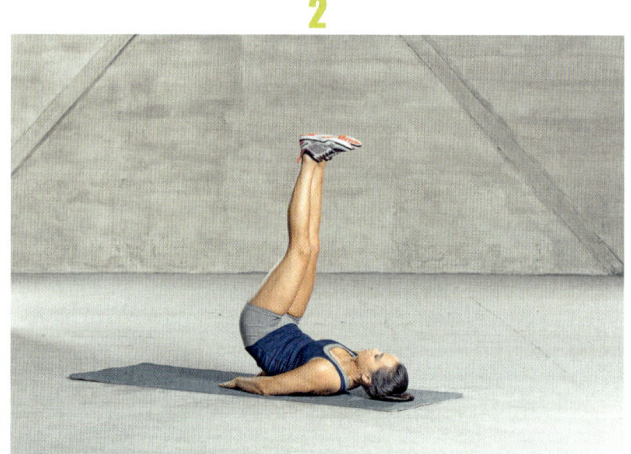

Benefit: formt und fordert besonders die unteren Bauchmuskeln

RUSSIAN TWIST

1 Auf den Boden setzen, die Füße bequem aufstellen. Arme nach vorne ausstrecken, Hände fassen und fest zusammendrücken. Oberkörper mit geradem Rücken zurücklehnen, Füße vom Boden lösen und die Unterschenkel parallel zum Boden in der Luft halten. Hände so weit wie möglich auf die rechte Seite führen, der Rumpf bleibt gerade, die Arme bleiben lang und die Schultern tief.

2 Hände sofort so weit wie möglich auf die linke Seite führen. Die Füße nicht absinken lassen und den Rücken gerade halten.

Alle Wiederholungen ausführen, ohne die Füße zwischendurch abzusetzen.

1

2

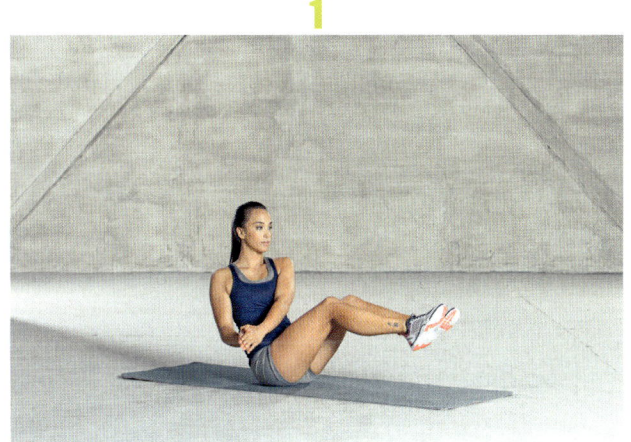 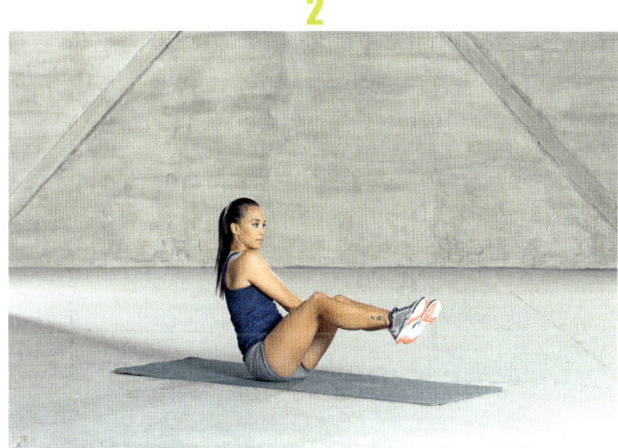

Benefit: kräftigt die seitlichen und auch die geraden Bauchmuskeln

AB BIKE

1   Auf den Rücken legen. Die Hände sind an den Ohren, die Ellenbogen zeigen nach außen. Kopf anheben, Blick nach vorn, zwischen Kinn und Brust ist eine Handbreit Platz. Rechtes Bein gestreckt anheben, gleichzeitig das linke Knie anwinkeln und mit dem rechten Ellenbogen zusammenführen. Dazu den Oberkörper nach links drehen und leicht anheben, bis sich die rechte Schulter vom Boden löst. Der untere Rücken bleibt fest am Boden.

2   Linkes Bein ausstrecken, gleichzeitig das rechte Knie anwinkeln und mit dem linken Ellenbogen zusammenführen. Dabei dreht der Oberkörper nach rechts, ohne dass sich der untere Rücken vom Boden löst.

Alle Wiederholungen ausführen, ohne die Beine oder den Kopf zwischendurch abzulegen.

1

2

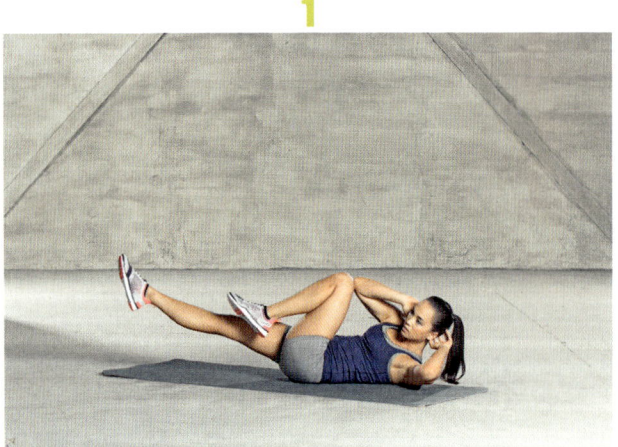 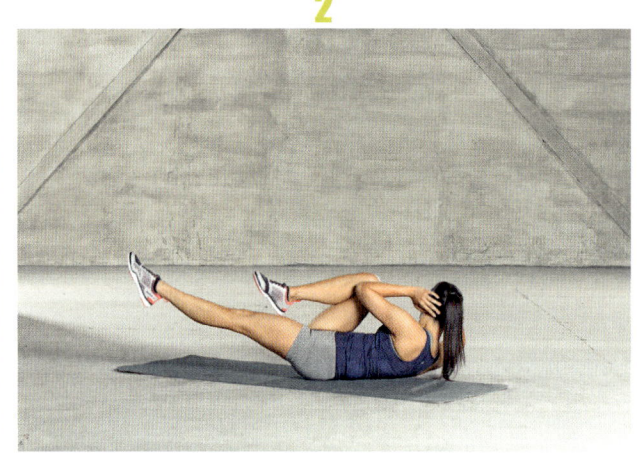

Benefit: formt die geraden und schrägen Bauchmuskeln sowie die vorderen Oberschenkel und den Po

HEEL TOUCH

1 Auf den Rücken legen. Die Füße in einem bequemen Abstand aufstellen, Zehen zum Körper ziehen. Kopf und Schultern anheben und die Arme gestreckt neben dem Körper in der Luft halten. Nun die linke Hand zum linken Fußgelenk führen.

2 Zurück zur Ausgangsposition kommen, dann die rechte Hand zum rechten Fußgelenk führen.

Alle Wiederholungen ausführen, ohne die Arme, die Schultern oder den Kopf zwischendurch abzulegen.

TIPP Je weiter die Füße vom Körper entfernt sind, desto schwieriger wird die Übung. Wer in der gezeigten Position Probleme hat, kann die Füße auch näher zum Po aufstellen.

1

2

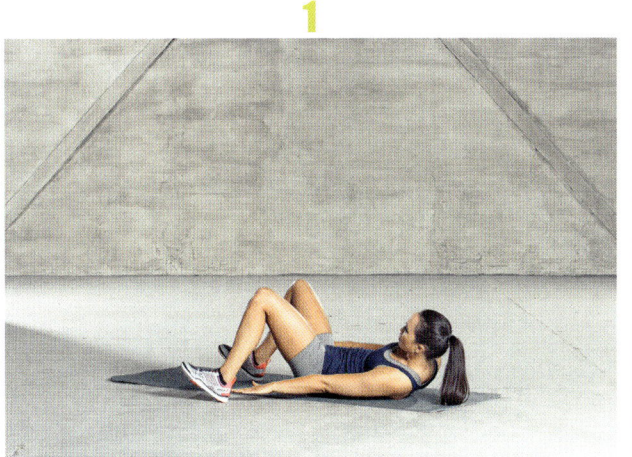
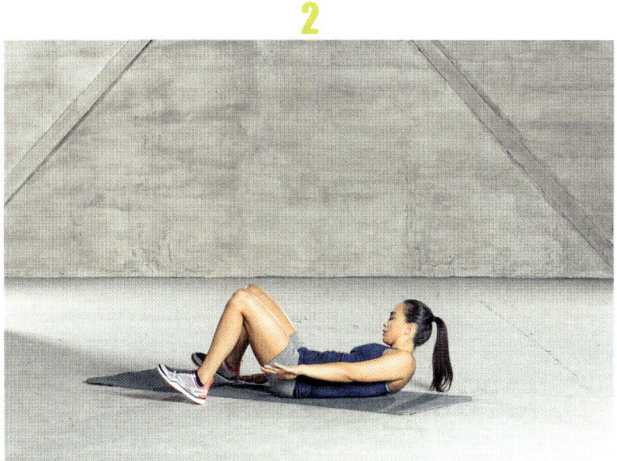

Benefit: zielt speziell auf die schrägen Bauchmuskeln ab, modelliert so eine schmalere Taille

V-UP

1 Auf den Rücken legen, die Arme und geschlossenen Beine lang ausstrecken. Die Handrücken liegen auf dem Boden auf.

2 Die Beine und den Oberkörper anheben, um die Hände zu den Zehen zu führen. Dabei mit möglichst wenig Schwung, sondern gezielt mit der Bauchmuskulatur arbeiten. Die Fingerspitzen berühren kurz die Fußspitzen.

Danach wieder ablegen und direkt zur nächsten Wiederholung ansetzen.

1

2

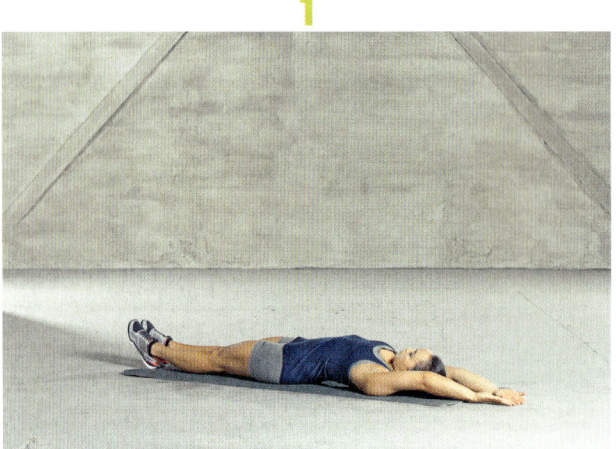

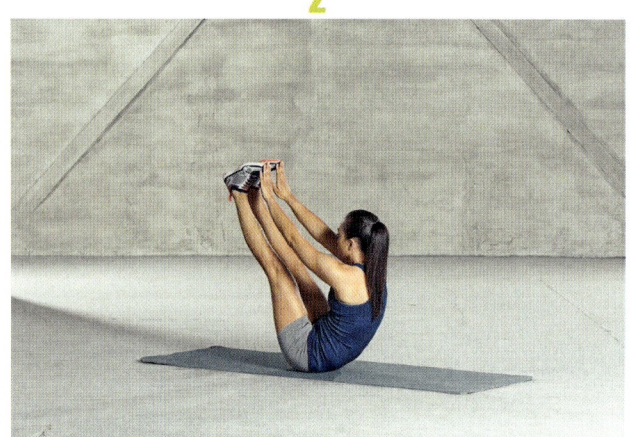

Benefit: stärkt und formt vor allem die geraden Bauchmuskeln

PLANK

Unterarme auf den Boden aufstützen, die Ellenbogen befinden sich unter den Schultern. Die Finger ineinander verschränken und die geschlossenen Beine lang ausstrecken. Zehen aufsetzen, Bauch, Beine und Po fest anspannen, den gesamten Körper anheben und in einer geraden Linie parallel zum Boden halten. Hüfte nicht absinken lassen oder den Po zur Entlastung nach oben schieben. Stattdessen Po- und Bauchmuskeln noch stärker aktivieren. Position halten.

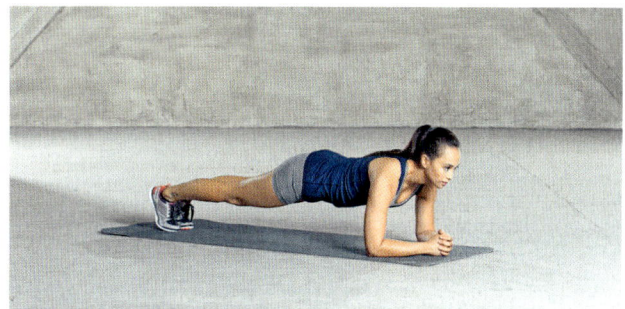

Benefit: strafft die geraden Bauchmuskeln und den Po, fordert die Rückenmuskulatur

ELEVATED PLANK

Liegestützposition vor einer etwa kniehohen Bank einnehmen. Die Handgelenke befinden sich unter den Schultern. Jetzt erst den linken, dann den rechten Vorfuß auf die Sitzfläche stellen. Bauch und Po fest anspannen, der Körper bildet eine Linie. Diese Position halten.

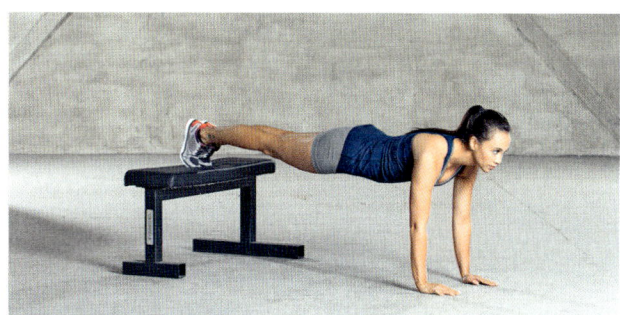

Benefit: trainiert die gesamte Rumpfmuskulatur, verbessert die Haltung

THAI PUSH-UP

1   In die Liegestützposition gehen. Bauch, Po und Beine fest anspannen.
2   Rechten Unterarm auf dem Boden ablegen, den Körper dazu absenken und den linken Arm beugen.
3   Nun auch den linken Unterarm auf dem Boden ablegen und in den Unterarmstütz kommen. Der gesamte Körper bildet eine Linie.
4   Jetzt die rechte Hand wieder aufstützen, den Arm strecken und den Schwerpunkt etwas nach oben verlagern. Danach auch die linke Hand aufstützen, um wieder in die Liegestützposition zu kommen.

1   **2**

3   **4**

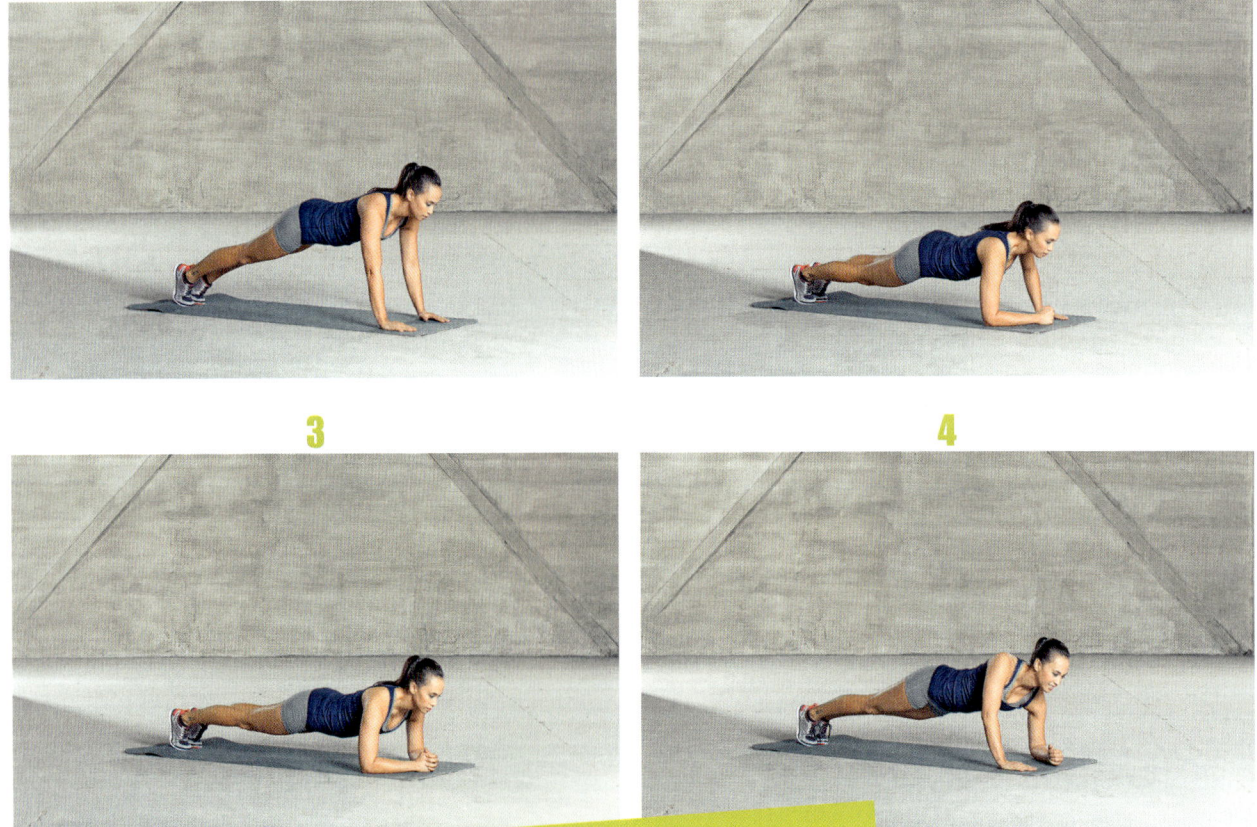

Benefit: stabilisiert den Rumpf

FLUTTER KICKS

1 Auf den Rücken legen, die Beine lang ausstrecken. Handrücken an den unteren Rücken legen, um kein Hohlkreuz zu bilden, die Handflächen berühren den Boden. Rechtes Bein gestreckt anheben, bis es möglichst senkrecht in der Luft steht, die Zehen anziehen.

2 Rechtes Bein wieder absenken, bis es parallel zum Boden ist. Nicht ablegen, lediglich die Ferse berührt kurz den Boden. Gleichzeitig das linke Bein anheben, bis es senkrecht in der Luft steht. Den unteren Rücken stets fest gegen die Handrücken drücken.

Beinwechsel im zügigen Tempo wiederholen.

1

2

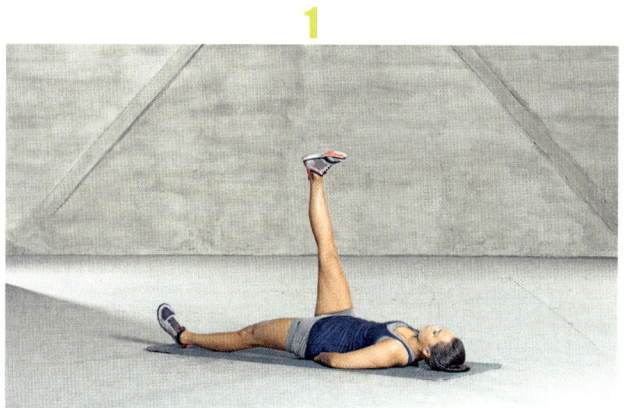
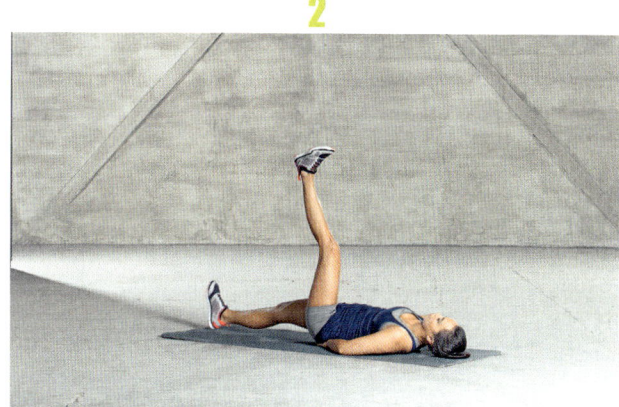

Benefit: spricht gezielt die unteren Bauchmuskeln an, zudem werden die Hüftbeuger trainiert

LOW BACK COMPLEX

1   Hüftbreiter Stand. Oberkörper mit geradem Rücken vorlehnen, Knie leicht beugen. Gewicht auf die Vorfüße verlagern, Arme seitlich neben dem Körper ausstrecken, die Finger sind gestreckt. Schulterblätter zusammenziehen. Position halten.

2   Ohne die übrige Haltung zu verändern, die Arme lang von hinten unten nach vorn oben bis dicht neben die Ohren führen. Die Finger so lang wie möglich zur Decke schieben, die Handflächen zeigen zueinander. Die Schultern bleiben dabei tief, die Schulterblätter weiterhin zusammendrücken. Position ebenfalls halten.

3   Hinknien, Oberkörper mit geradem Rücken vorlehnen und das Gewicht nach vorn verlagern. Arme nach vorne unten und weiter nach hinten zurück in die Ausgangsposition führen. Schulterblätter zusammendrücken. Position halten.

4   Arme wie zu Beginn wieder neben die Ohren führen und so lang wie möglich strecken. Schulterblätter zusammendrücken. Position halten.

5   Arme absenken und auf den Bauch legen. Beine und Arme lang ausstrecken, Zehen und Handkanten aufstellen. Der Kopf ist angehoben, der Blick geht zum Boden.

6   Po anspannen. Die Arme und Beine so weit wie möglich anheben. 2 Sekunden halten, dann wieder ablegen, so oft wie gefordert wiederholen.

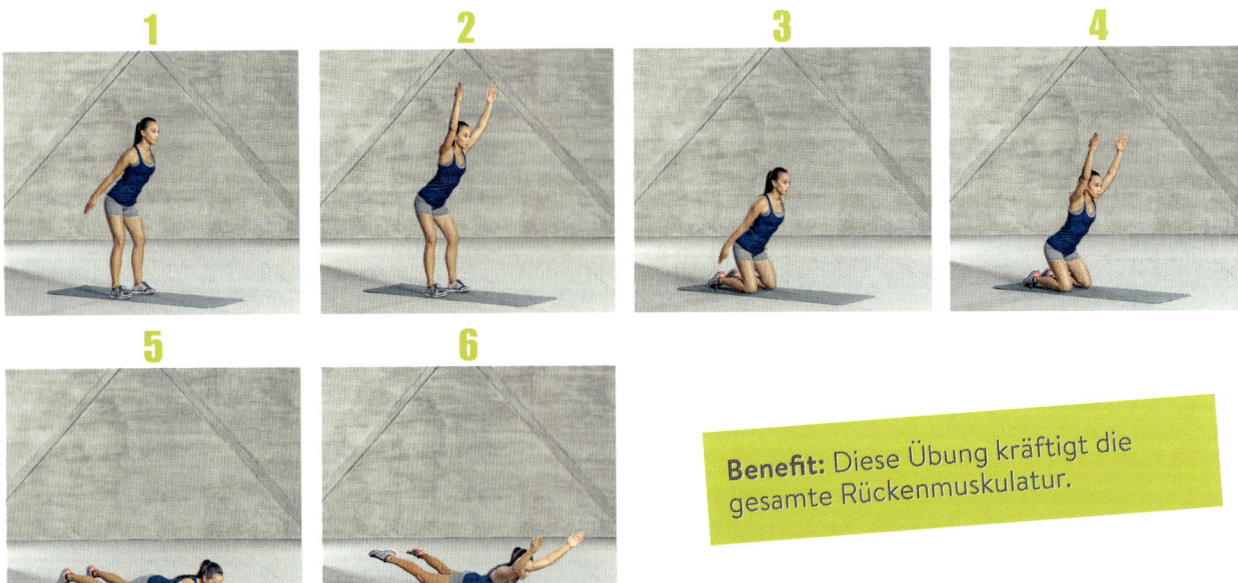

Benefit: Diese Übung kräftigt die gesamte Rückenmuskulatur.

SHOULDER MOBILITY

1 Hüftbreiter Stand. Füße leicht nach außen drehen, um den Po automatisch anzu-
spannen. Vor dem Körper eine etwa 1,50 Meter lange Holzstange (zum Beispiel
einen Besenstiel) halten. Breit greifen, die Arme sind gestreckt, die Handrücken
zeigen nach vorn.

2 Stange mit gestreckten Armen hinter den Kopf führen ...

3 ... und so weit wie möglich hinter dem Rücken absenken. Dann die Stange wieder
über den Kopf nach vorn in die Ausgangsposition führen.

TIPP Falls du Probleme damit hast, die Stange hinter den Rücken zu bekommen, greife
sie einfach etwas breiter. Fällt es dir sehr leicht, greife hingegen etwas enger.

1   **2**   **3**

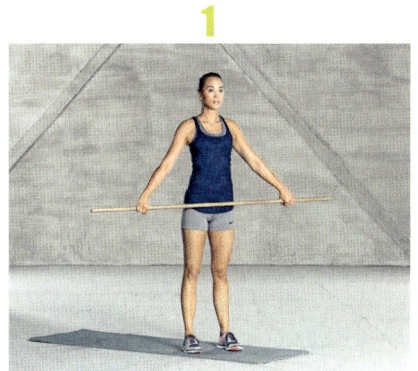 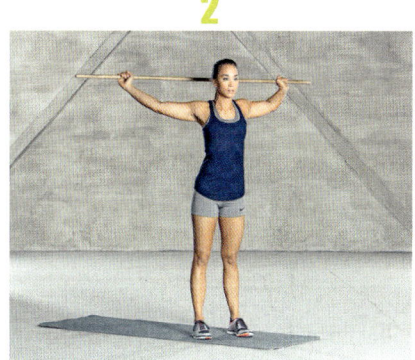 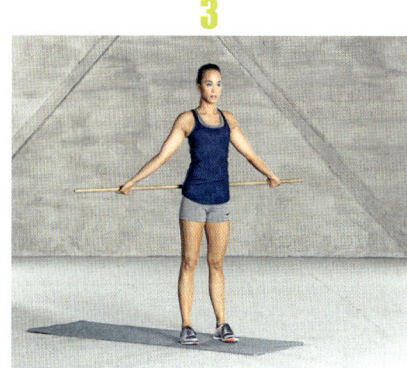

Benefit: hält den Schulter-Nacken-Bereich flexibel und so schmerzfrei

Für alle jetzt folgenden Foam-Roll-Übungen gilt: Führe das Rollen immer ganz langsam und sorgfältig in alle Richtungen aus. Wenn es an einer Stelle mal zu schmerzhaft werden sollte, kannst du mit etwas weniger Druck auf der Rolle arbeiten – bei den Calf-, Hamstring- und Quad-Mobility-Bewegungen kannst du zum Beispiel auf das Überkreuzen der Beine verzichten. Wichtig ist auch, ganz bewusst in die Rollbewegung hineinzuatmen. Je verspannter du bist, desto stärker kann das manchmal doch etwas gemeine Gefühl werden, aber glaub mir – mit jedem Ablauf wird es ein wenig nachlassen!

T-SPINE MOBILITY

Mit dem Rücken auf die Foam Roll legen und die Arme vor der Brust verschränken. Nun so weit über die Rolle in Richtung Kopf rollen, bis sich diese auf Brusthöhe befindet. Zunächst das Körpergewicht wirken lassen und den Druck der Rolle spüren, dann minimale Vor- und Rückrollbewegungen ausführen.

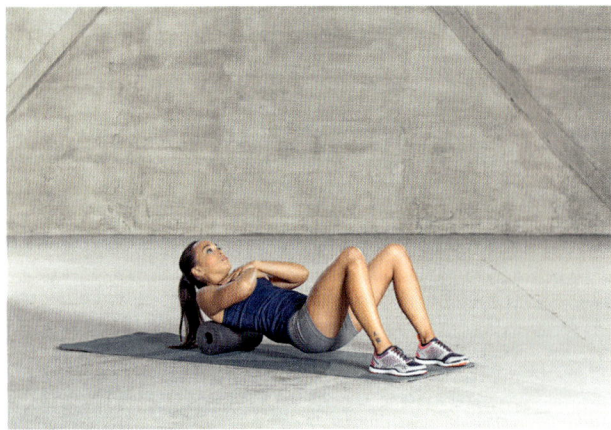

Benefit: löst Verklebungen im Bereich der Brustwirbelsäule

LOW BACK MOBILITY

Auf den Boden setzen, Füße aufstellen und die Zehen zum Körper ziehen. Hände vor der Brust verschränken. Bauch anspannen, mit geradem Rücken zurücklehnen und die Foam Roll an den Übergang vom unteren Rücken zum Po legen. Das Körpergewicht wirken lassen und den Druck der Rolle spüren. Jetzt die Fersen in den Boden drücken und kleine Rollbewegungen bis hin zur Rückenmitte und wieder zurück ausführen.

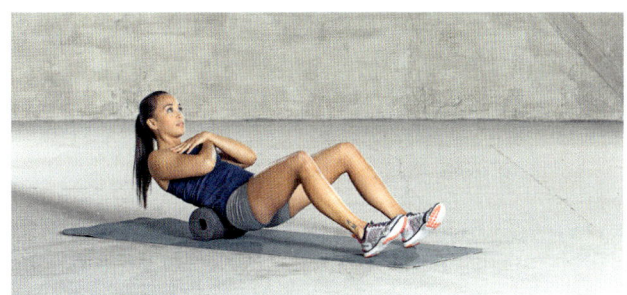

Benefit: löst Verklebungen im unteren Rückenbereich

LAT MOBILITY

Auf den Rücken legen, Füße entspannt aufstellen. Auf die rechte Seite drehen, den rechten Arm seitlich ausstrecken und die Foam Roll etwa auf Brusthöhe unter dem Körper platzieren. Kleine Rollbewegungen zwischen der Achsel und Brust ausführen.

Dann auf die linke Seite drehen, den linken Arm ausstrecken und diese Seite ausrollen.

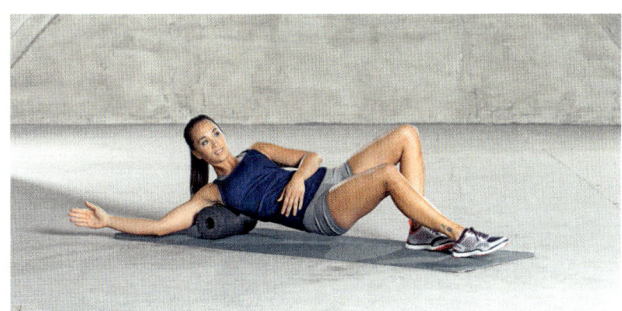

Benefit: löst Verklebungen des breiten Rückenmuskels (des Musculus **lat**issimus dorsi)

GLUTE MOBILITY

Mit der linken Pobacke auf die Rolle setzen. Hände hinter der Rolle aufstützen und den Oberkörper zum Sitzen aufrichten. Rechten Unterschenkel über den linken Oberschenkel schlagen, das rechte Knie zeigt nach außen. Leicht auf der Rolle nach vorn und hinten rollen, um alle Bereiche der Muskulatur zu erreichen.

Jetzt das Gewicht auf die rechte Pobacke verlagern, die Beinstellung wechseln und die andere Poseite ausrollen.

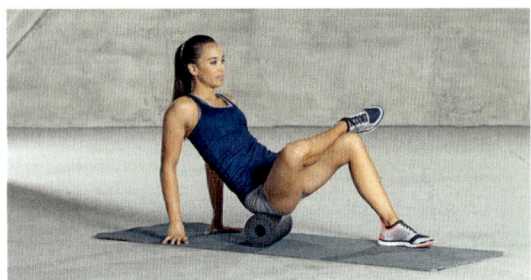

Benefit: löst Verklebungen des großen Pomuskels (des Musculus **glute**us maximus)

HAMSTRING MOBILITY

Auf den Boden setzen, Beine ausstrecken und die Foam Roll unter die Beine legen. Arme hinter dem Körper aufstützen, Po leicht anheben und so weit nach hinten führen, bis sich die Rolle kurz vor den Kniekehlen befindet. Linken Unterschenkel über das rechte Schienbein legen und die Rolle entlang des rechten Oberschenkels vor- und zurückrollen. Beinstellung tauschen, um nun die Rückseite des linken Oberschenkels auszurollen – der rechte Unterschenkel liegt jetzt über dem linken Schienbein.

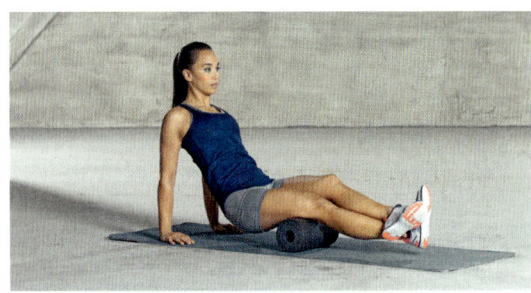

Benefit: löst Verklebungen in der Oberschenkelrückseite

CALF MOBILITY

Auf den Boden setzen, Beine ausstrecken und die Foam Roll unter den Unterschenkeln platzieren. Arme hinter dem Körper aufstützen, Po leicht anheben und so weit nach hinten führen, bis sich die Rolle unterhalb der Waden befindet. Linken Unterschenkel über das rechte Schienbein legen. Jetzt entlang der rechten Wade auf- und abwärts rollen, die Position aber auch so anpassen, dass die Rollbewegung die Innen- und Außenseite der Wade miteinbezieht.

Dann die Beinhaltung tauschen und die linke Wade ausrollen.

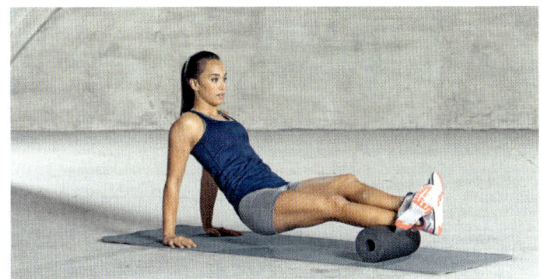

Benefit: löst Verklebungen in der Wadenmuskulatur

QUAD MOBILITY

Bäuchlings auf die Foam Roll legen, die Rolle befindet sich zu Beginn oberhalb der Knie unter den Oberschenkeln. Linkes Bein über dem rechten kreuzen, Hände aufstützen und den Oberkörper nach oben drücken. Jetzt über den rechten Oberschenkel bis zum Hüftgelenk nach oben und wieder zurück rollen.

Im Anschluss die Beinhaltung tauschen und den linken Oberschenkel bearbeiten.

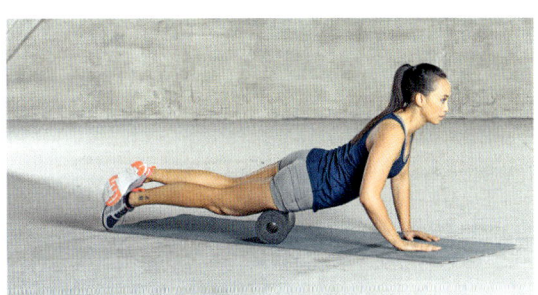

Benefit: löst Verklebungen in der Oberschenkelvorderseite

ADDUCTOR MOBILITY

Bäuchlings auf den Boden legen, rechtes Bein seitlich anwinkeln und auf Hüfthöhe bringen. Die Foam Roll unter die Oberschenkelinnenseite legen. Unterarme aufstützen und den Oberkörper aufrichten. Jetzt die Rolle zwischen Knie und Hüftgelenk hin und her rollen.
Nun die Beinstellung tauschen und die linke Oberschenkelinnenseite ist an der Reihe.

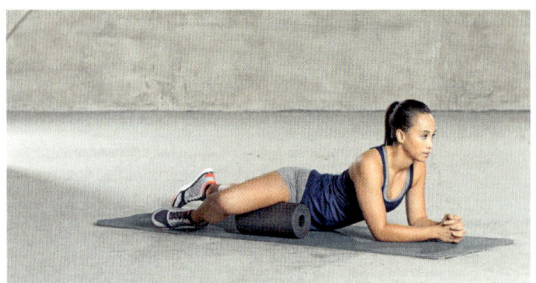

Benefit: löst Verklebungen der Oberschenkelinnenseite

IT BAND MOBILITY

Auf die linke Seite legen, die Foam Roll oberhalb des Knies unter dem linken Oberschenkel platzieren. Mit beiden Armen aufstützen und den Körper so vom Boden wegdrücken. Das linke Bein bleibt lang, das rechte vor dem Körper aufstellen, um die Position zu stabilisieren. Druck auf die Hände geben und die Rolle entlang der Oberschenkelaußenseite nach oben bis zum Hüftgelenk und wieder nach unten bis zum Knie rollen – nicht über das Knie gehen!
Nun die Seite tauschen und die rechte Oberschenkelaußenseite ausrollen.

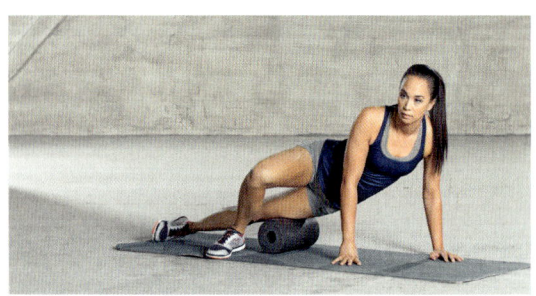

Benefit: löst Verklebungen an der Oberschenkelaußenseite (wo das Iliotibialband die bindegewebige Hülle der Muskulatur verstärkt)

PIGEON STRETCH

Die Stretches
Die folgenden Übungen schützen dich vor Verkürzungen und Verspannungen.

1 Im lockeren Schneidersitz hinsetzen, die Füße liegen auf dem Boden auf, nicht auf dem Oberschenkel des anderen Beins. Jetzt das rechte Bein über die Seite nach hinten ausstrecken. Hände rechts und links neben dem linken Bein aufstützen und den Oberkörper leicht nach vorn lehnen, um die Dehnung zu verstärken. Den linken Fuß so weit wie möglich an den rechten Oberschenkel heranführen.

2 Den Oberkörper aufrichten, mit geradem Rücken so weit wie möglich nach rechts drehen. Die linke Hand dazu auch vor dem linken Bein aufstützen. Kurz halten.

3 Über die Mitte nach links drehen, jetzt wandert die rechte Hand mit auf die linke Seite. Kurz halten.

Die Beinhaltung tauschen und den Pigeon Stretch wiederholen.

1   **2**   **3**

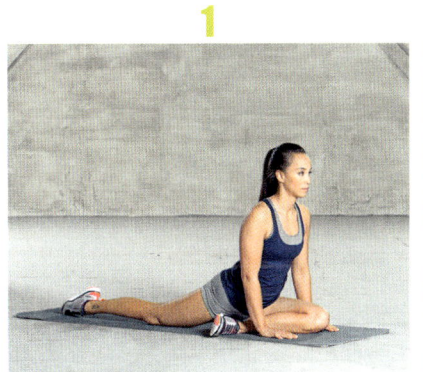 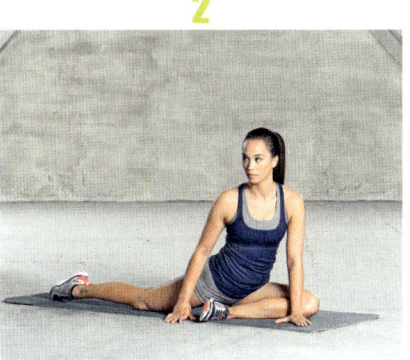 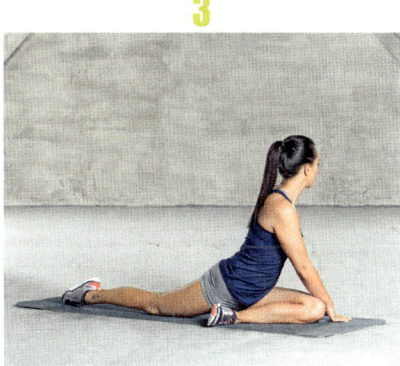

Benefit: öffnet die Hüften

HAMSTRING STRETCH

Auf den Rücken legen. Linkes Bein gestreckt senkrecht in der Luft halten. Um die Fußsohle ein Fitnessband oder das Springseil legen, dieses mit beiden Händen oberhalb der Brust festhalten. Vorsichtig die Dehnung verstärken, indem die Hände an dem Band ziehen und so das Bein näher zum Oberkörper führen. Position halten.
Im Anschluss den Stretch mit dem rechten Bein ausführen.

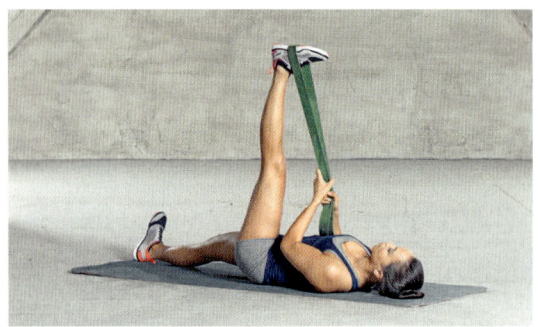

Benefit: dehnt den unteren Rücken und die hinteren Oberschenkel

CALF STRETCH

In die Liegestützposition gehen, die Handgelenke sind unter den Schultern. Jetzt den Po anheben, den linken Fuß vom Boden lösen und das Knie leicht beugen. Das rechte Bein bleibt dabei gestreckt, die rechte Ferse fest Richtung Boden drücken und die Spannung halten.
Seite wechseln und nun die linke Wade dehnen.

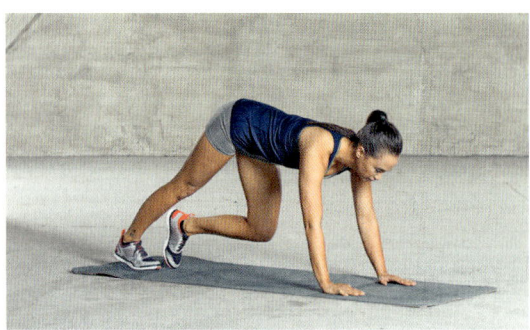

Benefit: dehnt die Wadenmuskulatur

HIP FLEXOR STRETCH

Hinknien. Linken Fuß nach vorn aufstellen, das Knie ist über dem Fußgelenk. Hüfte vorschieben, sodass eine Dehnung im rechten Oberschenkel zu spüren ist. Position halten. Beinstellung wechseln und den Hip Flexor Stretch wiederholen.

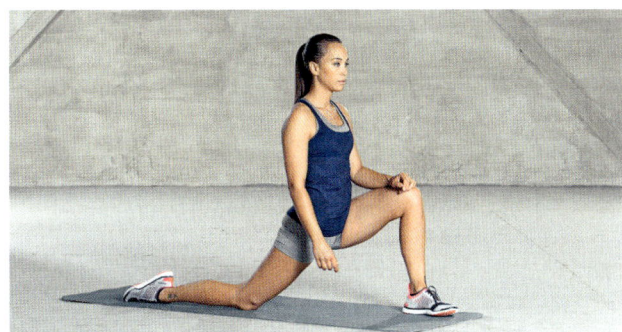

Benefit: dehnt die Hüftbeuger

INSTEP STRETCH

Aus der Position des Hip Flexor Stretches weit vorbeugen und den linken Unterarm in Richtung Boden bringen, wenn möglich auf Höhe des linken Fußes ablegen. Die Finger zeigen zur Seite, die rechte Hand seitlich aufstützen. Position halten. Beinposition wechseln und die Dehnung zur anderen Seite wiederholen.

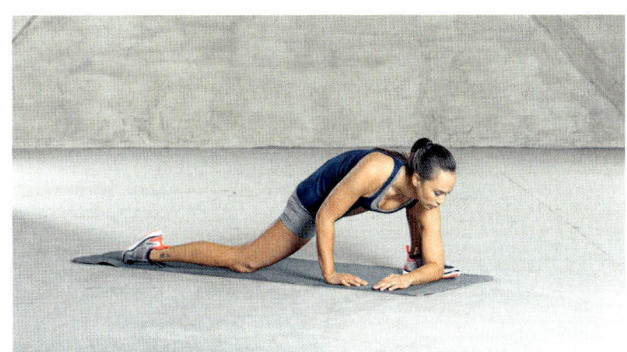

Benefit: öffnet die Leiste und dehnt zudem die Oberschenkelinnenseite

SCORPION

1 Auf den Bauch legen. Arme seitlich ausstrecken und ablegen, Kopf leicht anheben.

2 Linken Fuß so weit wie möglich in Richtung rechte Hand führen, dazu die Hüfte aufdrehen und das Knie etwas anwinkeln. Die Armposition verändert sich nicht. Position halten.

3 Linkes Bein wieder ausstrecken und nun den rechten Fuß so weit wie möglich in Richtung linke Hand führen, dazu auch hier die Hüfte aufdrehen und das Knie etwas anwinkeln. Die Arme bleiben am Boden. Position halten.

1   **2**   **3**

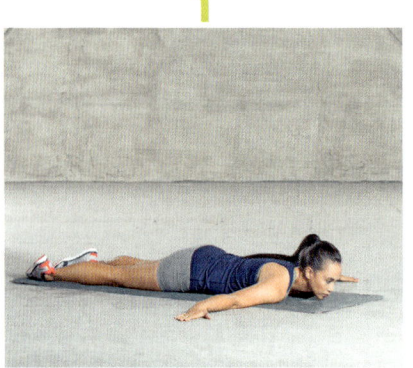 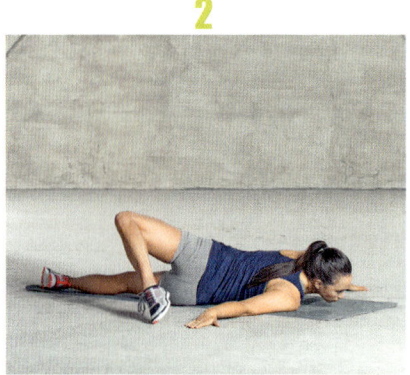 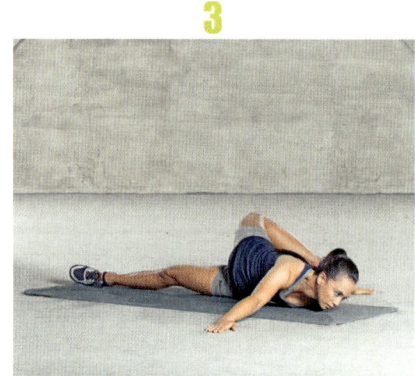

Benefit: dehnt den unteren Rücken, die Hüftbeuger und den Po

QUAD STRETCH

Aufrechter Stand, Bauch anspannen. Linken Arm locker neben dem Körper halten.
Rechtes Bein nach hinten anwinkeln, die Ferse zum Po bringen und den rechten Fuß
mit der rechten Hand greifen, um die Dehnung zu verstärken. Der rechte Oberschenkel ist parallel zum linken, die Knie bleiben eng zusammen. Position halten.
Anschließend die Position tauschen und den linken Oberschenkel dehnen.

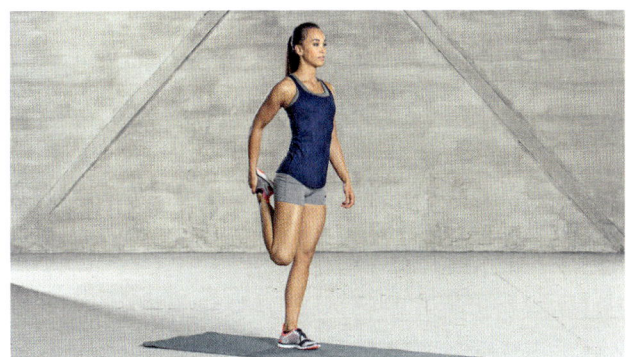

Benefit: dehnt die Muskulatur der Oberschenkelvorderseite

DIAMOND SEAT

Auf den Boden setzen, beide Beine vor dem Körper anwinkeln, Fußsohlen aneinander-
drücken und mit den Händen die Füße umfassen. Nun die Füße so nah wie möglich zum
Körper ziehen, den unteren Rücken gerade machen. Den Oberkörper vorbeugen und
die Knie nach außen drücken. Spannung halten.

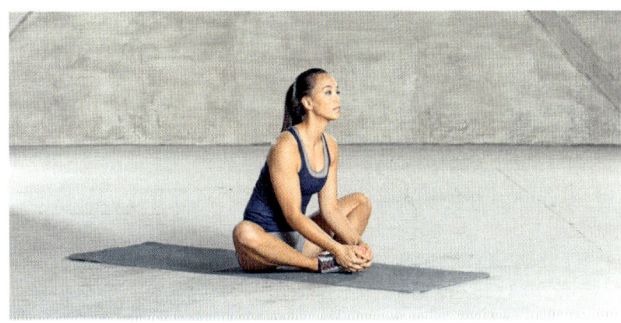

Benefit: dehnt die Innenseiten der Beine und öffnet die Hüften

PANCAKE STRETCH

1   Auf den Boden setzen. Beine in V-Haltung ausstrecken. Nach vorn beugen und die Hände zwischen den Beinen aufstützen. Position halten.

2   Jetzt den Oberkörper zur linken Seite drehen, vorbeugen und die Hände rechts und links neben der linken Wade positionieren. Je weiter die Vorlage, desto intensiver wird die Dehnung. Halten.

3   Nun den Oberkörper zur rechten Seite hin beugen, mit den Händen rechts und links neben der Wade aufstützen und die Dehnposition halten.

TIPP Du kannst die Intensität selbst bestimmen, indem du die Beine weiter (dann wird's schwerer) oder enger (dann wird's leichter) zum V öffnest.

1

2

3

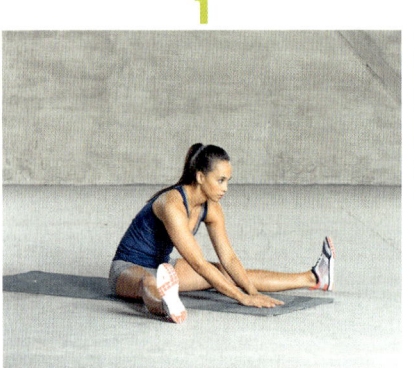
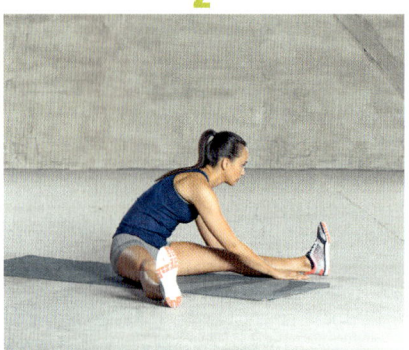
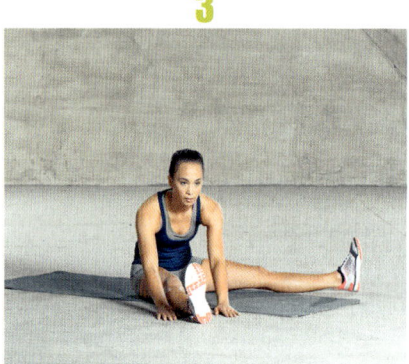

Benefit: dehnt die Hüftbeuger, den unteren Rücken und die hintere Beinmuskulatur

PEC STRETCH

In Schrittstellung direkt vor einer Wand aufstellen, der rechte Fuß ist vorn. Linken Arm auf Schulterhöhe parallel zum Boden gegen die Wand drücken, die Handfläche berührt die Wand. Linke Schulter gleichzeitig nach vorn schieben, Körper nach rechts drehen, bis die Dehnung deutlich zu spüren ist. Position halten.
Umdrehen, die Schrittstellung tauschen und die andere Seite dehnen.

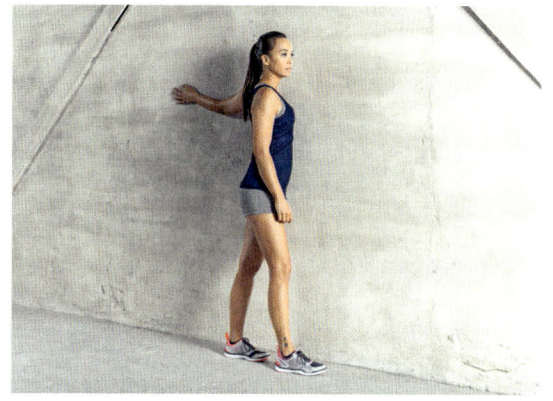

Benefit: dehnt die Brustmuskeln (die Musculi **pec**toralis major und minor)

LAT STRETCH

In Schrittstellung links von einer Stange (zum Beispiel einem Verkehrsschild oder Besenstiel) oder in einem Türrahmen aufstellen, der rechte Fuß ist vorn. Mit der linken Hand auf Schulterhöhe nach der Stange greifen, der Handrücken zeigt zum Gesicht. Die rechte Hand greift auf Hüfthöhe nach der Stange, der Handrücken zeigt nach hinten. Etwas in die Dehnung nach rechts lehnen. Position halten.
Im Anschluss rechts von der Stange aufstellen, die Schrittstellung und die Armhaltung tauschen und den Lat Stretch wiederholen.

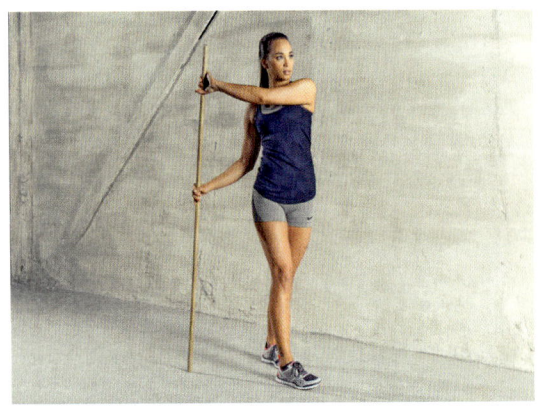

Benefit: dehnt den breiten Rückenmuskel (den Musculus **lat**issimus dorsi)

INDIAN SEAT

1 Auf die Unterschenkel setzen, den Po in Richtung Fersen drücken. Die Arme lang ausstrecken und weit nach vorn wandern lassen. Den Kopf zwischen den Armen ablegen. Position halten.

2 Linken Arm unter dem rechten durchschieben, die Handfläche zeigt zur Decke. Das Gewicht liegt auf der linken Schulter. Position halten.

3 Jetzt die Armhaltung tauschen, linken Arm wieder nach vorn ausstrecken und den rechten Arm unter dem linken auf die linke Seite führen. Das Gewicht nach rechts verlagern, Position halten.

1

2

3

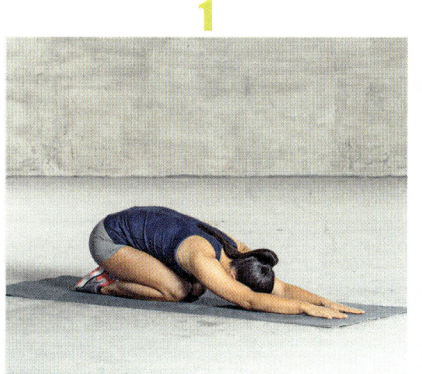 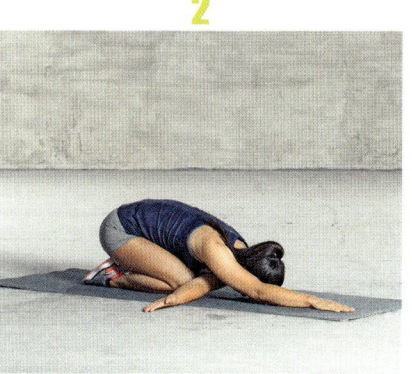 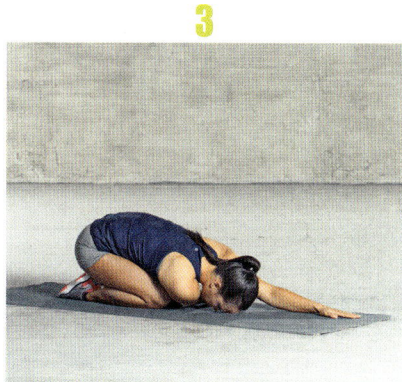

Benefit: dehnt den unteren Rücken und den Schulterbereich

DAS MATTISON-KNOW-HOW: WISSEN IST MACHT

Im Laufe der 60 Tage tauchen bestimmt einige Fragen auf, die du dir vor dem Start ins Programm vermutlich nie gestellt hast. Vielen meiner Kundinnen erging es ganz ähnlich und sie kamen mit ihren Anliegen auf mich zu. Damit du schon vorher und auch jederzeit im Training mit Know-how gewappnet bist, solltest du dir die folgenden Seiten nicht entgehen lassen. Diese Informationen werden dir helfen, die Motivation oben zu halten und erfolgreich zu sein. Denn wenn du weißt, wie und warum etwas funktioniert (oder eben gerade nicht), fällt es leichter, auf die wichtigen Details zu achten.

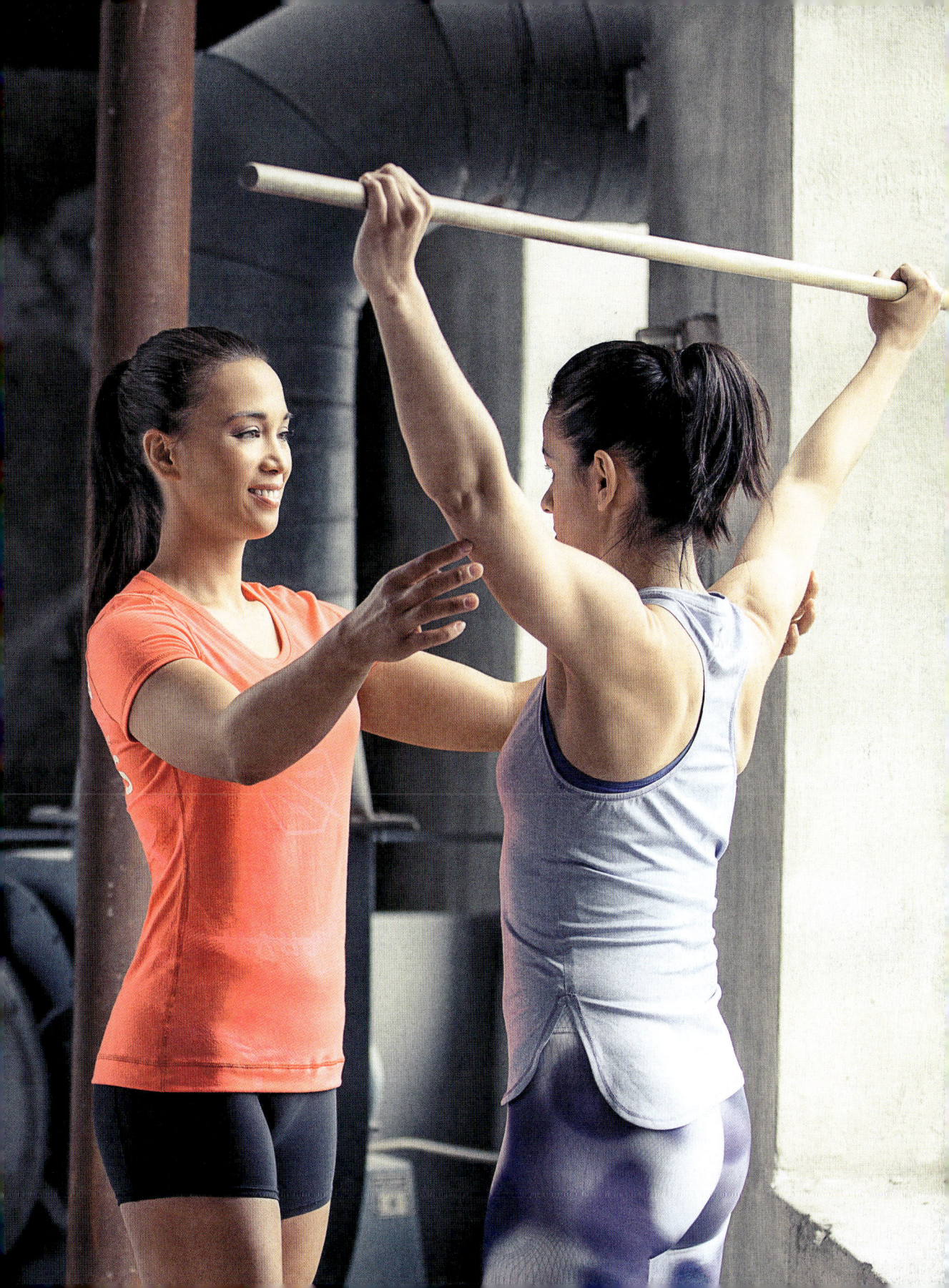

MEINE SPRECHSTUNDE

Oft ergeben sich durch eine Unterhaltung und Fragen nach der Einheit weitere nützliche Informationen für das nächste Training. Darum möchte ich dich an den Gesprächen teilhaben lassen, die ich mit meinen Kundinnen führe. Sicher bringen meine Antworten auch dich noch mal einen großen Schritt nach vorn. Überblättere dieses Kapitel also bitte nicht, auch wenn du die Workouts bereits gelesen hast und dich gut vorbereitet fühlst.

MUSKELKATER

Ich bin Sportanfängerin und schon seit dem zweiten Programmtag quält mich Muskelkater. Darf ich damit überhaupt weitermachen? (Anna, 31)

Mintra: Bewegung beschleunigt den Abbau der Entzündungsflüssigkeit in den verkaterten Muskeln (vergleiche Seite 44 ff.). Daher spricht bei mäßigem Kater nichts dagegen, wenn du zumindest versuchst zu trainieren. Die Trainingsschwerpunkte sind nämlich jeden Tag unterschiedlich gesetzt, auch wenn trotzdem immer alle Muskelgruppen angesprochen werden. Merkst du jedoch schon nach wenigen Minuten, dass die Schmerzen zu stark sind, unterbrich das Workout und versuche es am nächsten Tag noch einmal.

Idealerweise mobilisierst du die entsprechende Körperpartie vor dem Training auch mit der Foam Roll (siehe Seite 75) – das Rollen fördert die Durchblutung und hilft so, die Muskeln zu erwärmen. Es bietet sich aber genauso nach dem Training an, da es den Flüssigkeitstransport und damit die Regeneration anregt. Wenn du schon direkt nach einer Einheit spürst, dass sie tierisch nachwirken wird, dann solltest du auf jeden Fall sofort im Anschluss rollen, um den nächsten Tag so gut wie katerfrei verbringen zu können.

Wichtig ist aber, in dich hineinzuhören. Bei akutem Kater bitte nur mit leichtem Druck arbeiten, und falls sich die Beschwerden durch das Rollen nicht nach kurzer Zeit bessern oder sich gar verstärken, verzichte vorerst auf den Einsatz der Foam Roll.

ÜBERFORDERUNG

Das 60-Tage-Programm ist super, aber diese Turkish Get-ups bringen mich zur Verzweiflung – warum gelingt mir die Übung nie? (Leni, 26)

Mintra: Der Turkish Get-up erfordert eine hohe Rumpfspannung. Gerade Anfängern fehlt die meist (noch). Einer der Schwerpunkte meines Programms liegt – nicht ganz zufällig – auf dem Aufbau der Core-Muskulatur. Du wirst sehen, wie du von Session zu Session besser wirst. Lasse bei den ersten Versuchen, auf die türkische Art aufzustehen, das Gewicht weg und bilde mit der ausgestreckten Hand eine feste Faust. Das gilt auch, wenn dir schlichtweg die Armkraft fehlt, um das kugelige Gerät zu stemmen.

Liegt das Problem hingegen darin, dass dein Koordinationsvermögen nicht richtig mitspielt, zerlege die Übung in einzelne Teile. Gehe also Schritt für Schritt vor und lege dazwischen eine kurze Pause ein. Wichtig ist nur, dass der Arm, der die Kettlebell führt, immer gestreckt ist und dein Blick zu der Kugelhantel geht. Wenn der Rest der Bewegung noch nicht exakt so aussieht wie bei mir, ist das kein Grund für schlechte Laune. Auch das ist einfach Übungssache, ich trainiere schließlich schon sehr lange.

TRAININGSRHYTHMUS

Ich arbeite im Schichtdienst, sodass ich die Kombination aus fünf Tagen Training und zwei Tagen Pause nicht gut umsetzen kann. Gibt es noch eine andere Möglichkeit? (Manuela, 41)

Mintra: Alternativ kannst du auch drei Tage hintereinander trainieren und dann einen Pausentag einlegen. Das würde in der Praxis so aussehen: An Tag 1 steht ein EMOM-Workout an, an Tag 2 eine AMRAP-Einheit und an Tag 3 ein FOR-TIME-Training. Tag 4 ist dann dein Active Rest Day und an Tag 5 geht es mit einer INTERVALL-Session weiter. Für Tag 6 steht der COUNTDOWN auf dem Programm, auf den an Tag 7 dein Passive Rest & Cheat Day folgt. Tag 8 ist dann wieder ein EMOM-Tag und so weiter. Egal wie dein Dienstplan aussieht, trainiere aber bitte nie mehr als fünf Tage am Stück – auch wenn du dich gut fühlst. Ohne Regeneration bleibt nämlich der Erfolg aus, das kann ich gar nicht oft genug betonen. Und im schlimmsten Fall führt zu viel Training irgendwann zu dauerhafter Erschöpfung – mental wie körperlich.

KRAFTDEFIZIT
Ganz ehrlich, einige Übungen schaffe ich einfach nicht. Dann lohnt es sich für mich wohl kaum, die 60 Tage durchzuziehen, oder? (Monika, 42)

Mintra: Aber ja! Ist doch klar, dass Bewegungen wie die Pistols oder der Wall Walk zunächst wie eine unüberwindbare Mauer erscheinen. Führe einfach jede Übung immer so gut aus, wie du kannst. Wenn dir bei den Pistols noch die Kraft zum Aufstehen fehlt, weiche zunächst auf die Bench Pistols aus. Gelingt dir der Wall Walk nicht bis zum Handstand – was oft reine Kopfsache ist –, bleibe in einer der mittleren Positionen. Oder du bittest deinen Partner oder eine Freundin, dir Hilfestellung zu geben. Meistens genügt es, dass jemand da ist, der im Fall der Fälle einspringen könnte.
Und wenn du dich mit einer Bewegung so gar nicht anfreunden kannst, tausche sie gegen eine, die die gleiche Körperpartie anspricht.

UNTERBRECHUNG
Ich musste das Programm aus privaten Gründen an Tag 26 für mehrere Wochen unterbrechen. Jetzt würde ich gern wieder trainieren – kann ich direkt bei Tag 27 einsteigen? (Pauline, 26)

Mintra: Starte besser wieder von vorne. Du hast in letzter Zeit einen großen Teil deiner damals erarbeiteten Kondition verloren, sie reicht momentan einfach nicht für die Anforderung von Tag 27. Inhaltlich sind die Einheiten ja so aufeinander aufgebaut, dass die Belastung stetig steigt. Die gute Nachricht lautet: Deine Ausdauer wird schneller zurückkehren, als du für den ersten Aufbau gebraucht hast. Der Körper erinnert sich nämlich, Dinge schon mal draufgehabt zu haben.

KNIEPROBLEME
Bei den Squats habe ich oft Knieschmerzen – muss ich zum Arzt? (Jacqueline, 36)

Mintra: Vielleicht führst du die Übung nicht ganz korrekt aus. Stelle dich währenddessen vor einen Spiegel oder nimm dich per Handy sowohl von der Seite als auch von vorne auf. Schieben deine Knie beim Beugen über die Zehen nach vorn? Das dürfen sie nicht! Korrigiere in dem Fall deine Position, indem du den Po weiter nach hinten unten absenkst. Von vorne solltest du beobachten können, dass die Knie gerade über den Füßen ausgerichtet sind und nicht nach innen fallen. Stabilisiere die Knieposition aktiv mit deiner Muskulatur. Bei akuten Knieschmerzen kann dir die Foam Roll helfen. Rolle über die Stelle zwischen dem vorderen und dem seitlichen Oberschenkel. Generell beugen regelmäßige Mobility-Sessions – wie in dem Programm vorgesehen – den Beschwerden vor. Wenn sich die Schmerzen jedoch hartnäckig halten oder die Gelenke erwärmt und geschwollen sind, ist der Orthopäde gefragt.

HUNGER
Nach dem Training bin ich immer unglaublich hungrig – ist das normal und was tue ich dagegen? (Alina, 19)

Mintra: Na, der Körper hat ja auch hart gearbeitet, er hat also das gute Recht, hungrig zu sein! Trinke nach dem Workout ganz viel, um den ersten Heißhunger zu bekämpfen. Und dann gibst du ihm, wonach er verlangt. Die richtigen Lebensmittel findest du im Kapitel „Du bist, was du isst". Solltest du schon vor dem Training unglaublichen Hunger haben, hilft dir ein Proteinshake, diesen zu dämpfen. Meistens verschwindet das Hungergefühl aber auch durch die Bewegung – probiere einfach mal aus, was sich für dich besser anfühlt.

STILLSTAND
Obwohl ich schon seit fünf Wochen trainiere und mich konsequent an die Ernährungsvorgaben halte, nehme ich nicht ab. Woran liegt das nur? (Marina, 29)

Mintra: Keine Panik! Muskeln wiegen mehr als Fett, sprich obwohl du an Fettmasse verloren hast, kannst du noch genauso viel wiegen wie früher. Genauere Werte als die Waage liefern dir deine Hosen. Sitzen die nicht schon viel besser? Wenn du noch genauer wissen willst, was sich getan hat, miss jede Woche deinen Brust-, Taillen-, Hüft-, Arm- und Oberschenkelumfang. Wenn sich diese Werte nicht verändern, musst du noch mal ganz genau überprüfen, ob du dich wirklich an die Ernährungsvorgaben hältst. Sei ehrlich zu dir! Schon ein kleines Zuviel an Nüssen, Avocados oder fettigem Fisch kann deine Energiebilanz aus der Bahn werfen. Achte immer auf meine Portionsempfehlungen, du findest sie auf Seite 56.

PROBLEMZONEN
Kompliment, mit den Ergebnissen bin ich sehr zufrieden. Aber eine Sache stört mich: Warum hält sich der untere Bauchring so hartnäckig? (Nicole, 50)

Mintra: Erst mal herzlichen Glückwunsch zum Erfolg! Leider ist es so, dass die letzten Kilos die hartnäckigsten sind. Jeder Körper hält an einer Stelle besonders stark an seinen Reserven fest – bei einigen Frauen ist das der Bauch, bei anderen der Po oder die Hüfte. Damit darf sich niemand Stress machen, denn das Stresshormon Cortisol ist ein absoluter Fettverbrennungsblocker! Wenn dieses Hormon den Körper überflutet, hält der zusammen, was er zusammenhalten kann. Und: Cortisol regt den Appetit an. Darum ist es doppelt so schwer abzunehmen, wenn man momentan in einer turbulenten Jobsituation steckt oder anderweitig viel um die Ohren hat. Gerade dann solltest du versuchen, so viel und so gut wie möglich zu schlafen, das baut den Stress ab. Obendrein hilft es sehr, geduldig und konsequent zu sein – die nötige Motivation gibt der Blick auf die übrigen Körperstellen.

Hier noch ein Tipp: Tausche bei den Workouts immer eine Übung (bitte nicht mehr!) gegen eine Bauchübung, um noch intensiver an dieser Muskulatur zu arbeiten.

GELENKGERÄUSCHE
Was hat das Knacken der Knie bei den Squats und Lunges zu sagen? Muss ich mir Sorgen machen? Bei meiner Freundin knackt es hingegen immer in der Hüfte, wenn sie Sit-ups trainiert. (Tatjana, 45)

Mintra: Dieses Phänomen taucht recht häufig auf und kann viele, in der Regel harmlose Ursachen haben – etwa Lufteinschlüsse im Gelenk oder in der Gelenkflüssigkeit. Solange das Knacken nicht schmerzhaft ist, gibt es ziemlich sicher keinen Grund zur Sorge. Sobald aber Schmerzen hinzukommen, solltet ihr die Übungen vorerst nicht mehr ausführen und zum Arzt gehen. Generell hilft euch mein Training dabei, die Gelenke zu stabilisieren und einen reibungslosen Ablauf zu gewährleisten. Um akutes Knacken in den Knien abzustellen, aktiviere bei den Squats die gesamte hintere Muskelkette, indem du die Füße in den Schuhen (nicht die Schuhe selbst!) nach außen drehst.

Etwas aufmerksamer solltest du sein, wenn deine Kniegelenke beim Beugen und Strecken knirschen. Immer wiederkehrende Knirschgeräusche können auf einen Knorpelschaden hindeuten und sollten vorsorglich ärztlich abgeklärt werden.

SCHWACHSTELLEN

Jedes Mal nach den Walkouts tun mir leider die Handgelenke richtig weh. Mache ich etwas falsch? (Gaby, 22)

Mintra: Wahrscheinlich nicht. Deine Handgelenke sind momentan einfach noch zu schwach, um der Belastung standzuhalten. Vermeide die Übung so lange, bis die Beschwerden abgeklungen sind. In der Zwischenzeit sorgen die anderen Bewegungen des Programms dafür, die Schwachstelle auszugleichen. Speziell die Übung Floor Press mit Kurzhanteln (siehe Seite 168) wird dir helfen, mehr Kraft und Stabilität aufzubauen – achte bei der Ausführung jedoch immer darauf, dass die Handgelenke gerade bleiben.

UNWOHLSEIN

Während meiner Tage fühle ich mich echt unfit: Ich habe oft Kopfschmerzen, der Bauch ist total gebläht und ich würde am liebsten im Bett bleiben. Da kann ich das Training gleich streichen, oder? (Pia, 18)

Mintra: Versuche die Übungen 2, 3 Minuten durchzuziehen, oft lindert Bewegung die Beschwerden. Fühlst du dich überhaupt nicht wohl, sei vernünftig und unterbrich das Workout, um es am nächsten Tag fortzusetzen. Wenn du weitermachen kannst, vermeide dennoch Bewegungen, bei denen du über Kopf stehst – an Tagen wie diesen könnte dir dabei schnell mal schwindelig werden.

Generell gilt: Wenn du dich wirklich schlecht fühlst, unklare Beschwerden hast oder tatsächlich krank bist, ist das Training tabu. Auch vermeintlich harmlose Infekte wie Erkältungen sollten vollständig auskuriert sein, bevor du wieder ins Programm einsteigst.

SACHREGISTER

REZEPTREGISTER

EIN BESONDERER DANK GEHT AN

- Antje, Babette und Sharlyn für euren Schweiß und Einsatz
- Martina Stumpf für deine Engelsgeduld
- Marco Kröhn für deine Hilfe – immer und überall
- Patric Heizmann für die Ernährungsuhr
- Benjamin Heizmann für deinen Mobility-Input
- Miszek Damer für deinen Ernährungs-Input
- das Team von CrossFit HH, insbesondere an Särri
- Claudia, Antje, Sonja und Dele fürs Testen und alles andere
- Jordan Smothermon for mentoring me
- das Team der Hamburg Freezers, insbesondere an Stephané Richer – for believing in me
- das Team der DNL Young Freezers
- Irmelin Otten
- Niklas Harmes
- das Team der Hamburg Exiles ... dafür, dass ihr auch bei –10 Grad und Schnee in kurzer Trainingshose auf dem Platz steht
- Drake & Ginger
- Kai Fischer für Rat und Tat
- Dustin Korzc für die höchst anstrengende, aber dennoch (manchmal) angenehme Zusammenarbeit
- Sperghei Samandar für eine schöne Konstante im Leben
- Kris Shean alias Betty for being a great inspiration and friend
- Stacy Stump for asking: „What are you waiting for?"
- Theodossios Theodoridis für dein äußerst kluges Köpfchen
- Felix Matthias für deinen kreativen Input und deine Freundschaft
- alle meine Sportler, die sich jedes Mal aufs Neue den Allerwertesten aufreißen
- SFC Devault
- SFC Yarbrough
- Serge Kearse
- every single soldier I've worked with

ISBN 978-3-517-09412-0

1. Auflage 2015
© 2015 by Südwest Verlag, einem Unternehmen der Verlagsgruppe Random House GmbH, 81673 München

Bildnachweis:
Fotografie: Felix Matthies
Assistenz: Franziska Evers
Haare/Make up: Claudia Wegener-Bracht
Mit Ausnahme von:
© Patric Heizmann/HealthMedia 21 GmbH: 69; istockphoto/RF: 61 (Mizina), 63 (Rocky89), 64 (whitewish), 65 (mofles); Matthies Felix Archiv: 38; Moga Veronika: 56; Privatarchiv: 27 o., 28 o., 29 o., 33; Südwest Verlag: 67 (Klaus Einwanger); Toetzke Julia: 14; Ullrich Anna: 36; Voll Markus: 17, 22, 39, 45

Danksagung: Wir danken für die freundliche Unterstützung der Fotoproduktion Yogistar Vertriebs GmbH (www.yogistar.com), Reebok (www.reebok.com), Gaugler&Lutz (www.gaugler-lutz.de)

Redaktionsleitung: Silke Kirsch
Projektleitung: Stefanie Heim
Bildredaktion und Leitung der Fotoproduktion: Sabine Kestler
Lektorat: Diana Sommer, www.sommerlektorat.de
Layout: Katja Muggli, www.katjamuggli.de
Satz: Ute Fründt
Umschlaggestaltung: zeichenpool, München, unter Verwendung eines Fotos von © Südwest Verlag/Felix Matthies
Reproduktion: Regg Media GmbH, München
Druck und Bindung: Druckerei Theiss, St. Stefan im Lavanttal
Printed in Austria

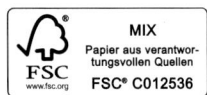

Verlagsgruppe Random House FSC®N001967
Gedruckt auf dem FSC®-zertifizierten Papier *Profimatt*.

www.suedwest-verlag.de